RAUS AUS DER HÄNGEMATTE –
REIN INS FITTE LEBEN

DANIELA PUCHER   BIRGIT BARILITS

RAUS AUS DER HÄNGEMATTE – REIN INS FITTE LEBEN

Gesunde
Gewohnheiten
finden, mit denen
du frisch und
fröhlich 100
wirst

Ein wichtiger Hinweis: Dieses Buch ist dafür gedacht, dir viel Inspiration für ein gesundes, langes Leben zu liefern. Es stellt keinen Ersatz für eine individuelle ärztliche Beratung dar. Bei Unsicherheiten suche bitte deine Ärztin oder deinen Arzt auf. Die Inhalte in diesem Buch haben wir gründlich recherchiert, dennoch übernehmen wir keine Haftung für die Auswirkungen bei der Umsetzung unserer Anregungen.

© 2025 Daniela Pucher und Birgit Barilits
Erschienen in der Edition sinnundstift, www.sinnundstift.at
Verlag: BoD · Books on Demand GmbH, In de Tarpen 42, 22848 Norderstedt, bod@bod.de
Druck: Libri Plureos GmbH, Friedensallee 273, 22763 Hamburg

ISBN: 978-3-7693-2370-2

Covergestaltung: Sibylle Zimmermann, www.zimmermann-grafikdesign.de
Satz und Layout: Sibylle Zimmermann
Illustrationen: Birgit Barilits mit Sibylle Zimmermann
Lektorat: Henrike Doerr, www.text-welten.com

Bildnachweis:
(Titelhintergrund: ©AdobeStock.com/Miubewa)
Fotos der Autorinnen: ©Marion Gartler, www.mariongartler.at

FSC
www.fsc.org

MIX
Papier aus verantwortungsvollen Quellen
Paper from responsible sources
FSC® C105338

INHALT

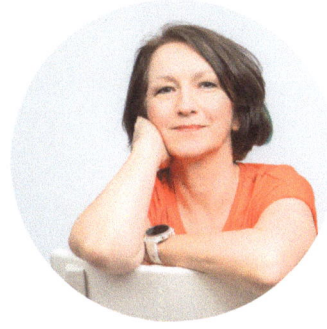

DANIELA

Was kommt raus, wenn man eine Kräuterfee als Mutter und einen Extrembergsteiger als Vater hat? Eine, die die Gesundheit so gut wie möglich gern selbst in die Hand nimmt und den Sport schön und erfüllend findet. Dafür bin ich meinen Eltern wirklich dankbar. Jedenfalls werde ich den üblichen Zivilisationskrankheiten ein Schnippchen schlagen, so viel steht fest. Bisher hat das ganz gut geklappt, auch wenn ich schon über 60 bin. Mein erklärtes Ziel: Irgendwann einmal die Älteste am Start eines Hobbysport-Wettbewerbs zu sein. Vielleicht sehen wir uns ja dort. Damit ich nicht die Einzige in meiner Methusalem-Altersklasse bin!

Das bunte, fitte, sinnvolle Leben habe ich mir auch beruflich auf die Fahnen geschrieben. Ich bin seit über 20 Jahren leidenschaftliche Sachbuchautorin. Als zertifizierter Coach helfe ich anderen beim Sachbuchschreiben und anderen Herzensprojekten. Seit einiger Zeit betreibe ich ein Magazin für alle, die sich beim Gestalten ihres Lebens gern inspirieren und anregen lassen.

www.sinnundstift.at,
www.daniela-pucher.at

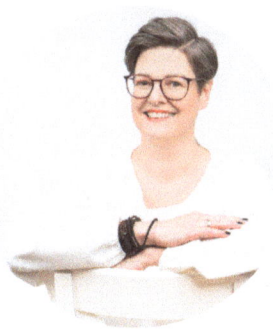

BIRGIT

Ich hatte vor Kurzem Geburtstag. Wie jedes Jahr musste ich rechnen, wie alt ich denn nun eigentlich geworden bin, und dann kichern, weil ich trotz meiner nun 49 Jahre noch immer keine Alterskrise habe. Wie skandalös! Obwohl es manche in meinem Umfeld wohl gerne hätten, dass ich mein Alter nun gefälligst auch endlich spüre.

Nix da! Älter werden schon, aber anders. Mein Ziel ist es, eine coole Alte zu werden, die mit 80 noch Schifahren geht, mit 100 mit den besten Freundinnen um die Häuser zieht, um danach glücklich und zufrieden mit dem besten Gatten der Welt den Sonnenaufgang zu genießen und mit 120 noch ziemlich fit abzutreten. Das will ich auch für dich, liebe Leserin, lieber Leser. Aus diesem Grund bin ich mit Leib und Seele Diätologin, Lebensstiloptimiererin und auch ein bisschen Biohackerin. Lass uns gemeinsam daran arbeiten und Spaß dabei haben!

www.birgitbarilits.at

JUNGBLEIBEN IST ANSTECKEND

Ein Plädoyer für ein fittes, gesundes,

neugieriges Leben, das dir auch noch

mit 100 Spaß macht

BIRGIT UND DANIELA

Neulich bei einer Geburtstagsparty: Das Geburtstagskind, gerade 45 Jahre jung geworden, schlägt mit dem Löffel ans Schampusglas und es wird still in der Runde. „Danke, dass ihr alle gekommen seid", sagt sie, „und mir beim körperlichen Verfall so tatkräftig beisteht." Es wird gekichert. „Ich dachte, ich feiere dieses Jahr mit euch meine Halbzeit, denn wenn man der Statistik trauen kann, habe ich so ungefähr das halbe Leben hinter mir. Also schnell noch einmal feiern, bevor es bergab geht!" Gelächter, dann ruft jemand: „Hoch die Gläser, auf die nächsten 45 Jahre!"

Wenn es darum geht, uns das Altwerden mies zu machen, sind wir bestens geschult. Wir kennen Sprüche wie „Altwerden ist nichts für Feiglinge" oder „die besten Jahre liegen hinter uns" und auch im Alltag haben wir kein Erbarmen mit uns. Im Spiegel inspizieren wir unser Gesicht akribisch. Diese Falte war doch vor Kurzem noch nicht so tief, oder? Die Erholungszeit nach einer durchzechten Nacht wird immer länger und wir ärgern uns darüber. Und erst diese Vergesslichkeit! Da gehen wir ins Nebenzimmer, um etwas zu holen – und stehen dann im Raum und haben vergessen, was wir hier wollten.

Typisch, schimpfen wir mit uns, ich bin ja schon altersdement! Dass wir mit 20 auch oft vergessen haben, was wir im Nebenzimmer tun wollten, das blenden wir aus. Mit 20 denkt man über solche Dinge ja auch nicht nach. Aber jenseits der 40? Da stehen wir ja bald schon mit einem Fuß im Grab!

Ist es nicht gruselig, dass wir dem Altwerden so wenig Positives abgewinnen können? Altwerden ist ein Makel, der mit „nicht genügend, setzen!" bestraft wird. Mit 50 gehören wir zum alten Eisen, mit 60 werden wir von der Arbeitswelt aussortiert. Mit 70 droht der Herzinfarkt und mit 80 das Pflegeheim. Wir beschweren uns darüber, dass wir nicht mehr gebraucht werden – und gleichzeitig tuten wir ins gleiche Horn: Mit 50 sind die schönen Jahre vorbei! „Restlaufzeit" nennt Hajo Schumacher sein Buch und schreibt im Klappentext: „Menschen über 50 sind wie Vulkane: Manche sind aktiv, einige schlummern, aber viele sind erloschen." Das passt zu den Fakten: Kaum jemand macht sich konkret Gedanken darüber, wie es ihm im Alter gehen wird. Zu unangenehm ist die Vorstellung, dass es geprägt ist von Krankheit, Schmerz, Verlust und Langeweile. Da denkt man lieber gar nicht erst drüber nach.

Wir haben den Eindruck, dass sich viele Menschen diesem traurigen Schicksal ergeben. Ist halt so, sagen sie. Mit dem Alter lassen die Kräfte eben nach und es ist ganz normal, dass sich Zivilisationskrankheiten einstellen. Da hat man dann einfach Pech gehabt. Ab und zu liest man aber auch von pumperlgesunden 100-Jährigen, die Zeit ihres Lebens geraucht und gesoffen haben. Es könnte ja sein, dass man zu diesen 0,03 Prozent der Menschheit gehört, die so alt werden![1]

Hat ja auch eine gewisse Logik: Mit jedem Jahr wird unser Körper – unsere Hardware – weiter abgenutzt. Es macht einen Unterschied, ob ein 20 Jahre altes Knie 70 Millionen Schritte hinter sich hat oder ein 60-jähriges satte 200 Millionen Schritte. Allerdings schlägt die Natur dieser linear gedachten Logik ein Schnippchen. Wenn du nämlich glaubst, dass deine Knie länger schmerzfrei bleiben, wenn du sie durch Nichtbewegen schonst, dann irrst du dich. Wir beide können selbst ein Lied davon singen, dass man mit zu wenig Bewegung erst recht Probleme bekommt. Knochen und Knorpel bleiben nur durch ausreichend Bewegung gesund.

Kleine Jugendsünden summieren sich. Je älter wir werden, desto weniger verzeiht der Körper. Wenn wir es darauf ankommen lassen, werden wir tatsächlich krank, bekommen eine der berüchtigten Zivilisationskrankheiten (falls wir sie nicht schon haben). Die Gelenke schmerzen, der Blutdruck ist zu hoch, die Cholesterinwerte schießen in die Höhe, Diabetes droht. Die Figur gerät aus den Fugen, der Schwimmreifen rund um den Bauch kommt und geht nicht mehr weg. Das Oberstübchen wird träge, das Gedächtnis lässt uns immer öfter im Stich und wenn wir Pech haben, landen wir dement im Pflegeheim. Auch das wird dem Schicksal zugeschrieben. Schlechte Gene, sagen wir dann. Der Opa war auch schon zu dick und hatte Bluthochdruck, das liegt in der Familie, da kann ich ohnehin nichts machen.

Von wegen Schicksal: Du hast es selbst in der Hand!

Vielleicht ist die Neigung zu Adipositas und Bluthochdruck vererbt. Doch: Auch wenn beides in deiner DNA angelegt ist – ob du dann auch daran erkrankst, hängt zu etwa 80 Prozent von deinem Lebensstil ab. Epigenetik nennt sich jener Forschungsbereich, der den Zusammenhang zwischen Umwelt und Genen untersucht. Die Epigenetik bestimmt mit, unter welchen Umständen welches Gen aktiviert wird.

Ziemlich sicher gilt: Die Art, wie du dich ernährst und bewegst, wie du zum Leben stehst, wie gut du dich um deine Gesundheit kümmerst, wie du mit deiner Hardware umgehst, das steht nicht in deiner DNA. Das wird zu einem Großteil von deinem Lebensstil und deinen Gewohnheiten bestimmt. Gewohnheiten werden in gewisser Weise zwar wie die DNA von einer Generation zur anderen weitergegeben, doch die kriegst du quasi als Software mit. Wenn deine Eltern ihre Freizeit regungslos mit der Tiefkühlpizza auf dem Schoß vor dem Fernseher verbracht haben, speicherst du als Kind ab: Das ist normales Leben, so mache ich das auch. Wenn du Pech hast und der Sportunterricht in der Schule demotivierend war, wird aus dir vermutlich keine Sportskanone werden, sondern eher ein Sportmuffel. Die Wahrscheinlichkeit ist dann hoch, dass du dich genau so verhältst, dass du mit den Jahren die Zivilisationskrankheiten bekommst, von denen du überzeugt warst, dass du ihnen sowieso nicht entkommen kannst. Selffulfilling Prophecy nennt man das. Dann hattest du vielleicht ein bequemes Leben, weil du bei Hunger nur die nächste Burgerkette aufzusuchen brauchtest – aber nur, solange dein Körper dir noch verzeiht. Bis 40 vielleicht. Dann geht es tatsächlich bergab.

Doch irgendetwas hat dich offenbar dazu gebracht, dieses Buch zu kaufen. Darüber freuen wir uns sehr. Weil du verstanden hast, dass es sinnvoll ist, eine Änderung in deinem nicht so gesunden Lebensstil zu versuchen. Jetzt ist es vorbei mit der Bequemlichkeit! Denn wir sagen: Durchbrich deine krank machenden Gewohnheiten! Du kannst das! Ja, es gibt eine gewisse genetische Prädisposition. Doch zu einem überwältigenden Anteil hast du es selbst in der Hand, ob du mit 50 krank und mit 70 zum Pflegefall wirst – oder ob du bis ins hohe Alter die Welt bereist und mit 90 noch einen Marathon läufst.

Illusorisch? Aber wo! Beweise gefällig? Aber gern doch. Als ältester Finisher des Ironman 2018 auf Hawaii lief Hiromu Inada über die Ziellinie – mit 85 Jahren![2] Was das wohl für ein überwältigender Moment für ihn gewesen sein muss, als er dem Sieger Patrick Lange die Hand schütteln konnte. Wie das auf Hawaii üblich ist, wartete der nämlich auf den letzten Zieleinläufer. Du weißt schon, Ironman, das sind diese verrückten Frauen und Männer, die stundenlang schwimmen, radeln und laufen und das ganze Jahr über nichts anderes zu tun scheinen, als auf dieses Event hinzutrainieren. Hiromu Inada, diese coole Socke, ist also mit stolzen 85 Jahren 3,8 Kilometer im offenen Meer geschwommen, hat mit seinem Rennrad 180 Kilometer runtergespult und ist dann noch einen Marathon gelaufen. Und nein, er ist kein ehemaliger Profisportler. Er hat erst mit 60 Jahren zu schwimmen begonnen. 2022 ist er wieder angetreten, hat es dann leider nicht ins Ziel geschafft, aber ehrlich: So what! Ein tolles Vorbild ist er allemal.

Du siehst, vieles ist möglich. Es liegt an dir, so lange wie möglich gesund zu bleiben, damit du dein Leben bis zum Ende auskosten und genießen kannst. Du musst ja nicht gleich einen Ironman bestreiten. Ein schmerzfreies, gesundes Leben so lange wie nur irgendwie möglich, das wollen wir. Davon träumst du doch auch, oder? Von einem Leben ohne Beeinträchtigungen, sodass du mit 90 noch problemlos

▷ dich mit Freunden triffst.

▷ mit dem Rad zum Einkauf fährst und somit nicht vom Goodwill deiner Angehörigen oder von teuren Pflegekräften abhängig bist.

▷ mit neuen Technologien umgehen kannst und nicht jedes Mal deine Enkelin anrufst, sobald dein Handy nicht das tut, was du willst.

▷ nur ab und zu zum Arzt musst, der dir einmal mehr erzählt, dass alles in Ordnung ist mit deinen Innereien und Körperkräften.

▷ deinen Freunden und Enkeln mit Leidenschaft von der letzten Reise zum Nordkap erzählst.

▷ vielleicht doch noch über die Teilnahme am Ironman nachdenkst. Oder das Trailrunning. Oder Line Dance. Oder Eisstockschießen. Oder Klettern. Oder Sackhüpfen (lach nicht, das war sogar einmal olympische Disziplin).

Die harten Fakten oder: Was du bestimmt nicht haben willst

Es ist eine spärliche Minderheit an betagten Menschen, die ein weitgehend beschwerdefreies, erfülltes, langes Leben hat und dann irgendwann im Schlaf in die ewigen Jagdgründe reitet. Die meisten Menschen über 80 haben mindestens eine Erkrankung – satte 98 Prozent! Im Schnitt haben sie 4,7 Krankheiten pro Person.[3] Frag mich jetzt nicht, wie sich 0,7 Krankheiten anfühlen. Da sind wir also mitten im unbeliebten Teil dieses ersten Kapitels. Unbeliebt, weil wir dir hier vor Augen führen, wie die Realität in Europa aussieht. Unbeliebt vermutlich auch, weil wir dir jetzt ein paar ZDF vor den Latz knallen müssen – Zahlen, Daten, Fakten, die untermauern, was du an dir selbst und in deinem Umfeld beobachten kannst. Sorry, muss sein, aber es könnte ja sein, dass du uns sonst nicht glaubst.

Mit 50 oder 60 erhöht sich die Taktzahl der Arztbesuche. Etwa 40 Prozent der über 65-Jährigen haben mindestens zwei chronische Krankheiten und jeder Vierte in diesem Alter braucht sogar Hilfe bei Alltagstätigkeiten wie Kochen, Essen oder beim Anziehen. Das ist schon arg, oder? Mit 65 ist man doch noch nicht wirklich alt! Aber liest man sich ein bisschen in die Gesundheitsberichte europäischer Staaten ein, wird schnell klar: Wir trinken zu viel Alkohol, rauchen zu viel und bewegen uns zu wenig. 40 Prozent aller Todesfälle gehen auf dieses Fehlverhalten zurück. Herz-Kreislauf-Erkrankungen und Krebs führen die Hitparade der beliebtesten Todesursachen an, sie machen etwa zwei Drittel aus.[4]

Dank der Fortschritte in der Medizin und wegen des Wohlstands in Europa ist die Lebenserwartung seit den 1960er-Jahren um mehr als zehn Jahre gestiegen und liegt derzeit bei etwas über 80 Jahren.[5] Doch was haben wir davon, wenn wir uns im letzten Viertel unseres Lebens so viel mit Herz-Kreislauf-Erkrankungen, Krebs, Diabetes, COPD, Demenz und Ähnlichem herumschlagen müssen? All diese Krankheiten sind meist nicht Schicksal. Sie sind das Ergebnis eines unpassenden Lebensstils, den wir unserer hoch entwickelten Zivilisation zu verdanken haben – die Schattenseite der sonst so erfreulichen Entwicklung.

Hier kommen wir zum Punkt, auf den es ankommt. Denn entscheidender als die Zahl der möglichen Lebensjahre ist ja, wie viele Jahre wir gesund sind, nicht wahr? Die Statistik sagt: Im EU-Durchschnitt bleiben die Menschen etwa 64 Jahre lang gesund, in Österreich sind es gar weniger als 60 Jahre.[6] Was als gesund bezeichnet wird, ist ein bisschen unklar. Gemeint ist ein nicht durch Krankheit eingeschränktes Leben. Tragisch ist, dass wir diese gesunden Lebensjahre zwar erhöhen wollen, sie jedoch seit 2014 wieder gesunken ist.[7] Will heißen: Eine gesunde 65-Jährige konnte 2014 noch mit über elf gesunden Lebensjahren rechnen, heute sind es nur noch neun.

Nun lass dir das auf der Zunge zergehen: Angenommen, du bist im statistischen Mittel. Dann verbringst du die letzten 14 bis 20 Jahre auf Sparflamme, weil du immer mehr Dinge nicht mehr unternehmen kannst, weil chronische Krankheiten das nicht mehr erlauben. Zwei Jahrzehnte! Ein Viertel deiner gesamten Lebenszeit! Das kannst du doch nicht wirklich wollen.

Keine Auslandsreisen, weil du wegen deiner Herzprobleme lieber in der Nähe deiner Ärztin bleiben möchtest. Dein geliebter Garten muss auf deine Pflege verzichten, weil deine Knie und dein Kreuz dir das Buddeln in der Erde verleiden. Du fängst dir chronische Schlafprobleme ein, weil dein Nacken monatelang schmerzt und du schon ein Vermögen ausgegeben hast für verschiedene Kissen in der Hoffnung auf schmerzfreien Schlaf. Das Ergebnis chronischer Schlafprobleme: Deine Energie ist im Keller und du kannst das Leben nur halb genießen. Beim Stiegensteigen tut dir die Hüfte weh, weshalb du lieber den Lift nimmst – weshalb du dein Herz-Kreislauf-System immer seltener trainierst und dir deshalb bald auch schon beim Spaziergang mit der fitteren Freundin die Luft ausgeht. Weshalb du lieber nicht mehr mit ihr spazieren gehst, du willst ja kein Klotz am Bein sein. Jedenfalls seht ihr euch seltener, weshalb wiederum eure Freundschaft langsam brüchig wird. Bald gehörst du zu jenen Oldies am Rollator, über die du immer die Nase rümpfst, weil sie an der Supermarktkasse ewig nicht weitertun und beim Arzt die Warteräume verstopfen.

Länger? Besser? Leben!

Doch nun genug der düsteren Vorstellungen. Machen wir aus der dunkelgrauen Dystopie doch lieber eine schöne, bunte, erfreuliche Zukunftsvorstellung. Seit einigen Jahren lässt eine junge Forschungsdisziplin mit spannenden Erkenntnissen und Empfehlungen aufhorchen: die Longevity- oder, auf Deutsch, Langlebigkeitsforschung. Wenn du jetzt meinst, dass dabei am immer jung bleibenden und ewig lebenden Menschen gebaut wird und am Ende so etwas wie Frankensteins Monster herauskommt, irrst du dich. Wobei – was weiß man schon, was in tiefen Untergeschossen geheimer Labore quer über den Globus gerade passiert … Doch bleiben wir bei dem, was wir derzeit mit Sicherheit sagen können.

Der Langlebigkeitsforschung geht es darum herauszufinden, warum und wie Lebewesen altern. Genetikerinnen, Zellbiologen, Biochemikerinnen und Molekularbiologen stürzen sich auf dieses aufregende Thema. Die Forscher wollen wissen, was bei der Alterung im Körper genau passiert. So können sie nämlich herausfinden, an welchen Hebeln man ansetzen kann, um den Alterungsprozess im Körper zu verlangsamen und damit Krankheiten zu vermeiden. Ein logischer Effekt aus dieser Forschung ist ein Paradigmenwechsel im Gesundheitswesen, das dann ernsthaft die Prävention in den Vordergrund stellen würde. Na endlich, allerhöchste Zeit!

Alles, was du in diesem Buch findest, beruht auf diesen Forschungsergebnissen. Manche Dinge werden dir ein „Aha!" entlocken – wir hoffen, dass das oft der Fall ist. Manches tust du vielleicht schon längst – dann sieh es als einen kleinen Ritterschlag, dass dein kluges Handeln auch wissenschaftlich bestätigt ist, und sei stolz auf dich (sich selbst loben ist schließlich gut für ein langes Leben). Vielleicht fühlst du dich bei manchem ein bisschen auf den Arm genommen („Ich soll was? Eiskalt duschen? Ihr spinnt doch!"), dann kannst du aber sicher sein, dass wir dir den Hintergrund einer solchen Anregung erklären. Was wir aber ausdrücklich betonen möchten: Die Verantwortung für dein Leben, für deine Gesundheit, die nehmen wir dir ohnehin nicht ab. Unsere Aufgabe sehen wir darin, dich aufzuschlauen und dich zu motivieren, dir den Spaß am gesunden Leben zu vermitteln. Letztlich ist es deine Entscheidung, was du tust und was du lässt. Bei Bedarf sprich bitte mit deiner Ärztin oder deinem Arzt. Selbstverantwortung ist eines unserer Lieblingsthemen, du findest in *Kapitel 8* einige Anregungen und Gedanken dazu!

Heute schon ein schöneres Leben

Gut und schön, sagst du vielleicht, aber ich bin jetzt 45, ich habe genug zu tun. Warum soll ich mich auch noch damit beschäftigen, was für mich in 10 oder 20 Jahren spruchreif wird?

Weil ein gesunder Lebensstil jetzt schon ziemlich bald deine Lebensqualität verbessern wird. Eine positive Haltung zum Leben, respektive zu deiner Zukunft, beschert dir heute schon eine Sicht auf deinen Alltag, die dir zugutekommt. Die ersten Effekte einer Umstellung auf gesunde Nahrung beispielsweise sind eine bessere Verdauung, ein frischeres Aussehen und bessere Konzentrationsfähigkeit. Und das schon nach wenigen Wochen. Mit mehr Bewegung fühlst du dich bald frisch und fit und du bist besser drauf. Du gehst neugieriger durch die Welt und wirst dadurch viel mehr ihrer Facetten, ihrer Buntheit kennenlernen. Eine höhere psychische Widerstandskraft lässt dich Krisen viel besser überstehen.

Und eine bewusste Pflege von Freundschaften und Familienbanden sorgt für das, was wir als soziale Wesen sowieso immer brauchen: dass jemand da ist, mit dem wir die Höhen und Tiefen unseres Daseins teilen können.

Stell dir vor, es gäbe eine Gesellschaft, in der die Menschen viel weniger krank wären. In der die Ärztinnen und Ärzte auf Prävention umsatteln müssten, weil sie mit dem Heilen von Krankheiten alleine nicht genug verdienen würden. Stell dir vor, du selbst und dein Umfeld wärt viel besser drauf und hättet viel Energie für die schönen und spannenden Projekte im Leben zur Verfügung, weil ihr sie nicht für das Aushalten chronischer Erkrankungen aufwenden müsstet. Dann hättest nicht nur du mehr Geld in deiner Tasche, sondern auch das Gesundheitssystem würde uns weniger kosten und wir hätten mehr Geld zur Verfügung für Bildung, Soziales, Forschung und Entwicklung, was wiederum dir und uns allen zugutekommt. Es gäbe dann auch keinen Pflegenotstand und wir bräuchten stattdessen mehr Personal in Fitness- und Freizeiteinrichtungen. Wäre das nicht cool?

Doch beginnen wir beim wichtigsten Menschen in deinem Leben: bei dir. Wir haben unser Wissen zusammengetragen und vieles recherchiert, um dir in diesem Buch einen guten Überblick zu verschaffen, worauf es bei einem gesunden Lebensstil ankommt. Und nein, wir sind nicht diejenigen, die mit dem erhobenen Zeigefinger daherkommen (na ja, vielleicht manchmal). Der Spaß darf dir und uns nämlich nicht abhandenkommen, das wäre schlecht für den Erfolg deiner und unserer Intentionen. Denn wir können über Langlebigkeit nicht nur theoretisieren. Wir setzen all das, was wir in diesem Buch schreiben, auch in unserem eigenen Leben um. Weil wir so lange wie möglich das Leben zu genießen gedenken. Wir freuen uns, dass du das auch willst und dich mit uns auf die Reise begibst.

Mag sein, dass der beste Zeitpunkt für eine solche Veränderung vor 20 Jahren war. Doch das hilft uns nicht weiter. Daher unser abschließendes Credo: Der beste Zeitpunkt ist jetzt. Jetzt! Wir freuen uns aufs gemeinsame Abenteuer. Es wird aufregend, lustvoll, unterhaltsam und lehrreich. Versprochen!

1

GESUND UND FIT WOLLEN WIR SEIN

Alt sein ist gleichbedeutend mit krank sein?
Ganz bestimmt nicht. In diesem Kapitel zeigen wir dir,
dass nicht jede körperliche, geistige oder seelische
Veränderung eine Krankheit ist, die dein Leben
verkürzt. Wir zeigen auf, was dem Alter entsprechend
gesund ist. Und stellen dem natürlichen Alterungsprozess die größten Feinde der Langlebigkeit
gegenüber: die Zivilisationskrankheiten.

BIRGIT UND DANIELA

Fangen wir mit der Frage an, was Gesundheit eigentlich ist. Wie würdest du das definieren? Gar nicht so einfach, was? Die WHO, die Weltgesundheitsorganisation, sagt: „Gesundheit ist ein Zustand vollständigen körperlichen, psychischen und sozialen Wohlbefindens und nicht nur die Abwesenheit von Beschwerden und Krankheit."[8]

Das ist ganz schön streng formuliert. Denn das würde bedeuten, dass nur äußerst wenige Erwachsene gesund sind. Irgendwo zwickt es vermutlich immer. Auch wir beide sind gemäß WHO nicht gesund: Birgit hatte beispielsweise mit 47 einen Bandscheibenvorfall, den sie sich garantiert in den stressigen Jahren davor hart erarbeitet hat. Vielleicht hat er sich sogar schon mit 17 durch einen Hexenschuss angekündigt oder noch früher durch eine leichte, angeborene Fehlstellung der Wirbelsäule. Seitdem schließt Birgit gezielte Bandscheibenübungen in ihr regelmäßiges Krafttraining mit ein. So kommt sie gut damit zurecht und ist schmerzfrei. Nur ab und zu, wenn sie nicht achtgibt, protestiert ihr Rücken. Ist Birgit damit gesund? Krank und eingeschränkt fühlt sie sich jedenfalls nicht dadurch. Ihr Blutbefund ist 1 A, sie liebt das Leben, und wenn sie ein grippaler Infekt einmal niederstreckt, ist sie nach einer Woche wieder gesund.

Ein weiterer Punkt ist, dass viele Menschen sich gesund wähnen, weil diverse Medikamente Symptome beseitigen. Wenn beispielsweise jemand Medikamente nehmen muss, weil er oder sie Diabetes Typ 2 hat, dann ist das eine Krankheit und dieser Mensch ist krank. Aber sogar das scheint nicht so einfach zu sein, subjektiv betrachtet. Dazu ein Beispiel aus Birgits Beratungspraxis:

Birgit: Wie sieht es mit Ihren Blutwerten aus? Haben Sie Diabetes oder zu hohes Cholesterin?
Kundin: Nein, ich bin gesund. Gegen den Zucker und das Cholesterin nehme ich ja meine Medizin.

Offensichtlich hielt sich diese Kundin nicht für krank, obwohl ganz objektiv eine Stoffwechselerkrankung vorlag. Schon als Studentin war Birgit einigermaßen verwirrt, wenn sie im Praktikum solche Aussagen hörte, während in der Patientenakte alle Krankheiten aufgelistet standen. Manche Kunden setzen dem jedoch noch ein Krönchen auf:

> **Birgit:** Ich sehe, Sie nehmen Tabletten gegen Bluthochdruck. Sie sollten dringend regelmäßig Sport machen – Nordic Walking zum Beispiel. Sprechen Sie aber auf jeden Fall vorher mit Ihrem Arzt drüber.
> **Kunde:** Aber um Himmels willen, das geht doch nicht! Da geht mein Blutdruck doch so schnell hoch, deshalb nehme ich doch die Medikamente!
> **Birgit:** Genau deshalb sollten Sie sich doch regelmäßig bewegen, damit Ihr Kreislauf stärker wird und Sie nicht bald dreimal so starke Tabletten brauchen!

Ist das nicht ein wunderschönes Beispiel dafür, wie kreativ wir Menschen mit Fakten umgehen können? Wenn es um eine möglichst positive Selbstdarstellung geht, sind wir gesund. Kaum sollen wir aber etwas verändern, sind wir plötzlich krank.

Es scheint also nicht so einfach zu sein, den Begriff Gesundheit zu definieren. Worauf wir hinauswollen: Wir können der modernen Medizin dankbar sein, dass sie uns hilft, uns auch dann gesund zu fühlen, wenn wir nicht gesund sind. Trotzdem sollten wir uns nicht selbst belügen. Birgits Bandscheibe ist lädiert, und das bedeutet, dass sie damit umgehen lernen muss, damit aus der kleinen Einschränkung nicht einmal eine große wird. Birgits Kundin sollte sich bewusst sein, dass die Tabletten nur die Symptome beseitigen, ihr Gesundheitsproblem damit aber nicht an der Wurzel behoben ist.

Bis ins hohe Alter gesund zu bleiben heißt nicht, dass du mit 90 noch dieselbe bist wie mit 20. Das wäre zum einen illusorisch, zum anderen würden wir das auch nicht in jeder Hinsicht wollen. Oder möchtest du, dass deine geistigen und seelischen Fähigkeiten mit 20 stagnieren und sich nicht mehr weiterentwickeln? Wir sind sicher, dass es vieles gibt, das du erlebt und erreicht hast und auf das du stolz sein kannst. All dein Erfahrungswissen macht dein Leben reicher, spannender, vielfältiger, bunter – und dieser Reichtum vergrößert sich, je älter du wirst.

Krankheiten jedoch verkürzen das Leben und machen es unangenehm. Unter Umständen sehr, sehr unangenehm. Je älter wir werden, desto höher ist die Wahrscheinlichkeit, Krankheiten zu entwickeln, weil unsere Zellen fehleranfälliger werden. Wobei das nicht sein muss, wie du gleich weiter unten erfahren wirst. Nur weil man krank ist, ist man nicht automatisch alt. Und nicht jeder alte Mensch ist krank! Lass uns also unterscheiden zwischen

▷ dem natürlichen Alterungsprozess,
▷ der genetischen Veranlagung und
▷ der Epigenetik, die je nach Lebensstil manche Gene an oder ausschaltet.

Der **natürliche Alterungsprozess** geht mit den naturgegebenen biologischen Veränderungen von Körper, Geist und Seele einher. Ab dem Moment der Zeugung verändern sich Zellen, sie teilen sich, werden mehr, sie verändern sich, sterben ab und werden durch neue ersetzt. Sobald der Aufbau abgeschlossen ist – das passiert Mitte/Ende 20 –, kommt es zum Nachlassen körperlicher Leistungen.

So ist es beispielsweise ganz normal, dass sich Gelenke abnutzen. Es ist auch normal, dass der Körper die Hormonproduktion einstellt und sich daraus weitere Veränderungen im Körper ergeben. Die mögen manchmal unangenehm sein. Doch ein abgenutztes Gelenk muss nicht automatisch wehtun. Nur wenn dabei Entzündungsprozesse entstehen, beginnen die Schmerzen. Die wiederum sind zum Großteil unserem Lebensstil geschuldet. Die Wechseljahre sind für viele Frauen kein Spaß und es ist gut, wenn sie sich medizinische Hilfe holen. Dennoch kann man sich fragen: Wären die Beschwerden auch dann so unerträglich, wenn diese Phase nicht gesellschaftlich so tabuisiert wäre? Wenn wir darauf mehr Rücksicht nehmen könnten, anstatt weiterhin volle Leistung bringen zu müssen?

Dem natürlichen Alterungsprozess liebevoll zu begegnen, das wäre unsere Aufgabe. Rücksicht zu nehmen auf das, was unser Körper zu jedem Zeitpunkt mag und kann. Das gilt auch schon für 20-Jährige. Aber je älter du wirst, desto wichtiger wird es, deinem Körper zu folgen und deine Ziele an ihn anzupassen. Ich weiß schon: Das sagt sich so leicht. Denn unsere Gesellschaft ist nicht immer darauf eingestellt. Ich wollte auch nur mal darauf hingewiesen haben, dass es in keiner Weise artgerecht ist, einem 50-jährigen Körper die Leistung eines 20-jährigen Körpers abverlangen zu wollen.

In deinen Genen ist dieser natürliche Alterungsprozess festgeschrieben. Ebenso ist in deiner genetischen Veranlagung alles festgehalten, was dich ausmacht. Von deiner Augenfarbe bis zur Körpergröße, vom Bauplan deiner Leberzellen bis zum Ablauf, wie dein Immunsystem beim Entdecken von Bakterien im Körper zu reagieren hat. Es kann sein, dass in deiner DNA die eine oder andere Krankheit oder Schwäche steckt. Du hast also ein bestimmtes Gen-Set geerbt, und das lässt sich im Grunde auch nicht verändern. Im Labor hat man das zwar schon versucht, durchaus erfolgreich, doch hier betreten wir heikles Terrain. Genveränderungen ist ein gesetzlicher Riegel vorgeschoben, weil hier wegen des Missbrauchspotenzials ethische Bedenken berechtigt sind.

Die alte Weisheit, gute Gene zu haben, wenn man besonders alt wird, stimmt jedoch nur bedingt, wie man mittlerweile weiß. Nur zu etwa 20 Prozent sind deine Gene dafür verantwortlich.[9] Manche Forscher sprechen auch von 10 oder 30 Prozent, da scheinen sie sich nicht ganz einig zu sein. Doch egal, welche Zahl wir hernehmen: Auf unsere guten oder schlechten Gene brauchen wir uns nicht herauszureden, ihr Einfluss ist nur gering.

Sehr einflussreich hingegen ist, wie dein Körper mit dem vorhandenen Erbgut umgeht. Hier kommt die sogenannte Epigenetik ins Spiel, deren Funktionsweise sich grob so zusammenfassen lässt: Du hast gewisse Dispositionen geerbt, doch ob und wie stark sie sich zeigen, hängt von der Epigenetik ab, also der Fähigkeit deiner Körperzelle, deine Gene richtig abzulesen, oder davon, ob die Körperzellen ein Gen einschalten oder weiterhin ruhen lassen. In deiner DNA steht also nur, dass du Bluthochdruck bekommen könntest. Ob diese Neigung auch aktiviert wird, bestimmt die Epigenetik.

Welche Faktoren die **Epigenetik** ausmachen, ist noch nicht restlos erforscht.[10] Einen wesentlichen Faktor kennt die Wissenschaft jedoch: die Art, wie wir mit unserem Körper, unserem Geist und unserer Seele umgehen. Unser Lifestyle also. Wenn du mit 50 plötzlich Diabetes Typ 2 bekommst, dann bestimmt nicht, weil du am Tag vorher zum ersten Mal Sachertorte gegessen hast, sondern weil du seit vielen Jahren Stammkundin in der Konditorei bist und dich kaum bewegst. Umgekehrt kann diese Disposition in deiner DNA festgelegt sein und trotzdem wirst du nie an Diabetes erkranken, weil du einen aktiven, gesunden Lebensstil pflegst. Es gibt Zwillingsstudien, die diesen Umstand eindrucksvoll zeigen. Bis zu einem gewissen Grad haben wir also die Möglichkeit, unser Schicksal zu beeinflussen.

Damit sind wir bei den Zivilisationskrankheiten gelandet. Mit den Jahren summieren sich die Sünden und Nachlässigkeiten oder auch die Auswirkungen mangelnden Körpergefühls, das dazu führt, dass man zu oft über seine Grenzen gegangen ist. Irgendwann protestiert der Körper und weigert sich, sich weiterhin von dir überfordern zu lassen.

Du kannst das Älterwerden nicht vermeiden, das gilt es zu akzeptieren. Da hilft dir kein Botox und kein Facelifting. Du siehst dann zwar vielleicht jünger aus, aber älter wirst du trotzdem. Du kannst jedoch deinen Lebensstil ändern, um das Älterwerden so gesund wie möglich zu erleben. Idealerweise sterben wir alle irgendwann an Altersschwäche. Es liegt an dir, Selbstverantwortung für ein gesundes Altwerden zu übernehmen und herauszufinden, an welchen Schräubchen du drehen musst.

1.1 Bäumchen wechsel dich

DANIELA

Es wird etwa 15 Jahre her sein, als ein Orthopäde zum ersten Mal in meinem Leben seiner Diagnose den Zusatz gab: „dem Alter entsprechend". Argh! Dem Alter entsprechend? Echt jetzt? Aber mir tut doch nur das Knie weh, was hat das denn mit meinem Alter zu tun! Das ist in etwa so erfreulich wie der Tag, an dem dir zum ersten Mal im Bus von einem Schüler ein Sitzplatz angeboten wird. Ich zumindest habe beim ersten Mal höchst inadäquat reagiert. Ich habe den höflichen Rotzlöffel gefährlich angefunkelt und ihn mit „Nein, danke" angeknurrt. Der Ärmste, hoffentlich hat er nichts daraus gelernt, sonst bin ich schuld daran, dass die Wohlerzogenheit der nächsten Generation den Bach runtergeht.

Doch das mit dem Altersentsprechend hat schon seine Richtigkeit. Gelenke nutzen sich mit den Jahren nun einmal ab wie ein Radiergummi bei regelmäßigem Gebrauch. Wenn mein Arzt mein Knie als „dem Alter entsprechend" bewertet, dann bezieht er sich auf den Durchschnitt gleichaltriger Knie. Das ist also eine gute Nachricht.

Alles ist mit dem Älterwerden verbunden! Ein Kind, das gerade wegen eines Wachstumsschubs Schmerzen in den Knochen verspürt, fühlt sich bestimmt nicht wohl und ist trotzdem weder krank noch alt. Niemand würde auf die Idee kommen, diesem Kind ein trauriges „tja, du wirst halt auch schon alt" entgegenzurufen, oder? „Dem Alter entsprechend" ist die Beschwerde des Kindes aber trotzdem.

Wann beginnt der Mensch zu altern? Hier scheiden sich die Geister. Die einen sagen, ab Geburt. Eine Wissenschaftlerin, der ich einmal zugehört habe, meinte sogar, wir altern ab der Zeugung, denn auch schon im Mutterbauch können Zellschäden passieren, wenn es blöd läuft. Dann wieder gibt es Experten, die meinen, bis Mitte 20 ist unser Körper im Wachstum, ab dann erst altern wir. In einer Studie an der Stanford-Universität hat man entdeckt, dass der Alterungsprozess jedoch nicht kontinuierlich abläuft, sondern in Wellen.[11] Anfang 30, um die 60 und um die 80 herum hat man große Veränderungen auf Proteinebene festgestellt.[12] Proteine sind deshalb von zentraler Bedeutung, weil sie eine wesentliche Rolle bei der Umsetzung dessen haben, was in unserer DNA steht.

0 bis 30: Wachsen, bis du erwachsen bist

Bis Anfang oder Mitte 30 wird aufgebaut. In dieser Zeit wirst du erwachsen in jeder Hinsicht: Der Körper wird größer und mit ihm Muskeln, Sehnen, Knochen, Organe, das Nervensystem. Dein Immunsystem hat den Höhepunkt seiner Leistungsfähigkeit bereits im Teenageralter. Das Gehirn wiederum ist ein Spätzünder und ist erst Mitte 20 vollständig ausgebildet.

Dein Stoffwechsel lernt, sich an das vorhandene Nahrungsangebot zu gewöhnen. Die Verdauung ist im Normalfall nicht unterzukriegen. Salamipizza und als Nachtisch Schwarzwälder Kirschtorte um Mitternacht? Kein Problem! Körperlich ist alles bestens – von gelegentlichen Wachstumsschmerzen einmal abgesehen und sofern du nicht von fiesen Kinderkrankheiten geplagt wirst.

In der Pubertät erfahren deine Körpersysteme eine Art Krise: Du wirst von Hormonen überschwemmt, was das Gehirn zu einem größeren Umbau veranlasst. Die Hormone führen zur Geschlechtsreife und zu einer Berg-und-Tal-Fahrt in vielerlei Hinsicht, angefangen damit, dass deine Eltern plötzlich blöd und peinlich sind bis zu ersten sexuellen Erfahrungen. Doch auch wenn die Natur der Meinung ist, du wärst alt genug für Familiengründung: In unseren Breitengraden bleibt das die Ausnahme. Lernen bleibt dein Hauptauftrag in Teenagerjahren, das Aufbauen und Pflegen von Beziehungen, das Zurechtfinden in einem sozialen Gefüge sind dein vorrangiges Interesse, Liebe inkludiert. Du stellst die ersten Weichen für deine berufliche Zukunft.

Die ersten zwei Jahrzehnte sind besonders gut gefüllt mit Ersterlebnissen – vom ersten Mal lächeln, auf den Bauch drehen und krabbeln bis zum ersten Mal auf die heiße Herdplatte greifen, das Tischtuch mit der Vase darauf runterziehen, in die Schule gehen, den ersten Kuss hinter der Hecke erleben oder den ersten Urlaub ohne Eltern. An diese Ersterlebnisse wirst du dich vermutlich bis ins hohe Alter erinnern, schließlich sind sie mit vielen Emotionen verbunden.

Zwischen 20 und 30 ist dein Körper in Höchstform. Bis 30 wirst du im Sport schnell besser. Vor allem in Maximalkraft- und Schnellkraftsportarten wie in der Leichtathletik, beim Gewichtheben oder Boxen und dort, wo es um Koordination geht wie im Teamsport, erreichst du in deinen 20ern den Zenit – Profisportler erbringen in dieser Zeit ihre besten Leistungen.

Du hältst nicht nur körperlich, sondern auch stressmäßig viel aus. Und das ist auch gut so, denn es ist viel zu tun: Nach deiner Ausbildung trittst du ins Berufsleben ein, du möchtest Karriere machen, vielleicht auch eine Familie gründen. Auch wenn du dich für ein anderes Lebenskonzept entscheidest – ohne Kinder, ohne große Karriere –, brauchst du in dieser Zeit viel Energie und Kraft in jeder Hinsicht, um dich zu etablieren und deine Ziele zu erreichen.

30 bis 60 Jahre: Der Reifeprozess

Dann beginnt der Körper abzubauen. Deine Knochendichte nimmt ab – als Frau hast du diesbezüglich noch zusätzlich mit der Menopause einen Verstärker dieses Effekts. Deine Muskeln werden abgebaut. Man sagt, dass man bis zum 80. Lebensjahr etwa 30 bis 50 Prozent der Muskelmasse verliert – sofern man nicht durch viel Bewegung und Krafttraining gegensteuert.

Deine Ausdauerleistung bleibt länger erhalten als deine Schnellkraft und Koordination. Diese Veränderung zeigt sich sehr anschaulich im Profisport:

In Kraftsportarten – und dazu gehört auch der Sprint – dominieren Menschen unter 30, wie die 100-Meter-Sprinterin Florence Griffith-Joyner, die ihren Weltrekord mit 29 Jahren erlief. In Ausdauersportarten hingegen sind die Besten oft über 30 – wie der Triathlet Jan Frodeno, der mit 35 und dann noch einmal mit 40 Jahren Ironman-Weltbestzeit schaffte. Ob das daran liegt, dass unsere Vorfahren nur dann überleben konnten, wenn sie ausdauernd genug blieben, um auch im höheren Alter Wildschweine jagen und den ganzen Clan satt machen zu können?

Um die 40 wirst du feststellen, dass du nicht mehr ungestraft alles essen kannst, was dir Spaß macht. Der Schweinebraten mit Knödel zur späten Stunde bleibt an deinen Hüften kleben. Dein Magen verträgt vielleicht nicht mehr alles und beschwert sich mit Sodbrennen oder Aufstoßen. Und deine Regenerationsfähigkeit nimmt langsam ab. Was sich möglicherweise in deinem aufkeimenden Verdacht zeigt, nach jeder Party länger zu brauchen, bis du dich wieder fit fühlst. Welcome to the club.

In deinen 20ern hat sich deine grundlegende Persönlichkeit bereits gefestigt. Wenn du jetzt extrovertiert, Einzelgängerin oder wortkarger Phlegmatiker bist, wird sich das nicht so leicht ändern lassen. Was nicht heißt, dass du nicht laufend dein Verhalten und deine Haltung zu verschiedenen Themen anpassen wirst. Im Gegenteil. Verhaltensweisen zu verändern, die dir und anderen nicht guttun, ist wohl eine Lebensaufgabe bis zum Schluss.

Womit wir bei deinem Seelenleben gelandet sind: Psychologen sehen in den Dreißigern eine wichtige Weiche für späteres Wohlbefinden. Wenn du also das Gefühl hast, auf dem falschen Weg zu sein, dann ist jetzt der perfekte Zeitpunkt für Kurskorrekturen. Dein Leben verändern kannst du natürlich auch noch mit 80. Manche warten damit bis zur Rente. Aber es wäre doch schade um die Lebenszeit bis dahin, in der du immer frustrierter und unzufriedener wirst.

60 bis 80: Noch einmal durchstarten

Je nachdem, in welchem Land du lebst, erreichst du zwischen 60 und 70 Jahren das Alter, in dem du deinen Ruhestand antreten kannst. Was rein biologisch und von der ursprünglichen Intention betrachtet in den meisten Fällen höchst absurd ist: Als Anfang des 20. Jahrhunderts das gesetzliche Pensionssystem entstand, wurde als Antrittsalter jenes festgesetzt, zu dem der Mensch körperlich am Ende war – die durchschnittliche Lebenserwartung lag damals bei etwa 65 Jahren.

Heute sind in diesem Alter viele Menschen gerade am Zenit ihres Schaffens angelangt. Denk nur an all die Kreativen und Kunstschaffenden – begnadete Malerinnen, talentierte Schauspieler und Schriftstellerinnen, deren Kreativkraft in voller Blüte ist. Oder schau dich in der Wirtschaft um: Wie viele, die sich gerade auf den Ruhestand vorfreuen dürfen, sind noch körperlich und geistig fit? Und wie viele gibt es, die gar keine Lust auf den Ruhestand haben? Wenn du nicht gerade Zeit deines Lebens im Straßenbau oder am Hochofen gearbeitet hast, hast du mit Eintritt in den Ruhestand – rein vom Alterungsprozess her betrachtet – noch genug Kraft.

Rund um deinen 60. Geburtstag passiert gemäß der oben erwähnten Stanford-Studie der nächste Veränderungsschub. Dein Körper hat bereits einiges abgebaut, nun verstärkt sich der Prozess in manchen Bereichen. Muskeln, Sehnen und Knochen bauen weiterhin ab. Das Immunsystem wird weiterhin schwächer, sodass du zu den Risikopatienten gezählt wirst, obwohl du eigentlich schon ab 50 deutlich anfälliger für Infekte bist. Die Gedächtnisleistung verändert sich. Ab etwa 65 wird dein Hirn schwächer. Jenseits der 70 zeigt dir das Arbeitsgedächtnis deutlich seine Grenzen: Bei Stress bist du nicht mehr gut leistungsfähig und es fällt dir immer schwerer, mehrere Dinge gleichzeitig zu tun. Auto fahren und sich gleichzeitig unterhalten? Kochen und nebenbei Pläne schmieden? Besser, du machst eines nach dem anderen. Wobei: Multitasking konnte dein Gehirn genau genommen noch nie.

Vielleicht gehörst du zu denjenigen, die in dieser Zeit immer öfter Verdauungsprobleme haben. Das liegt zum einen daran, dass alles in deinem Körper langsamer wird und damit auch Magen und Darm. Sie brauchen länger, bis die Nahrung durch ist, und können die Nahrung auch nicht mehr so gut verdauen, was zur Folge hat, dass Mikronährstoffe wie Vitamine und Mineralstoffe wie Magnesium fehlen. Weil in diesem Alter viele Menschen zu wenig trinken und sich zu wenig bewegen, führt das oft zu Verstopfung.

Für die meisten stellen sich wichtige Lebensfragen: Was möchte ich mit meiner Lebenszeit noch anfangen? Welchen Sinn möchte ich meinem weiteren Leben geben? Im Grunde ist vieles möglich – nur alles ein wenig langsamer eben. Dein Körper zeigt dir immer deutlicher, wo seine Grenzen liegen, und das ist auch gut so. Endlich lernst du, mehr auf dich achtzugeben (falls du es – wie nur wenige von uns – nicht schon früh gelernt hast).

Psychisch – das ist die große Überraschung – geht es aufwärts mit dir. Psychologen sprechen vom „U-Turn of Happiness" und meinen damit, dass unsere Lebenszufriedenheit in unseren 40ern am geringsten ist und dann wieder steigt.

Jenseits der 70 vollzieht sich möglicherweise noch einmal eine Persönlichkeitsveränderung. Die einen werden altersmilde, sie verspüren ein größeres Bedürfnis nach Harmonie. Sofern sie eine reflektierte Sicht auf die eigene Psyche haben, sind sie bestens geeignet für jegliche Form des Vermittelns bei Konflikten. Manche werden aber auch stur und aggressiv – der berüchtigte Altersstarrsinn setzt sich durch. In welche Richtung du dich entwickeln wirst, hängt stark davon ab, wie selbstwirksam du dich fühlst und wie gut du in der Lage bist, positiv in deine immer kürzer werdende Zukunft zu blicken. Abgesehen von Altersmilde und -starrsinn bleibst du jedoch ganz der oder die Alte. Wenn du bisher aufgeschlossen und neugierig auf die Welt geschaut hast, wirst du das weiterhin tun. Warum sollte sich das auch ändern – du bist ja immer noch derselbe Mensch!

80 bis Methusalem

Der letzte Schlüsselmoment in Sachen Alterungsprozess passiert rund um die 80 herum. Dein Körper schaltet in eine Art Notversorgung und gibt sein Bestes, um noch so lange wie möglich zu leben. Es gibt genug Menschen, die diese Phase gar nicht mehr erleben. Meist wegen eines ungesunden Lebensstils.

Willkommen in der Kategorie „hochbetagt". Wetten, deine Vorstellungen von einem Leben jenseits der 80 sind eher … nun ja, bescheiden? Der gebeugte Herr am Rollator, die strickende Oma, die wegen ihrer Inkontinenz ein etwas strenger Duft umgibt. Die einsame alte Dame, die traurig aus dem Küchenfenster schaut. Der demente Nachbar, der auf eine 24-Stunden-Pflege angewiesen ist.

Eine aktuelle österreichische Studie[13] sagt jedoch: Die gängige Vorstellung vom hohen Alter und die gelebte Realität klaffen in keiner anderen Lebensphase so sehr auseinander wie hier. Die Kluft zwischen fitten und kranken Menschen ist in dieser Altersgruppe am größten. Wenn du bisher auf Fitness und Gesundheit wenig Wert gelegt hast, rächt sich das nun, sofern es sich nicht schon längst in deinen 60ern oder früher gerächt hat. Wenn du dich aber immer fit und gesund gehalten hast, kannst du dich noch auf viele weitere schöne Jahre freuen. Dann brauchst du vielleicht wirklich nur ein bisschen rezeptfreie Salbe auf dein Knie, damit du mit deinem Hund auf der Wiese spielen kannst, wie uns das die Pharmawerbung so schön zeigt.

Doch der natürliche Alterungsprozess gibt vor, dass du funktionale Einschränkungen haben wirst. Dein Bewegungsapparat wird steifer, der Muskelabbau schreitet weiter voran. Dass du noch so tun kannst, als wärst du 20, das kann vielleicht mit 40 noch gutgehen, aber jenseits der 80 macht dein Körper dir klar, dass das ein absolutes No-go ist.

Im Grunde verlangsamt sich weiterhin alles: die Zellerneuerung, die Organe arbeiten langsamer, die Immunabwehr lässt weiter nach, die Gelenke werden steifer. Jenseits der 80 wirst du vermutlich weniger Schlaf brauchen. Dafür brauchst du länger für die Regeneration. Sprich: Deine Zeit auf Partys wird kürzer – bis du dich davon erholst, dauert es dafür länger. Frühmorgens aus dem Bett springen und Purzelbäume machen wird schwierig sein. Besser, du aktivierst deinen Körper beim Aufstehen vorsichtig durch umsichtiges Dehnen und Strecken. Und vermutlich wirst du mit 80+ nicht mehr den Großglockner besteigen können. Falls das tatsächlich dein Lebensziel ist, solltest du das unbedingt viel früher erledigen. Aber ein Wanderurlaub auf Mallorca oder der Segeltörn in der Ägäis – na, sicher doch!

Auch deine Hirnleistung nimmt weiter ab. Das hängt allerdings auch davon ab, wie sehr du dein Gehirn bisher genutzt hast. Denk nur an Schauspielerinnen und Schauspieler jenseits der 80, die immer noch ihre Rollentexte lernen können, oder an Menschen in lehrenden Berufen – vom Mathematiklehrer bis zur Universitätsprofessorin –, die bis ins hohe Alter mit klugen Aussagen beeindrucken. Konzentration und Reaktionsgeschwindigkeit lassen dennoch nach, das ist lästig und bringt mit sich, dass du das Autofahren künftig eventuell bleiben lässt und deine Besuche bei Freunden kürzer ausfallen.

Apropos Methusalem. Wie alt wurde der eigentlich? Laut dem Buch *Genesis* der Bibel wurde er 969 Jahre alt. Nun ja. Immerhin gibt es jetzt schon Menschen, die 90, 100 oder 120 Jahre alt werden. 122 ist der aktuelle Rekord der Französin Jeanne Calment, sie starb 1997. Der Harvard-Genetiker David Sinclair meint, 150 Jahre wäre absolut machbar.[14] Die Altersforschung hat in den letzten Jahren einen ordentlichen Aufschwung erfahren und wurde bereits zweimal mit dem Nobelpreis bedacht.[15] Wir können also davon ausgehen, dass wir in Sachen Langlebigkeit noch einiges lernen werden. Ob es einmal die Pille gegen das Altwerden gibt?

INFOBOX | HALLMARKS OF AGING

Wie passiert Altern eigentlich? Das renommierte Journal „Cell" publizierte erstmals, was 2023 noch einmal präzisiert wurde, die „Hallmarks of Aging".[16] Diese Säulen des Alterns beschreiben, was auf molekularer und biochemischer Ebene in unserem Körper passiert.

1 DNA-Instabilität

DNA-Instabilität bedeutet, dass es mit zunehmendem Alter beim fortlaufenden Kopieren der DNA zu Kopierfehlern kommt. So wie du von einer Buchseite eine Kopie erstellst, diese wieder kopierst und diese wieder, bis das Ergebnis nur noch schlecht zu lesen ist, wird auch die DNA immer schlechter lesbar. Das lässt sich (zumindest noch) nicht verhindern.

2 Die Schnürsenkel-Endkappen oder der Telomerverschleiß

Telomere sind die Schutzkappen an den Enden der Chromosomen (in denen unser Erbgut aufgewickelt ist). Sie werden bei jeder Zellteilung kürzer. Das kannst du dir ähnlich wie bei Schnürsenkeln vorstellen:

Wenn die Kappen ausfransen, wird das Schuhband kaputt. Und wenn die Telomere immer kürzer werden, können sie die Gene nicht beschützen und die Zelle kann ihre Funktion immer schlechter ausführen.

3 Epigenetische Veränderungen

Über Epigenetik haben wir weiter oben schon gesprochen: Dein Lebensstil entscheidet in großem Maß, wie gut deine DNA richtig abgelesen wird und somit jede Zelle tut, was sie zu tun hat. Epigenetische Veränderungen können dazu führen, dass bestimmte Gene an- oder ausgeschaltet werden. Das wiederum kann eine in den Genen möglicherweise bereits angelegte Erkrankung aktiv werden lassen – oder bei gesundem Lebensstil eben nicht.

4 Verlust der Proteostase

Dabei geht es um das Gleichgewicht zwischen Herstellung und Abbau von Proteinen. Damit das gut klappt, ist zum Beispiel der Prozess der Autophagie sehr wichtig, über den wir später noch sprechen werden. Je besser unbrauchbare Zellbestandteile abgebaut oder entsorgt werden (das passiert in der Autophagie), desto geringer auch Entzündungen im Körper. Und je weniger Entzündungen, desto besser für die Gesundheit und Langlebigkeit.

5 Gestörte Nährstoffsensitivität

Zellen reagieren auf die Verfügbarkeit von Nährstoffen und passen ihre Stoffwechselaktivität und Wachstumsrate daran an. Je nach Signal von Stoffen wie Insulin oder anderen Hormonen und Botenstoffen entscheiden sie, ob sie etwas aufbauen oder abbauen, wachsen oder sterben sollen.

Im Laufe des Alterns kann jedoch die Fähigkeit, auf diese Signale zu reagieren, abnehmen. Das kann dazu führen, dass Zellen weiterhin wachsen und sich teilen, obwohl Nährstoffe knapp sind, oder umgekehrt, dass Zellen nicht richtig wachsen und sich teilen, selbst wenn ausreichend Nährstoffe vorhanden sind.

6 Fitte Mitos vs. mitochondriale Dysfunktion

In unseren Zellen sind ganz spezielle Zellorganellen zu Hause: die Mitochondrien. Mitochondrien waren angeblich einmal eigenständige Kleinstlebewesen, die irgendwann im Lauf der Evolution in uns (damals noch vermutlich nicht mehr als ein Zellhaufen) eingewandert sind. Ihnen haben wir es zu verdanken, dass wir Energie produzieren können und vieles mehr. Außerdem regulieren sie noch wichtige Dinge wie den programmierten Zelltod und die zelluläre Signalgebung, also wie sich Zellen miteinander unterhalten. Wenn die Mitochondrien nicht fit sind, führt das zu allerlei Problemen, die wieder zu Entzündungsprozessen führen.

7 Zelluläres Altern und Zombiezellen

Menschliche Zellen können sich nur begrenzt oft teilen. Irgendwann sagt die Zelle: „Schluss mit lus-tig, ich mag mich nicht mehr teilen", und stirbt den programmierten Zelltod. Das passiert so nach der 40. bis 60. Teilung. Das klingt wenig, aber glücklicherweise können manche Zellen das umgehen. Stammzellen zum Beispiel. Unglücklicherweise können das leider auch Krebszellen.

Wenn sich die Zelle aber weigert, den programmierten Zelltod zu sterben, wird es schwierig. Sie sagt dann: „Ich will mich zwar nicht mehr teilen, aber trotzdem Party machen." Und so wird sie zu einer Zombiezelle, die Entzündungsreaktionen auslösen kann und damit brave, gesunde Zellen terrorisiert.

8 Erschöpfte Stammzellen

Stammzellen sind das Lego unseres Körpers. So universell einsetzbar, dass sie sich in verschiedene andere Zellen mit spezifischen Funktionen verwandeln können. Sie können zum Beispiel zu Blutzellen, Muskelzellen oder Gehirnzellen werden. Diese Legosteine altern ebenfalls, sie unterliegen den gleichen Mechanismen wie alle Zellen. Stammzellen sind besonders wichtig für unseren Körper. Sie können helfen, beschädigtes Gewebe zu reparieren oder fehlende Zellen zu ersetzen. Wenn ihre Fähigkeiten nachlassen, leiden Regenerations- und Heilungsprozesse.

9 Kommunikationsprobleme

Unsere Zellen sind Plaudertaschen und in ständigem Austausch miteinander und mit den verschiedenen Systemen des Körpers. Wenn wir älter werden, dann hört die eine Zelle nicht mehr so gut, die andere ist schon etwas kurzsichtig, die nächste hinkt und zittert. Das macht die Plauderei etwas schwieriger. Wenn dieser Austausch nicht mehr so gut klappt – man nennt das veränderte interzelluläre Kommunikation –, kann es zu Missverständnissen kommen.

10 Entzündungsaltern und chronische Entzündungen

Eine besonders wichtige Säule des Alterns, denn das Entzündungsthema ist zentral. Wir sprechen jetzt nicht von einer kleinen Schnittwunde, die sich entzündet, oder von der Mandelentzündung. Wir sprechen von einer chronischen, niederschwelligen Entzündung, die dauerhaft in uns schwelt.

Der Fachbegriff dafür lautet OxiInflammaging und verbindet damit drei Begriffe. Erstens den oxidativen Stress, der entsteht, wenn der Körper reaktiven Sauerstoff nicht ausreichend neutralisieren kann. Zweitens kommt dazu die Entzündung, die zwar eine normale und wichtige Reaktion des Immunsystems ist, aber einfach zu viel für den Körper ist, wenn sie chronisch wird. Das passiert leider oft mit dem Älterwerden oder aufgrund von Krankheiten. Drittens kommt dann die Alterung dazu.

Dieses Entzündungsaltern bezieht sich auf die Theorie, dass oxidativer Stress und Entzündungen den Alterungsprozess beschleunigen und damit auch die Entwicklung altersbedingter Krankheiten. Entzündungsaltern setzt einen Teufelskreis in Gang: Es fördert Insulinresistenz und Diabetes Typ 2, Fettleberentzündung, Muskelzellverlust, Gefäßerkrankungen und schwächt das Immunsystem, was wiederum diese Krankheiten verstärkt.

In einem fitten Menschen besteht ein Gleichgewicht. Ein fitter Mensch hat eine ganze Menge antioxidativer Schutzmechanismen parat mit Enzymen, Mikronährstoffen und Aminosäuren (die kleinsten Bestandteile der Proteine). Diese Systeme gleichen den oxidativen Stress aus, der tagtäglich entsteht, wenn wir essen, uns bewegen, in die Sonne gehen und mehr. Es ist bis zu einem gewissen Grad normal, dass dieser oxidative Stress entsteht.

Wird der oxidative Stress zu viel, dann haben wir zu viele freie Radikale im Körper. Die kannst du dir wie betrunkene Vandalen vorstellen, die Auslagenscheiben zerschlagen und Dinge klauen. Das macht wiederum die Shopbesitzer wütend und veranlasst sie dazu, ebenfalls gewalttätig zu werden. Sie rücken mit dem Baseballschläger aus. Freie Radikale nehmen den friedlichen Molekülen ein Elektron weg, weil sie selbst eins zu wenig haben. Damit machen sie aber die friedlichen Moleküle auch zu freien Radikalen. Wenn

dazu noch Erkrankungen kommen, chronischer Stress, Schadstoffe aller Art aus der Umwelt, Medikamente, Rauchen, Alkohol, Bewegungsarmut und mehr, dann überlastet das unsere Systeme und wir können die Schäden der betrunkenen Randalierer nicht mehr reparieren. Das führt zu Zellschäden und fördert Entzündungen. Freie Radikale mischen kräftig mit bei sämtlichen Zivilisationserkrankungen wie Diabetes Typ 2, Herz-Kreislauf-Erkrankungen bis hin zu Krebs.

11 Dysbiose – das veränderte Mikrobiom im Darm

Das Mikrobiom ist schon seit vielen Jahren im Fokus, wenn es um verschiedenste Krankheiten und Probleme geht, insbesondere was das Immunsystem betrifft. Es ist ganz grundsätzlich wichtig, einen fitten Darm zu haben und damit auch ein Mikrobiom, das vielfältig und im Gleichgewicht ist, sprich, gut zusammenarbeitet und in friedlicher Koexistenz mit uns lebt.

Die Forschung zeigt, dass beim Älterwerden die Vielfalt unseres Mikrobioms abnimmt. In manchen Menschen mehr als in anderen. Man stellt auch fest, dass im Darm von Menschen, die wirklich sehr alt werden, bestimmte Bakterien vermehrt vorkommen. Wenn man hier von vornherein nicht so gut aufgestellt ist, dann führt das zu einem Ungleichgewicht mit Folgen: Entzündungen, ein wenig aktives und nicht anpassungsfähiges Immunsystem. Auch die Gehirngesundheit leidet und vieles mehr.

12 Beeinträchtigte Makroautophagie

Autophagie bedeutet „Selbstverdauung" und ist eine Art Recyclingprozess, der in unseren Zellen stattfindet. Das hilft der Zelle, sich von Müll zu befreien und gesund und fit zu bleiben. Auch dieser Prozess fängt im Laufe des Alterns an zu hinken. Das scheint sehr relevant für die Auswirkungen des Älterwerdens zu sein.

1.2 Zivilisationskrankheiten

BIRGIT

Dein Körper hat das Potenzial, gesund alt zu werden. Was dir im Weg stehen kann, sind diverse Krankheiten. Da gibt es zum einen die unvorhersehbaren: die Folgen eines schlimmen Autounfalls, ein giftiger Schlangenbiss, tödliche Infektionskrankheiten, Gewalt und dergleichen. Solche Ereignisse können unser Bestreben nach einem langen und gesunden Leben mit einem Schlag zunichtemachen. Der US-amerikanische Arzt und Langlebigkeitsforscher Dr. Peter Attia nennt diese Todesursachen „fast killers" – im Gegensatz zu den „slow killers", von denen er an oberster Stelle die Zivilisationskrankheiten nennt.[17] Das sind Herz-Kreislauf-Erkrankungen wie Bluthochdruck oder Herzinfarkt, Arterienverkalkung und Hirnschlag, Diabetes Typ 2, Alzheimer, Parkinson und andere Demenzerkrankungen und Adipositas.

Die Zivilisation hat uns viel Gutes gebracht. Wir haben ein Dach über dem Kopf, oft einen körperlich wenig anstrengenden Job, Nahrungsmittel gibt es im Supermarkt ums Eck und ist er doch weiter weg, fahren wir mit dem Auto. Viele anstrengende Tätigkeiten übernehmen für uns heute Maschinen – vom Wäschewaschen bis zum Ausrechnen, wie viel drei mal zwölf ist. Die Medizin hilft uns, Krankheiten zu heilen oder erträglich zu machen.

Genau diesen Errungenschaften haben wir es allerdings zu verdanken, dass wir uns heute kaum mehr bewegen müssen. Wir fahren sitzend in die Arbeit, um dort weiter vor dem Computer zu hocken. Wir müssen unser Essen nicht nur nicht erjagen und sammeln, wir brauchen nicht einmal zu kochen, diversen Fertigprodukten sei Dank. Auf diese Weise gerät unsere Energiebilanz ziemlich aus dem Gleichgewicht: zu viel Nahrungsangebot, zu viele ungesunde Verführungen und zu wenig Bewegung. Zu viel Stress und zu wenig Stressabbau.

Die Krankheiten, die daraus resultieren, nennen wir Zivilisationskrankheiten. Sie sind in der Bevölkerung weitverbreitet. Zu ihnen zählen Karies, manche Allergien, Neurodermitis, Kurzsichtigkeit, aber auch schwerwiegende bis tödliche Krankheiten, die der Langlebigkeitsforscher Peter Attia[18] die „vier apokalyptischen Reiter" nennt:

1. Herz-Kreislauf-Erkrankungen wie Bluthochdruck oder Schlaganfall und Lungen-erkrankungen wie Schlafapnoe (Atemaussetzer während des Schlafes) oder COPD (chronisch obstruktive Lungenerkrankung)

2. Stoffwechselerkrankungen wie erhöhte Blutfettwerte (Cholesterin), Diabetes Typ 2 oder Gicht

3. neurodegenerative Erkrankungen, dazu gehören Alzheimer, Parkinson und andere Demenzerkrankungen

4. Krebserkrankungen

Dass sie häufiger auftreten, je älter wir werden, heißt nicht, dass sie ein unaus-weichliches Schicksal sind. Sie sind in erster Linie deinem Lebensstil geschuldet. Deshalb werfen wir nun einen kurzen Blick auf einige dieser oft tödlichen Krank-heiten. Wohlgemerkt: Wir halten uns kurz. Es geht uns nur darum, dass du den Zusammenhang mit deinem aktuellen Lebensstil besser nachvollziehen kannst.

Herz-Kreislauf-Erkrankungen

Herzinfarkt und Schlaganfall sind wohl die berüchtigtsten Erkrankungen des Herz-Kreislauf-Systems, aber es gibt noch einige andere wie Arterienverschluss (im Volksmund auch Gefäßverkalkung genannt), Venenthrombosen oder die sogenannte Schaufensterkrankheit, bei der du wegen Durchblutungsstörun-gen krampfartige Schmerzen in den Beinen hast und deshalb immer wieder stehen bleibst. Zur Tarnung gern vor dem Schaufenster, daher der Name. Laut Statistik Austria machen alle Herz-Kreislauf-Erkrankungen etwa ein Drittel der Sterbefälle aus.

Ein Herzinfarkt entsteht, wenn Herzkranzgefäße verstopfen, sodass der Herzmuskel nicht mehr ausreichend mit Blut versorgt wird und die nicht ver-sorgten Teile absterben. Ist nur ein kleiner Teil des Herzmuskels betroffen, kann es sein, dass man den Infarkt gar nicht bemerkt. Anderenfalls kann es zum Herzstillstand kommen. Wenn dir dann nicht ganz schnell geholfen wird, ist es vorbei mit dir.

Der Schlaganfall ist eine Durchblutungsstörung im Gehirn, bei der eine mehr oder weniger große Region des Gehirns „mit einem Schlag" nicht mit genügend Sauerstoff und Nährstoffen versorgt wird – durch einen Gefäßverschluss oder eine Hirnblutung. Je nach Schwere und je nachdem, wie schnell du Hilfe erhältst, musst du mit diversen Funktionsausfällen rechnen, von Seh- und Sprachstörungen bis zu teilweisen Lähmungen. Dann ist es vorbei mit der Selbstbestimmung, dann bist du ein Pflegefall.

Gefäßverschlüsse nehmen ihren Anfang bei der Arteriosklerose, bei der sich die Gefäßwände der Arterien verändern. Durch Ablagerungen und chronische Entzündungen werden sie unflexibel und steif, und wenn die Ablagerungen immer dicker werden, kommt es zum Verschluss.

Ursachen dafür gibt es mehrere, allen voran Übergewicht und Adipositas und das damit einhergehende viszerale Bauchfett. Warum? Bei einem gesunden Menschen haben die Fettzellen im Bauchraum ausreichend Platz. Bei Übergewicht sind die Fettzellen jedoch aufgebläht und es wird eng. Die vergrößerten Fettzellen sind zwischen den Innereien eingezwängt und das schränkt die Durchblutung und damit die Versorgung mit Sauerstoff ein. Ein paar Fettzellen ersticken und produzieren dabei in ihrer Panik und ihrem Stress Entzündungen. Werden sie auch noch kräftig mit Zucker beliefert, kommt auch oxidativer Stress dazu. Diese Reaktion ist sehr schädlich und führt zu besagten Krankheiten. Auch verschiedene Stoffwechselerkrankungen wie erhöhte Cholesterinwerte oder Diabetes Typ 2, Bluthochdruck, Gicht, Bewegungsmangel und Rauchen sind häufige Verursacher von Herz-Kreislauf-Erkrankungen.[19]

Diabetes, Insulinresistenz und Cholesterin

Stoffwechselerkrankungen sind in meiner diätologischen Praxis sehr präsent, vor allem Diabetes Typ 2 und die Vorstufe dazu, der Prädiabetes. Auch Insulinresistenz und Fettleber – ebenfalls mit der rosigen Aussicht auf Diabetes in fünf bis zehn Jahren – sind typische Stoffwechselerkrankungen. Oft kommen sie in Kombination vor. Diabetes vom Typ 2 wird – im Gegensatz zum angeborenen Diabetes Typ 1 – auch Altersdiabetes genannt. Etwa zehn Prozent der Bevölkerung sind betroffen,[20] darunter leider auch immer öfter Kinder. Von wegen Altersdiabetes! Begleitet wird diese Erkrankung oft von aus der Bahn geratenen Blutfett- und Entzündungswerten und manchmal auch von erhöhten Harnsäurewerten.

Bei Insulinresistenz antworten die Körperzellen nicht so effektiv auf das Insulin, wie sie sollen. Der Hauptgrund dafür ist ein dauernder Überschuss an Energie, der die Speicher- und Aufbausysteme des Körpers ständig aktiviert. In der Leber und auch in den Muskeln wird dadurch eine signifikante Menge Fett aufgebaut. Die Muskelzellen nehmen die Glukose, also den Zucker im Blut, nicht mehr ordentlich auf und sie verbleibt zu lange in der Blutbahn. Der Blutzuckerspiegel steigt langsam immer weiter an, bis die Diagnose Diabetes gestellt wird.

Was passiert bei Diabetes Typ 2? In einem gesunden Körper werden die aufgenommenen Kohlenhydrate aufgespalten und als Glukose ins Blut aufgenommen. Immer, wenn du ein Stück Brot oder einen Teller Spaghetti isst, gelangen Kohlenhydrate in deinen Körper und der Blutzuckerspiegel steigt. Nun wird die Bauchspeicheldrüse aktiv: Sie schüttet Insulin aus, ein Hormon, das du brauchst, damit deine Zellen (zum Beispiel Muskelzellen) die Glukose im Blut aufnehmen und in Energie umwandeln können. Stell dir das vor wie bei einem angesagten Klub, bei dem du den Türsteher erst schmieren musst, damit du reindarfst. Du bist die Glukose, die Zelle ist der Klub und das Insulin ist der überzeugende Türöffner. Nun kommt's: Diabetes Typ 2 hast du, wenn der Türsteher immer dreister wird. Er lässt sich mit ein bisschen Insulin nicht mehr abspeisen, sondern will mehr und mehr. Deine arme Bauchspeicheldrüse! Sie muss immer mehr produzieren, damit die viele Glukose, die sich im Blut staut, in die Zellen hineinkommt. Irgendwann sind die insulinproduzierenden Zellen erschöpft und sterben ab. Dann ist es vorbei mit dem Schmiergeld und der Eintritt in den Klub – die Körperzelle – ist verwehrt. Die Glukose muss im Blut bleiben und zirkuliert dort in viel zu großer Menge, die Blutplättchen verzuckern – und du brauchst Medikamente.

Wird der Diabetes nicht behandelt, bleibt dein Blutzuckerspiegel dauerhaft erhöht und führt zu weiteren Krankheiten wie Herz-Kreislauf-Erkrankungen oder Nieren-, Nerven- und Augenproblemen oder auch Durchblutungsstörungen in den Beinen. Du hast vielleicht schon gehört, dass bei manchen Betroffenen Zehen amputiert werden müssen oder gar der ganze Fuß.

Der Großteil dieser Menschen ist übergewichtig bis adipös. Es gibt aber auch schlanke Menschen, die betroffen sind, sogenannte TOFIs. TOFI steht für

„thin outside, fat inside", das sind also normalgewichtige Menschen, deren Organe und ganz besonders die Leber verfettet sind.

Weitere Risikofaktoren für Diabetes Typ 2 sind Bewegungsmangel oder ballaststoffarme Ernährung in Kombination mit zucker- und fettreichen Nahrungsmitteln. Auch chronischer Stress oder bestimmte Medikamente können zu Diabetes Typ 2 führen. Eine genetische Veranlagung kann diese Krankheit ebenfalls begünstigen.

Das hört sich alles gar nicht gut an, oder? Vor allem, weil Diabetes meist von anderen Krankheiten begleitet wird. Der Weg ist nicht weit zum metabolischen Syndrom. Von dem spricht man, wenn bauchbetonte Fettleibigkeit, Bluthochdruck, eine Fettstoffwechselstörung und ein gestörter Blutzuckerstoffwechsel vorliegen. Begleitet wird das metabolische Syndrom von erhöhten Harnsäure- und erhöhten Entzündungswerten sowie Ablagerungen in den Gefäßen. Da liegt sozusagen eine schlechte Karte auf der anderen.

Und was ist mit dem Cholesterin, von dem alle sprechen? Das ist doch der Schuldige schlechthin, wenn es um Herzinfarkt, Schlaganfall und Gefäßverkalkung geht, oder? Ja und nein, so einfach ist es leider nicht. Auch wenn seit vielen Jahrzehnten regelrechtes Cholesterinbashing betrieben wird und infolgedessen meine armen Kundinnen das Eidotter von ihrem Spiegelei kratzten. Cholesterin ist tatsächlich eine sehr wichtige Substanz in unserem Körper. So wichtig, dass der Körper sie sogar selbst herstellt, da wirklich jede Zelle es benötigt. Das Cholesterin aus der Nahrung hat auf uns hingegen nur eine recht geringe Wirkung. Du darfst also dein Spiegelei ruhig mit Dotter genießen.

Wie wir uns insgesamt ernähren und wie unser Lebensstil aussieht, hat hingegen sehr wohl eine Wirkung. Beispielsweise spielen schnell resorbierbare Kohlenhydrate eine Rolle – also Gummibärchen, Milchschokolade, Kuchen, Nudeln und die paar Gläschen Alkohol zu viel. Jawohl, nicht unbedingt die Fette aus tierischen Lebensmitteln sind es, sondern die ballaststoffarme und kohlenhydratreiche Kost gepaart mit Lebensstilfaktoren (oder Problemen) wie chronischem Stress, chronisch entzündlichen Erkrankungen oder stillen Entzündungen, die nicht alkoholische Fettlebererkrankung sowie ein gemütlicher, sprich bewegungsarmer Lebensstil. All das führt dazu, dass unsere Fettwerte aus der Bahn geraten und sich verschlechtern und damit unsere Gefäße gefährden können.

Wir befinden uns beim Thema Cholesterin leider in einem regelrechten Hochspannungsfeld. Manche Ärzte propagieren einen möglichst niedrigen Cholesterinspiegel, andere Experten führen ins Feld, dass höheres Cholesterin bei älteren Menschen sogar schützend wirken kann. In jedem einzelnen Fall ist es wichtig, sich den Menschen als Ganzes anzusehen und alle möglichen Risikofaktoren miteinzubeziehen, wie zum Beispiel eine bereits bestehende Erkrankung. Erhöhte Cholesterin- beziehungsweise Blutfettwerte sind für einen Menschen mit bestehendem Diabetes ein größeres Risiko als für einen Menschen ohne Diabetes.

Fakt ist: Ein ungesunder Lebensstil gepaart mit ungünstiger Ernährung wirkt sich negativ auf den gesamten Stoffwechsel aus und damit auch auf den Cholesterinspiegel. Das fördert wiederum das Risiko für einige der Erkrankungen, die Peter Attia bei seinen vier apokalyptischen Reitern beschreibt. Aus der Praxis kann ich dir sagen: Es ist sehr selten, dass bei einem rundherum gesunden Menschen die Cholesterinwerte nicht passen. In den meisten Fällen gibt es gute Gründe, warum sie zu hoch sind. Wenn du dich in das strittige Thema Cholesterin noch weiter vertiefen willst, kann ich dir den Blog-Artikel meiner Ernährungskollegin Julia Tulipan empfehlen: „Alles, was du über Cholesterin wissen musst."[21]

Neurodegenerative Erkrankungen

Manchmal hört man, alle Menschen würden irgendwann dement werden, denn das läge am Älterwerden, und weil wir immer älter werden, wäre Demenz unvermeidlich. Der größte Risikofaktor soll also das Lebensalter sein, heißt es. Das ist uns zu fatalistisch. Als gäbe es nichts, was man dagegen tun könnte!

Demenz ist ein Überbegriff für etwa 50 Erkrankungen, die die Hirnleistung beeinträchtigen. Die häufigste ist Morbus Alzheimer, bei der im Gehirn die Informationsweitergabe gestört ist und in Folge Hirnzellen absterben, sodass das Gehirn schrumpft. Du wirst vergesslich, verwirrt und orientierungslos. Die zweithäufigste ist die vaskuläre Demenz. Sie entsteht durch Durchblutungsstörungen im Gehirn und ist meistens eine Folge von Schlaganfällen. Auch Parkinson ist eine Form der Demenz, die besonders fies ist. Sie beeinträchtigt in erster Linie jenen Bereich im Gehirn, der für Motorik und Koordination von Bewegungen zuständig ist. Bis du erste Symptome bemerkst, sind schon sehr viele Gehirnzellen abgestorben. Wenn dir also das Wasser aus dem Glas oder der Reis von der Gabel hüpft, weil deine Hände die Bewegung nicht mehr kontrollieren können oder heftig zittern, sind irreversible Schäden bereits passiert und du musst zeitlebens mit steifen Muskeln, Gleichgewichtsstörungen und in weiterer Folge mit eingeschränkten kognitiven Fähigkeiten klarkommen. Therapien können das Leben erleichtern, doch Heilung gibt es derzeit trotz intensiver Forschung noch nicht. Im Sommer 2024 berichteten die Medien, dass ein neues, vielversprechendes Medikament nun doch nicht zugelassen werde.[22] Der Grund: Es sei nur im Frühstadium wirksam, wo es den Krankheitsverlauf verzögere, und das Risiko für Nebenwirkungen sei zu groß.

INFOBOX | DIE VERSCHIEDENEN ARTEN VON DEMENZ

Alzheimer ist die häufigste Demenzform mit etwa zwei Dritteln der Erkrankten. Die Ursache ist nach wie vor nicht hundertprozentig geklärt. Eiweißablagerungen, sogenannte Beta-Amyloide und Tau-Fibrillen, spielen eine maßgebliche Rolle.

Weiters gibt es die **vaskuläre Demenz.** Die Ursache ist eine gestörte Durchblutung im Gehirn. Es ist die zweithäufigste Variante nach der Alzheimer-Demenz. Die häufigste Ursache dafür ist die schleichende Verkalkung der Gefäße.

Die **Lewy-Körperchen-Demenz** weist Ähnlichkeiten zu Parkinson auf. Hier sind es nicht die Beta-Amyloide und Tau-Fibrillen, sondern die namensgebenden Lewy-Körperchen, die die Nervenzellen absterben lassen.

Bei der **Parkinson-Demenz** zeigen sich Demenzsymptome in Zusammenhang mit der Parkinson-Erkrankung. Bei der stets chronischen Parkinson-Erkrankung sterben die Nervenzellen nach und nach ab.

Die **frontotemporale Demenz** tritt sehr früh auf und schreitet schnell fort. Sie scheint genetische Ursachen zu haben.

Demenz ist also der Überbegriff für verschiedene Krankheitsbilder. Da Alzheimer und die vaskuläre Demenz am häufigsten und präventiv am stärksten zu beeinflussen sind, meinen wir hier im Buch jeweils diese Erkrankungen, wenn wir von Demenz sprechen. Klassische Symptome sind Gedächtnislücken, aber auch Stimmungsschwankungen und Veränderungen der Persönlichkeit hin zu verstärktem Misstrauen und größerer Aggressivität. Weiters verringert sich die Reaktionsfähigkeit und die geistige Flexibilität nimmt ab. Auch kleine Probleme können nicht mehr gelöst werden und verursachen Stress. Alltagstätigkeiten wie das Bezahlen von Rechnungen oder Bankgeschäfte und selbst das Kochen werden schwierig. Dazu kommen zunehmende Sprachschwierigkeiten, Wort-findungsstörungen. Im Gespräch verliert man den Faden. Dadurch kommt es zum langsamen sozialen Rückzug, denn natürlich bemerken Betroffene, dass es nicht mehr so geht wie früher, und das schmerzt.

Glaubt man den Experten, die von der Wirkung präventiver Maßnahmen überzeugt sind, ist es allerdings gar nicht logisch anzunehmen, dass wir alle un-weigerlich irgendwann dement werden. Die lebenden Gegenbeweise für den un-vermeidlichen Gedächtnisverlust im Alter laufen munter durch die Gegend – sehr alte Menschen, die geistig topfit sind! Dazu passt die Großmutter-Hypothese.[23]

Die Großmutter-Hypothese besagt, dass die Evolution dafür gesorgt hat, dass wir erlernte Fähigkeiten, Erfahrungen und Wissen möglichst lange behal-ten, um es an die nachfolgende Generation weitergeben zu können. Es war ein evolutionärer Vorteil, fitte Großeltern zu haben, die den jüngeren Gene-rationen etwas beibrachten und sie umsorgten, während die Eltern jagten, sammelten oder was auch immer taten. Damit das funktioniert, müssen die Nervenzellen lange leben, die Verknüpfungen erhalten bleiben und neu ge-bildet werden können und defekte Zellen recycelt werden. Unser Gehirn kann und tut das, wenn wir es unterstützen.

Dazu ein spannendes Beispiel: die „Nonnenstudie".[24] Die Nonnen eines Or-dens stellten nach dem Tod ihre Körper und vor allem ihre Gehirne der Wissen-schaft zur Verfügung. Mittels histologischer Untersuchungen stellte man fest, dass sehr viele von ihnen sogenannte Alzheimer-Plaques hatten, aber nicht dement gewesen waren. Sie waren gut drauf, geistig leistungsfähig und fit wie ein Turnschuh! Wie kam das? Die Hypothese: Der einzigartige Lebenswandel dieser Frauen verhinderte Demenz. Sie sahen einen Sinn im Leben, lernten lebenslang, lachten, unterrichteten, lebten in Gemeinschaft und Ruhe und er-nährten sich einfach. All dies schien dazu zu führen, dass viele neue Verknüp-fungen im Gehirn gebildet wurden, was die von Plaques betroffenen Hirnareale wieder wettmachte. Man nennt diese Neubildung und Umgestaltung von Verknüpfungen Neuroplastizität. Tja, und die ist eben davon abhängig, dass wir unsere grauen Zellen auf unterschiedliche Weise nutzen.

Was die Ursachen für Demenzerkrankungen betrifft, sind sich die Forscherinnen und Forscher leider noch nicht hundertprozentig einig. Zum einen gibt es eine genetische Veranlagung. Ein Prozent der Menschen haben eine solche Vorbelastung. Dann gibt es zusätzlich eine Reihe von Risikofaktoren, die man bereits identifiziert hat: physische Schäden am Gehirn, Traumen (als Fußballer zu viele Kopfbälle pariert?), psychische Störungen oder auch Substanzmissbrauch. Ja, da zählt auch Rauchen dazu. Alles, was die Durchblutung des Gehirns verschlechtert, kann zu einer Demenzerkrankung führen.

Das medizinische Journal „The Lancet" beschreibt Risikofaktoren für die Entwicklung einer Demenz und unterscheidet dabei nach Lebensabschnitten. Ein Risikofaktor bis 45 Jahre ist ein niedriger Bildungsgrad. Von 45 bis 65 Jahren sind die Risikofaktoren der Verlust des Hörvermögens, Kopfverletzungen, Bluthochdruck, höherer Alkoholkonsum und Adipositas. In späteren Jahren sind es Rauchen, Depressionen, soziale Isolation, Bewegungsarmut, Diabetes Typ 2, Luftverschmutzung, schlechter Schlaf und schlechte Ernährung.[25] Manches davon erstaunt vielleicht, wie die Luftverschmutzung (der Zusammenhang ist noch nicht völlig klar) oder der Hörverlust (führt zu sozialer Isolation, weitere Faktoren sind ebenfalls noch nicht genau bekannt), doch hier erkennt man, wie multifaktoriell die Entstehung und das Risiko für Demenz sind und wie intensiv das Thema beforscht wird.

Auch wenn noch keine Heilung in Sicht ist, gibt es eine gute Nachricht: Groß angelegte Studien belegen, dass Bewegung, Gehirnfitness, gute Sozialkontakte und die richtige Ernährung das Risiko für neurodegenerative Erkrankungen im Allgemeinen senken, insbesondere für Alzheimer. Wer also Bluthochdruck, ausgeflippten Blutfettwerten und oxidativem Stress vorbeugt und seinem Körper ausreichend gesunde Nährstoffe zuführt, beugt auch Demenz vor.

Also halten wir für die optimistische Aussicht fest: Alzheimer ist kein unausweichliches Schicksal. Praktischerweise haben alle Tipps und Hinweise in diesem Buch Alzheimer-Präventionscharakter! Jawoll! Du kannst nichts falsch machen, wenn du sie umsetzt. Ernährung, Bewegung, den Stoffwechsel fit halten, Gehirntraining, soziale Kontakte pflegen, Lernen … damit pflegen wir die Hardware und updaten die Software! Mehr dazu im *Kapitel 5*.

Krebs

Es gibt wohl kaum jemanden, der nicht zumindest im weiteren Umfeld jemanden kennt, den der Krebs erwischt hat. Meine Schwester Margit starb 2018 mit knapp über 50 Jahren binnen eines halben Jahres nach der Diagnose. Grob gesagt entsteht diese Krankheit, wenn sich normale, gesunde Zellen nicht normal teilen, sondern sich ungebremst vermehren und sich in bösartige Tumorzellen verwandeln. Das tun sie dann, wenn das Erbgut geschädigt ist oder Fehler beim Ablesen des an sich gesunden Erbguts entstehen.

Eigentlich hat die Natur gut vorgesorgt: In jeder unserer Zellen fördern sogenannte Onkogene das Zellwachstum, Tumorsuppressoren unterdrücken es und Reparaturgene machen ihrem Namen Ehre. Sie kommen zum Einsatz, wenn zwischen Onkogenen und Tumorsuppressoren ein Ungleichgewicht auftritt. Dann stellen sie das Gleichgewicht wieder her. Unter bestimmten Bedingungen jedoch kann dieses Reparatursystem versagen. Es kommt zu einem unkontrollierten Wachstum von Zellen, die dann noch dazu sämtliche Konventionen und Regeln einer normalen Zelle über Bord werfen. Sie kennen keinen natürlichen Zelltod, zwingen ihre Umgebung, sie mit Nährstoffen zu versorgen, und sie verlassen gern auch ihren ursprünglichen Standort, um durch den Körper zu wandern und sich neu einzunisten: Sie bilden Metastasen.

Wie schnell diese Entwicklung passiert, hängt von der Krebsart ab. Gute Heilungschancen haben weißer und schwarzer Hautkrebs, Hodenkrebs, Schilddrüsen-, Prostata- und Brustkrebs. Noch besser, wenn man diese jeweils möglichst früh erkennt. Anders sieht es bei Lungen- oder Leberkrebs aus. Doch in jedem Fall muss man sagen: Die Therapie ist immer quälend und nicht nur körperlich, sondern auch psychisch für Betroffene und Angehörige sehr anstrengend.

Krebs hat es auch früher schon gegeben. Rembrandts Bildnis von Bathseba beispielsweise zeigt eine Frau mit eindeutigen Anzeichen von Brustkrebs – das war Mitte des 17. Jahrhunderts.[26] In den 1980er-Jahren wurde dieses Bild sogar zur Ikone der Antibrustkrebsbewegung. Es deutet jedoch alles darauf hin, dass diese Krankheit sich seit der Industrialisierung weiterverbreitet und in unserer heutigen Zeit noch einmal an Häufigkeit zugenommen hat.

Man kann sich denken, woran das liegt, oder? Abgesehen davon, dass Krebs vererbt sein, also auch genetische Ursachen haben kann, sind viele Krebserkrankungen auf unseren Lebensstil zurückzuführen. Spätestens seit Fast Food industriell gefertigt wird und der technische Fortschritt uns zu Bewegungsmuffeln gemacht hat, ist diese Krankheit zu einer Plage größeren Umfangs geworden. Man könnte sagen: Wo die schlechten Lebensbedingungen in den Kohlegruben des 18. und 19. Jahrhunderts zu Lungenkrebs führten, ist heute der vielfach ungünstige Lebensstil ausschlaggebend. In Deutschland erkranken etwa 500.000 Menschen jährlich an Krebs, in Österreich 40.000 und die Zahlen steigen Jahr für Jahr. Einer der Gründe ist die steigende Lebenserwartung, die anderen Gründe findet man im Lebensstil.[27] Denn immer mehr und immer jüngere Menschen erwischt es.

Wie bei allen anderen Zivilisationskrankheiten muss man sagen: Ein gesunder Lebensstil ist keine Garantie, niemals an Krebs zu erkranken. Doch wenn du gesund lebst, gibst du deinem Körper die gute Chance, abtrünnige Zellen selbst zu erledigen, sodass Krebs gar nicht erst ausbricht. Also bitte tappe keinesfalls in die „Es nutzt ohnehin nichts"-Falle. Schon gar nicht will ich hören: „Der hat sein Leben lang so gesund gelebt und auf alles verzichtet, und jetzt hat es ihn doch erwischt. Da lebe ich lieber gleich ungesund und genieße das Leben."

Es gilt also auch bei Krebs wie bei allen anderen Zivilisationskrankheiten: Abgesehen von der Genetik hat diese fiese Krankheit bei einem gesunden Lebensstil weniger Chancen, sich auszubreiten. Es gibt nachweislich eindeutige Zusammenhänge zwischen Lebensstil und Krebs hinsichtlich:

▷ **Alkoholkonsum:** Auch wenn einem moderaten Konsum sogar herzschützende Wirkung nachgesagt wurde, so ist Alkohol vor allem ein Zellgift!

▷ **Nikotin** und anderen Giftstoffen

▷ **Strahlung:** Es muss nicht ein zweites Tschernobyl sein, das uns krank macht. Es gibt auch Gebiete mit natürlicher Radon-Strahlung, die ebenfalls ein Risiko sein können.

▷ **Chemikalien** in Reinigungsmitteln, Textilien, Lebensmittelbehältern und den Lebensmitteln selbst

▷ **Sonneneinstrahlung:** Wir brauchen ein gewisses Maß, um das wichtige Vitamin D im Körper zu erzeugen, doch zu viel Sonne fördert Hautkrebs. Darauf achte ich als Schattenhüpferin besonders.

▷ **Bewegungsmangel:** Studien weisen darauf hin, dass zu wenig Bewegung Darm-, Brust-, Gebärmutter- und Lungenkrebs fördert.

▷ **Schlafmangel:** Dadurch hat der Körper zu wenig Möglichkeit, Entgiftungs- und Reparaturvorgänge durchzuführen.

▷ **chronischem Stress:** Dieser dämpft die Wirkung unseres Immunsystems und damit können nicht nur Viren, sondern auch Krebszellen nicht ausreichend beseitigt werden.

▷ **chronischen Entzündungsherden** im Körper wie Morbus Crohn oder ähnlichen Darmerkrankungen und chronischer Magenreizung (Gastritis), auch durch unreflektierten Medikamentenkonsum

▷ **ungesunder Ernährung und Übergewicht:** Schlechte Ernährung bedeutet einerseits mangelnde Mikronährstoffversorgung, sodass der Körper nur unzureichend Zellreparaturen vornehmen kann, und andererseits die Aufnahme ungünstiger Zusatzstoffe oder Chemikalien. Auch das Mikrobiom im Darm leidet, was zu chronischen Entzündungen und Darmkrebs führen kann.[28] Übermäßiges Körperfett fördert ebenfalls Entzündungen im Körper und trägt so zum Risiko bei.

Mit diesem letzten Punkt, dem übermäßigen Körperfett, kommen wir zum nächsten großen Thema.

Die Hauptursache allen Übels: Wir sind zu dick

Ist dir aufgefallen, dass sich die Ursachen fast aller Zivilisationskrankheiten ähneln? Übergewicht, wenig Bewegung, ungesunde Ernährung, chronischer Stress, rauchen, zu viel Alkohol … Ist dir auch aufgefallen, dass das alles Zustände sind, die du ändern kannst?

Zivilisationskrankheiten fangen häufig mit Übergewicht an. Denn wir sind zu dick. Statistisch gesehen sind etwa 50 Prozent übergewichtig oder adipös[29]. Beides tritt ab 50 Jahren häufiger auf als bei jungen Menschen, weil jüngere einen aktiveren Stoffwechsel haben. Leider ziehen die Jungen schon kräftig nach. Sieh dich einfach um.

Die Ursachen dafür liegen auf der Hand: Wir essen zu oft und zu viel, wir essen ballaststoffarm, zucker- und fettreich, wir bewegen uns zu wenig und tun zu wenig gegen Stress und für unsere psychische Gesundheit. Die Handys und Spielkonsolen, die stundenlang in den Händen der Kinder und Jugendlichen blinken, sowie gestrichene Turnstunden im Lehrplan werden dazu beitragen (oder tragen bereits dazu bei), dass auch die Zahl übergewichtiger Kinder steigt.

Bevor du uns nun des Bodyshamings beschuldigst: Es geht uns weder um optische Vorlieben noch darum, Menschen aufgrund ihres Aussehens zu diskriminieren. Wir weisen nur auf den gesundheitlichen Aspekt hin. Bei einer guten Körperzusammensetzung und einem gesunden und aktiven Lebensstil können auch übergewichtige Personen ein einigermaßen gesundes Leben führen. Doch es lässt sich nicht von der Hand weisen: Übergewicht und Adipositas machen dich langfristig krank. Im besten Fall hast du nur Gelenks- und Knochenprobleme. Meistens jedoch lauert Schlimmeres.

Der durchschnittliche BMI (Body Mass Index) steigt seit Jahrzehnten an. Es scheint, als hätten wir uns daran gewöhnt, mit den kleinen und größeren Schwimmreifen um den Bauch herum zu leben. Auch wenn der BMI nur eine begrenzte Aussagekraft hat (der Bodybuilder Arnold Schwarzenegger hatte bestimmt einen BMI im Übergewichtsbereich, obwohl er sicher nicht zu viel Fett im Körper hatte, sondern höchstens zu viele Muskeln), so ist er doch ein brauchbarer Indikator dafür, wie es um unseren Gesundheitszustand bestellt ist.

Denn wir dürfen davon ausgehen, dass Arnie-Typen eher selten sind. Insofern ist der BMI dann doch wieder ein guter Anhaltspunkt. Wenn du deinen BMI nicht kennst: Körpergewicht (in Kilogramm) geteilt durch Körpergröße (in Metern) zum Quadrat. Beispiel: Eine Frau ist 1,67 m groß und wiegt etwa 65 kg, ihr BMI ist also $65 \div 1{,}67^2 = 23{,}3$ und damit liegt sie im Normalbereich zwischen 18,5 und 24,9.

Der Normalbereich verschiebt sich je nach Körpergröße und Alter, man darf ab 65 etwas mehr auf den Rippen haben. Das hat eine meiner Kundinnen einmal dazu gebracht, sich zu freuen: „Das ist gut", sagte sie, „dann warte ich einfach, bis ich 65 bin, dann passt der BMI wieder." Das konnte ich natürlich nicht einfach so durchgehen lassen.

Doch selbst wenn dein BMI im Normalbereich ist, lohnt es sich, genauer hinzuschauen. Denn noch viel wichtiger ist die Körperzusammensetzung, also dein Muskel-, Fett- und Wasseranteil in im Körper und wo sich die Fettmasse konzentriert. Statistisch betrachtet ist es wahrscheinlich, dass du trotz normalem BMI zu viel Fett um und im Bauchraum hast. Dazu haben wir einen kleinen Selbsttest für dich, der dir eine gute Tendenz deines Gesundheitszustands verrät. Für eine exakte Messung oder Diagnose solltest du jedoch deine Ärztin oder deinen Arzt fragen. Miss deinen Taillenumfang ungefähr auf halber Höhe zwischen Beckenkamm und Rippenbogen. Bei Frauen sollte der Umfang unter 80 Zentimetern liegen, bei Männern unter 94 Zentimetern. Also – schnapp dir ein Maßband. Falls dir das jetzt vor uns ein bisschen peinlich ist: Wir schauen ganz bestimmt weg, versprochen!

Ein weiterer Hinweis darauf, ob etwas nicht mehr im optimalen Rahmen ist, ist der Fettleberindex (FLI). Hört sich schlimm an, oder? So als wärst du Alkoholikerin am Rande der Leberzirrhose. So weit wollen wir gar nicht denken! Es reicht zu wissen, dass es so etwas wie eine nicht alkoholbedingte Fettleber gibt und dass im Schnitt jede vierte Person davon betroffen ist. Sogar Kinder haben schon eine Fettleber, das ist langfristig gesehen eine Katastrophe, denn das sind die Diabetikerinnen von morgen!

Du brauchst einen aktuellen Blutbefund, aus dem du die Werte für Triglyceride (TGL) und Gamma-GT (GGT) entnimmst und diese gemeinsam mit deinen Werten für BMI und Taillenumfang für die Berechnung notierst. Gib in deine Suchmaschine den Begriff „Fettleberindex" ein und du findest garantiert den Link zu einem solche FLI-Rechner. Ist der Wert unter 30, hast du mit hoher Wahrscheinlichkeit eine gesunde Leber, ist er darüber, solltest du mit deinem Arzt oder deiner Ärztin sprechen.

Übergewicht, Adipositas und Fettleber sind ein Triumvirat, das mit sehr hoher Wahrscheinlichkeit zusammentrifft. Ebenso steigt auch das Risiko, dass in weiterer Folge eine oder mehrere weitere Krankheiten aus der Kategorie „apokalyptische Reiter" anklopfen. Darüber hinaus steigt das Risiko für degenerative Gelenkserkrankungen wie Schulter-, Hüft- und Kniearthrosen oder auch Abnützungen an der Wirbelsäule.

Kümmern wir uns also gleich um das Thema gesunde Ernährung und Lebensstil!

2

GESUND UND GAR NICHT RUND: DIE ERNÄHRUNG

Jung wirken, leistungsfähig bleiben, tun können, was man gern tun möchte – und das, ohne 30 Tabletten schlucken zu müssen. Darum geht es in diesem Kapitel. Deine Benefits: ein stoffwechselgesunder Körper, gesunder Darm, fittes Immunsystem, sich wohlfühlen und leistungsfähig sein, ein strapazierfähiges Herz-Kreislauf-System, ein top Blutbefund!

BIRGIT

2.1 Wie die richtige Ernährung deine Chance auf ein langes Leben erhöht

Was passiert, wenn wir uns ständig so ungünstig ernähren und schlecht versorgen? Tja, still und heimlich verschlechtert sich der Stoffwechsel, schleichend verändern sich die Blutwerte. Nach und nach sinkt unsere Leistungsfähigkeit, wir fühlen uns älter, als wir sind. Das ist wie der Frosch, der in einen Topf mit kaltem Wasser gesetzt wird, damit er nicht gleich raushüpft. Wenn das Wasser dann zu sieden beginnt, ist es zu spät. Die Veränderung ist so schleichend, dass es nicht gleich auffällt, dass sich etwas verändert. Zusätzlich wird es oft als mit dem Alter gegeben hingenommen.

Genauso erscheint es mir oft mit Befunden und Untersuchungsergebnissen. Sind die Werte noch im Normalbereich, gibt es möglicherweise keinen Hinweis vom Arzt und keine Intervention. Aber dann – zack! – sind die Werte doch aus dem Normalbereich herausgerutscht und das Cholesterin ist plötzlich zu hoch oder wir haben Diabetes.

In unseren Augen läuft da etwas falsch. Wir schreiben dieses Buch, weil uns an Prävention etwas liegt. Diese Art der Medizin – noch gesund, da braucht man nichts zu tun, und dann ist man plötzlich krank – ist nicht zielführend. An dieser Stelle also ein Plädoyer für die jährliche Vorsorgeuntersuchung und die Beobachtung des Blutbefundes und vor allem das Plädoyer, nicht wie Herr Müller zu sein, den ich dir in Kürze vorstellen werde. Ein Plädoyer für die Eigenverantwortung für unseren Körper und dafür, was wir ihm zuführen und antun, und ein Plädoyer für das Selbst-aktiv-Werden. Sei kein Frosch, der nicht mehr aus dem Topf kann!

2.2 Blue Zones und die gesunde Langlebigkeit

Wenn es um die Benefits geht, um ein langes Leben in Gesundheit, denken Daniela und ich an die Blue Zones. Diese blauen Zonen sind Regionen, in denen Menschen (angeblich) länger und länger gesund als der Durchschnitt leben. Dazu zählen zum Beispiel Okinawa in Japan, Sardinien in Italien und

Ikaria in Griechenland, die Nicoya-Halbinsel in Costa Rica oder Loma Linda in Kalifornien. Wenn du dich ins Thema vertiefen möchtest, findest du in diesem Wikipedia-Artikel[30] viele Informationen.

In den Blue Zones pflegen die Menschen einen Lebensstil, der sie offensichtlich gesund erhält und sie älter als der Durchschnitt werden lässt. Diese Menschen leiden gar nicht oder kaum unter den Zivilisationskrankheiten, über die wir im vorigen Kapitel gesprochen haben. Neue Untersuchungen behaupten, dass läge daran, dass in diesen wirtschaftlich gesehen eher armen Gegenden der Betrug am Pensionssystem florieren würde und nur 18 Prozent der über Hundertjährigen eine Geburtsurkunde hätten.[31, 32, 33] Wir dürfen hier also ein bisschen skeptisch sein.

Nichtsdestotrotz gibt es sie, die sehr alten und fitten Menschen – aber nicht nur in den Blue Zones. Forschende haben Faktoren identifiziert und Hypothesen aufgestellt, woran es liegen könnte, dass diese Menschen besonders lange und gesund leben. Denn Geburtsurkunde hin oder her, ab einem gewissen Alter ist das schon bemerkenswert. Also, gibt es etwas, was wir lernen können, was sich auf uns übertragen lässt? Laut Forschung ist es eine bunte Mischung aus genetischen Faktoren, Umweltfaktoren, Lebensstil, Aktivitätslevel und Sozialleben.

Auch die Ernährung scheint eine fundamentale Rolle dabei zu spielen, dass gewisse Krankheiten nicht auftreten.[34] Die mediterrane Ernährungsform wird dabei als besonders bedeutsam eingeschätzt. Die mediterrane Ernährungsform ist allerdings recht unterschiedlich. Die Region beschreibt ja nicht nur das Dorf ums Eck zwischen den drei Äckern, sondern ein riesiges Gebiet mit teilweise heterogenen Ernährungsmerkmalen. Auch die genauen Wirkungsmechanismen sind noch unklar. Leider ist die Ernährungswissenschaft eine ungenaue Wissenschaft. Das liegt hauptsächlich daran, dass es aus ethischen Gründen schwierig ist, Langzeitstudien durchzuführen. Man kann schlecht verlangen, dass sich eine Gruppe Menschen zu Studienzwecken einkerkert und zehn Jahre lang ganz schrecklich ungesund ernährt, damit man dann einen schönen Vergleich ziehen kann zu einer zweiten, sich supergesund ernährenden Gruppe.

Die Zusammenhänge zwischen Ernährung und Gesundheit sind trotzdem deutlich: Eine Ernährung reich an Antioxidantien (viel Gemüse, Obst, Nüsse),

Olivenöl, wenig prozessiertem Fleisch (nicht unbedingt wenig Fleisch an sich) und mehr Fisch scheint zu wirken!

In Sardinien kommen mehr Vollkorngetreide und Milchprodukte auf den Teller, vor allem vom Schaf, sowie Geflügelfleisch und viel frisches Gemüse, frischer Fisch, Olivenöl und wenig prozessiertes Fleisch. Auf Ikaria in Griechenland gibt es ebenfalls die klassische mediterrane Ernährung mit viel Gemüse, Obst, Hülsenfrüchten, Olivenöl und Fisch.

Die Okinawa-Diät schlägt in dieselbe Kerbe. Die Menschen dort ernährten sich zumindest früher von viel Gemüse und Obst, Reis und Süßkartoffeln, Hülsenfrüchten und viel Fisch, aber auch einigem an Schweinefleisch.

Aus den Gemeinsamkeiten können wir lernen, was wahrscheinlich gut für uns ist:

▷ viel Gemüse und dazu etwas frisches Obst
▷ mehr Fisch und wenn Fleisch, dann von gesunden Tieren und wenig prozessiert
▷ Vollkornprodukte und Hülsenfrüchte
▷ Milchprodukte
▷ gesunde Fette und Öle
▷ wenig prozessierte Lebensmittel an sich, wenig Zucker, Softdrinks etc.

Von wegen Pizza und Pasta tagein, tagaus und Schokocroissant zum Frühstück. Das ist nicht die mediterrane Ernährung, die wir hier meinen! Die Punkte oben sind das, was seit Jahrzehnten von Ernährungsberaterinnen und Beratern gepredigt wird, nicht wahr? Wie langweilig!

Möglicherweise gehörst du auch zu jenen Menschen, die sich bereits so großartig ernähren. Woran könnte es also noch liegen, dass wir mehr gesundheitliche Probleme haben?

Vielleicht liegt es daran, wie wir es umsetzen und wie der Rest des Lebensstils aussieht. Wenn die drahtige, sardische Oma oder der Opa mit den Schafen den ganzen Tag draußen an der frischen Luft sind, auf den Felsen klettern, sich ein verirrtes Lämmchen unter den Arm klemmen und dann nach der schweißtreibenden Rettungsaktion als Jause den selbst gemachten Schafkäse und das eigene Sauerteigbrot essen, um dann am Abend ohne größere Sorgen zufrieden mit dem Tagwerk ins Bett zu sinken, ist das eben nicht vergleichbar mit unserem Alltag. Ich denke der Unterschied wird deutlich:

▷ auf in die Berge, den ganzen Tag an der frischen Luft versus Büroturm, Lift und Rolltreppe, Stadtluft

▷ selbst gemachter Käse vom gesunden Freilandtier und lange Teigführung beim Bauernbrot versus gekauften Aufstrich auf dem Turbobrot aus dem Backshop und permanente Verfügbarkeit von zucker-, salz- und fettreichen, hochprozessierten Snacks

▷ Essenspausen versus den allezeit und überall vorhandenen Angeboten an mehr oder weniger gesundem Essbaren in Supermärkten & Co.

▷ Sternenkino und tiefer Schlaf versus Kopfkino und bis zum Einschlafen auf dem Handy scrollen

Wahrscheinlich liegt es auch daran, dass wir uns grandios selbst beschummeln können und das auch tun. „Ach, ich nasche eigentlich nicht oft. Nur hin und wieder." „Ich bin eher der pikante Typ, aber Chips und Salzerdnüsse gibt es wirklich nur, wenn wir Gäste haben." „Nein, Hausmannskost nur bei den Schwiegereltern oder wenn wir mal zum Heurigen gehen. Ein Achterl hin und wieder."

Es ist sehr heiter, wenn dann durch gewissenhaftes Führen eines Ernährungstagebuches aufgedeckt wird, wie es tatsächlich aussieht. In Wirklichkeit dann doch nicht so gesund. In Summe stellt sich in den meisten Fällen heraus, dass solche Ausreißer täglich vorkommen. Wir nehmen es schlicht nicht so wahr oder wollen das auch nicht.

Möglicherweise sind auch das Mindset und die Eingebundenheit in die Gemeinschaft, die frische Luft und das einfache Leben an sich tragender als das, was man isst. Wir sind ehrlich: So ganz sicher wissen wir es (noch) nicht.

Müssen wir also alle leben wie die Menschen in den Blue Zones? Am besten den Brotberuf an den Nagel hängen und zur sardischen Oma oder zum Opa nach Okinawa übersiedeln? Nein, wir dürfen diese Elemente des gesunden Lebensstils schon etwas anpassen an unseren mitteleuropäischen Lebensstil, um uns um einen gesunden Lebensstil zu kümmern.

2.3 Was uns nährt

Bevor wir konkret werden, möchte ich dir Herrn Müller vorstellen. Herr Müller ist ein typischer Beratungskunde von mir, in gewisser Weise problematischer Durchschnitt, weil er gleich zwei legendäre Sätze auf Lager hat, quasi Lieblingssätze von mir als Diätologin. Doch der Reihe nach.

Ich sitze in einem Beratungsraum einer Kuranstalt und herein kommt Herr Müller. Er hievt seine üppige Leibesfülle auf den Sessel mir gegenüber und ächzt. Der Sessel auch. Laut Datenblatt ist er erst 48 Jahre alt. So jung wie ich! Er ist für drei Wochen auf Kur hier. Er hat es mit den Knien und mit dem Kreuz, weil er in den letzten 20 Jahren so sehr an Gewicht zugelegt hat. „Und jetzt will mir der Arzt auch noch Cholesterinsenker und ein Blutdruckmittel verschreiben. Ich will das eigentlich nicht!" Kennst du diesen Blick eines Dackels, der gerade etwas angestellt hat? Das ist der Blick von Herrn Müller. Und dann folgt der erste der beiden legendären Sätze: „Wissen Sie, eigentlich wüsste ich eh, woran es liegt und was ich zu tun hätte." Ja, ja, wüsste, hätte, Fahrradkette.

Nach einer ausführlichen Anamnese zu seinem Tagesablauf, den Ernährungs- und Bewegungsgewohnheiten gehen wir über zu den Dingen, die er eigentlich eh weiß. Wir besprechen, was er tun kann, um Gewicht zu reduzieren und die Medikamente zu vermeiden. Wir reden von regelmäßigen Mahlzeiten, dem Reduzieren der vielen Snacks zwischendurch, wie er das gemütliche Sofa auch einmal sein lassen kann und davon, dass ein paar Bierchen am Abend mit Freunden mehr als genug leere Kalorien sind. Und dann beweist Herr Müller, dass er sie tatsächlich beherrscht, meine Lieblingssätze. Es folgt Nummer 2: „Aber dann bleibt mir ja gar kein Genuss mehr!" Irgendwie beschleicht mich das Gefühl, dass es plötzlich mit der Änderungswilligkeit von Herrn Müller bergab geht.

Es scheint, als ob vielen Menschen nicht bewusst ist, was mit ihrem Körper passiert, wenn sie ihn jahrelang vernachlässigen. Vielleicht wollen es viele auch nicht sehen. Möglicherweise liegt es daran, dass unser Körper sehr lange, sehr viel kompensieren kann, bis er richtig laut protestiert. Nicht jetzt plötzlich hält er das tägliche Kuchenfrühstück und die abendlichen Snacks nicht mehr aus, sondern er kämpft schon seit Jahren, jetzt kann er einfach nicht mehr. Der beschäftigte Alltag, in dem man sich oft nicht spürt, wird auch einen Teil dazu beitragen, dass wir gewisse Dinge nicht wahrnehmen.

Zudem scheint es in den meisten Köpfen tief verankert zu sein, dass ein gesunder Lebensstil mit schrecklichem, nervenzehrendem Verzicht, viel Schwitzen sowie einem kompletten Verlust der Lebensfreude verbunden ist. Ich stelle mir und manchmal auch dem Gegenüber dann die Fragen: Wie viele Biere sind wirklich ein Genuss? Bis zum wievielten Stück Schokolade genießt man noch? Ist es ein Genuss, wenn man sich nach drei Stockwerken ohne Lift erst einmal zehn Minuten erholen muss, bevor man es wagt, die Tür zu öffnen, damit die Gattin nicht merkt, wie geschafft man ist?

Wie würde nun eine Ernährung aussehen, die uns gesund alt werden lässt, insbesondere, wenn wir den Schafkäse nicht selbst machen? Quasi das pragmatische Einmaleins der gesunden Ernährung für unsere Breiten? Und das auch noch in genussvoll und praktisch? Schauen wir auf die Basics! Dabei kannst du gern auch auf die „Hallmarks of Aging" schielen, von denen wir dir in der Infobox im *Kapitel 1* erzählt haben. Denn deine Ernährung beeinflusst sie. Insbesondere wenn ich dir etwas über entzündungshemmende Ernährung und Sirtfoods erzähle, spitz die Ohren.

Um gesund und fit zu bleiben, benötigen wir alle, egal ob wir Omnivoren, also Allesesser, Vegetarier oder Veganer sind,

INFOBOX | OMNIVOR, VEGETARISCH ODER VEGAN?

Omnivor: Der Allesesser! Er oder sie verwendet tierische und pflanzliche Lebensmittel. Außer uns Menschen sind zum Beispiel Bären, Schweine, Krähen, Spechte und Ratten ebenfalls omnivor.

Vegetarier: Isst nichts vom toten Tier, also kein Fleisch und keinen Fisch, nichts wofür ein Tier geschlachtet hätte werden müssen. Bei den Vegetariern gibt es ein paar unterschiedliche Richtungen. Manche essen Eier, Milchprodukte oder Fisch und manche nicht. Die extremere Form des Vegetarismus ist der Veganismus.

Veganer: Veganer halten sich von tierischen Produkten ganz fern. Sie verzehren daher keinerlei Tierprodukte, auch keinen Honig.

▷ Proteine (Eiweiß),
▷ Fett,
▷ Kohlenhydrate (nicht zu viele) und Ballaststoffe,
▷ Mikronährstoffe,
▷ Wasser

Proteine

Proteine (Eiweiß) benötigt unser Körper für die Muskeln, für starke Knochen, den gesamten Stützapparat und bis in die kleinste Zelle hinein für viele Funktionen. Unser Immunsystem funktioniert beispielsweise nur mit ausreichender Proteinzufuhr. Wenn der Körper einen Infekt abwehren muss oder eine Wunde heilen soll, ist das Immunsystem gefragt. Aus den Aminosäuren, aus denen die Proteine zusammengesetzt sind, baut der Körper Neurotransmitter, Botenstoffe für die gute Lebensenergie, wie ich es gern nenne: Serotonin, das wir als Glückshormon kennen, Dopamin, bekannt als Belohnungshormon, die Stresshormone und vieles mehr. Eine ausreichende Proteinzufuhr ist auch wichtig für die Leber, damit diese ihre Entgiftungsfunktion wahrnehmen kann. Zudem benötigt der Körper Protein zur Bildung körpereigener Antioxidantien, beispielsweise das Glutathion, das ebenfalls aus Proteinen besteht.

Antioxidantien bekommen wir aus der Nahrung, zum Beispiel in Form von Vitamin C oder E, aber der Körper bildet sie auch selbst. Wir brauchen beides. Diese Antioxidantien sind sogenannte Radikalfänger. Den Radikalen, völlig unpolitisch gemeint, fehlt ein Elektron. Das entreißen sie anderen Molekülen, die dann ebenfalls zu Radikalen werden. Das ist Stress für die Zellen und trägt zu deren Alterung bei.

Proteine auf dem Teller sorgen für eine gute Sättigung und helfen uns damit, unnötiges Snacken und Durch-die-Gegend-Grasen zu reduzieren. Eine große Hilfe bei der Vermeidung von Übergewicht!

Bei zu geringer Proteinzufuhr kann der Körper die oben genannten Funktionen nicht gut genug ausführen. Aber gerade das Immunsystem, eine starke Muskulatur, robuste Knochen, eine gute Entgiftungskapazität und die gute Lebensenergie brauche ich doch für die gesunde Langlebigkeit. Spröde Knochen und ein wackeliger Gang, sich jeden Infekt einfangen und mies drauf sein tun nichts für unser Ziel. Einverstanden?

Woher bekommt man Proteine? Aus Fleisch, Fisch und Meeresfrüchten, Milchprodukten, Eiern, Hülsenfrüchten aller Art und in kleine Mengen auch aus Nüssen, Samen und Gemüse. Proteine aus tierischen Quellen sind für uns besser verwertbar, daher ist bei einer rein pflanzlichen Ernährung eine entsprechend gute Zufuhr besonders wichtig. Wenn man in der Früh mit nichts startet, mittags einen leeren Kornspitz und einen Apfel isst und dann am Abend Pasta mit Tomatensoße, kommt man eben auf kein Protein. Nein, der zuckersüße Proteinriegel zwischendurch wird dann wohl auch nicht reichen. Und auch nicht der Schluck Milch im Kaffee oder die drei Löffel Joghurt im Müsli und der Quinoa als Beilage.

Im Zusammenhang mit dem gesunden, langen Leben taucht immer wieder die Frage auf: „Soll ich besser ganz vegan werden?" Es geistern viele Mythen herum. Beispielsweise, dass Fleisch massiv ungesund wäre, gar ein Krebs- und Herzinfarktverursacher, und Milchprodukte ganz schlecht. Zusätzlich spielt bei vielen Menschen das berechtigte Anliegen eine Rolle, die Umwelt maximal zu schonen oder aus ethischen Gründen auf tierische Lebensmittel zu verzichten. Ob es Sinn macht, sowohl aus gesundheitlichen als auch aus ökologischen Gründen weniger bis keine tierischen Produkte zu konsumieren, ist allerdings eine wirklich schwierig zu beantwortende Frage. Bevor du jetzt protestierend das Buch wegwirfst, weil du anderer Meinung bist, darf ich dir ein exzellent recherchiertes Buch empfehlen: „Warum es uns interessieren sollte, wenn in China ein Sack Reis umfällt"[35].

Manche Forscher sprechen davon, im Sinne der Langlebigkeit die Proteinzufuhr grundsätzlich niedrig zu halten. Ich bin davon nicht überzeugt, aus ganz praktischen Gründen. Die meisten Menschen, die zu mir zur Beratung kommen, essen ohnehin schon zu wenig hochwertiges Protein und stattdessen zu viele hochverarbeitete Kohlenhydrate. Das macht sich in Form von ungünstiger Körperzusammensetzung bemerkbar (zu hoher Körperfettanteil und zu niedriger Muskelanteil) und einem Stoffwechsel, der weit entfernt von optimal ist. Weniger Proteine bringt in diesem Fall die Zivilisationskrankheit nur näher. Ganz so simpel ist es daher nicht. Wenn schon länger leben, dann auch fit und kraftvoll, meinst du nicht auch? Es geht uns tatsächlich mehr um die gesunde Lebensspanne als darum, unbedingt 120 Jahre alt zu werden.

Übrigens, wenn wir uns nur noch von Pizza mit veganem Käse (früher hieß das übrigens Analogkäse oder Schummelkäse) und Pasta mit Tomatensoße ernähren, wird das zwar von uns gern als mediterran bezeichnet, ist aber definitiv nicht die Ernährung der fitten sardischen Oma! Also schummle dir nicht selbst in die Tasche. Personen, die sich so ernähren und dabei gern auch noch Süßspeisen, Kuchen und Desserts futtern, nenne ich insgeheim „Puddingvegetarier". Subjektiv erlebe ich zudem gerade eine ziemliche Welle an Frauen und Mädchen, die sich vor lauter vermeintlich gesundem und ethisch vertretbarem Essen in einen Mangel hineinfuttern und in Folge unter Energielosigkeit, schlechter Verdauung, Magen-Darm-Problemen, schleichender Gewichtszunahme und Stimmungsschwankungen leiden.

Die tierischen Produkte, die man essen möchte, dürfen aus guter Haltung und Produktion stammen. Stichwort bio. Wer sich vegan ernähren möchte, ist gut beraten, sich von entsprechenden Spezialisten beraten zu lassen, die das studiert haben. Ansonsten könnte es passieren, dass man zwar etwas für das Tierwohl, aber herzlich wenig für das eigene Wohl tut.

TIPP | SO BEKOMMST DU MEHR PROTEINE

▶ Versuche, in jede Mahlzeit eine Proteinquelle einzubauen.

▶ Kaufe Proteinquellen rechtzeitig ein, damit sie auch verfügbar sind, wenn eine Mahlzeit zubereitet wird. Fülle deinen Kühlschrank mit Feta, Mozzarella, Hüttenkäse, Topfen, Eiern roh oder hart gekocht, gefrorenen Fischfilets, Tofu, Tempeh. Hülsenfrüchte aus der Dose sind schnell einsatzfähig.

▶ Vermeide oder verwende selten hochverarbeitete Fleischprodukte wie Extrawurst, Knacker, Pastete & Co. oder vegane Wurstersatzprodukte und Fake-Garnelen. Diese Produkte sind hochverarbeitet und haben eine Liste an Inhaltsstoffen, die uns nicht besonders guttun.

▶ Achte auf die Qualität der Produkte, Bioqualität und Freilandhaltung.

Fett

Fett ist ein wichtiger Bestandteil unseres Körpers und unserer Nahrung. Fett am Körper ist unser größter Energiespeicher, selbst ein schlanker Mensch kann von seinen Fettreserven rein theoretisch einen Marathon bestreiten. Das hat die Evolution so eingerichtet, damit wir in Hungerzeiten nicht sofort aus den Latschen kippen. Manche haben einen größeren Speicher, manche einen kleineren. Bei Frauen verteilen sich die Fettspeicher etwas anders als bei Männern. Die Lage des Speichers spielt dabei für die Gesundheit eine große Rolle, denke an den Bauchumfang und die Fettleber aus *Kapitel 1*. Unter der Haut sorgt das Unterhautfettgewebe für Schutz und Isolierung, um die Nieren herum liegt es wie ein kleiner Stoßdämpfer oder eine Wärmeflasche. Fett ist zudem Geschmacksträger, Schmiermittel in der Gelenksflüssigkeit, Hülle der Zellen und vieles mehr. Wie kann Fett so schlecht sein, wenn es doch so wichtige Funktionen hat? Und was hat Fett mit gesunder Langlebigkeit zu tun? Fakt ist: Mit Fetten und Ölen von ausgezeichneter Qualität arbeitet der Körper besser, länger und bleibt gesünder. Ein Begriff taucht dabei immer wieder auf: Omega 3.

Bei Vorträgen liefere entweder ich das Stichwort oder jemand aus dem Publikum fragt: „Und wie ist das jetzt mit dem Omega 3?" Der Begriff ist in aller Munde. Viele wissen, dass es supergesund und superwichtig ist, aber nur die wenigsten wissen wirklich wofür. Omega 3 hält unsere Zellwände geschmeidig, es ist wichtig für unser Immunsystem und wirkt sich günstig auf unseren Cholesterinspiegel aus. Der Körper baut sich aus Omega 3 entzündungshemmende Botenstoffe, die das Krebsrisiko senken. Omega 3 beeinflusst Blutdruck und Darmgesundheit positiv. Auch die Herzgesundheit, Hirngesundheit und sogar die Psyche profitieren von Omega-3-Fettsäuren.

Doch es geht nicht nur um das Omega 3. Denn woher bekommst du grundsätzlich Fette und Öle? Aus Fleisch, Fisch und Meeresfrüchten, Milchprodukten, Eiern und aus dem, was du in der Küche verwendest, zum Beispiel Olivenöl für den Salat oder Butter für das Brot. Bei Fett aus tierischen Lebensmitteln gilt: Je artgerechter das Tier gehalten wurde und je gesünder und fitter es war, desto besser ist die Qualität des Fetts im Endprodukt. Sei es nun die Butter oder der Rindsbraten.

TIPP | SO NIMMST DU BESSERE FETTE ZU DIR

▶ Achte auf die Qualität. Natives Olivenöl eignet sich wunderbar für Salate und leichtes Anbraten, Omega-3-haltiges Leinsamenöl für die kalte Küche. Die Bio-Weidebutter auf das Brot ist sicherlich von höherer Qualität als günstige, hochverarbeitete Margarine.

▶ Vermeide billige, klare Öle wie Sonnenblumenöl und Maiskeimöl, konsumiere Frittiertes und Gebackenes (dazu zählen auch die salzigen Knabbersachen aller Art) so selten wie möglich.

▶ Achte auf eine ausreichende Omega-3-Zufuhr durch den regelmäßigen Einsatz von Leinsamenöl, Leindotteröl, Chiasamenöl, Fisch (Lachs, Makrele, Hering, Sardine) oder mittels eines hochwertigen Nahrungsergänzungsmittels.

Es ist absolut in Ordnung und verständlich, wenn du hier eine Ergänzung nutzt, denn ganz ehrlich, ich habe Schwierigkeiten, regelmäßigen Fischkonsum zu empfehlen. Die Überfischung, die Verschmutzung der Meere und die nicht immer so sauberen Aquakulturen machen eine uneingeschränkte Empfehlung schwer.

▶ Die Tierhaltung und Fütterung haben einen starken Einfluss auf die Qualität des Fetts im Endprodukt (Fett in Fleisch, Milchprodukten, Eiern) und damit auch auf unsere Gesundheit. Daher achte auf Bioqualität und Freilandhaltung.

▶ Vermeide oder konsumiere selten hochverarbeitete, stark fetthaltige Lebensmittel wie Süßigkeiten, gekaufte Kuchen, Kekse und Fertigfutter.

Ich möchte dir noch von den wenig empfehlenswerten Transfettsäuren erzählen. Das sind verschlagene Gesellen. Sie tarnen sich als normale Fettsäuren, machen dann aber nur Unsinn in uns. Sie stehen im dringenden Verdacht, unseren Cholesterinspiegel negativ zu beeinflussen, und erhöhen so das Risiko für Ablagerungen in den Gefäßen. Zudem scheinen sie Entzündungen im Körper zu begünstigen, Insulinresistenz zu fördern und sie behindern die regelrechte Verwertung der Omega-3-Fettsäuren. Alles nicht so toll für den Stoffwechsel, die Herz-Kreislauf-Gesundheit, die Durchblutung und damit für das Gehirn. Diese Ungustln verstecken sich in vielen Dingen, von denen wir wissen, sie sind nicht gesund. Pommes, Chips, Knabbergebäck, süße Nuss-Nougat-Streichcreme, Croissants und Blätterteigteilchen von schlechter Qualität, Kuchen und Kekse aus dem Supermarkt, panierte Lebensmittel aus dem

Tiefkühlregal, Margarine und Öle und Fette, die wir in der Pfanne zu heiß werden lassen. Hauptsächlich entstehen sie bei der industriellen Fetthärtung. Du kannst die Empfehlung ableiten: Diese Genüsse sollten nicht zu oft in deinem Speiseplan vorkommen.

Kohlenhydrate

Kohlenhydrate sind in großen Mengen in Nudeln, Reis, Brot sowie typischen Beilagen enthalten wie Nockerl, Knödel, Polentaschnitten und in allem, was süß ist. In etwas kleineren Mengen finden sie sich auch in Obst und Gemüse. Sie liefern uns Energie für die Bewegung und je nach Quelle kommen dabei mehr oder weniger Ballaststoffe, Vitamine und Mineralstoffe mit. Unser Gehirn benötigt unbedingt ein paar Kohlenhydrate, genauer gesagt Zucker in Form von Glukose. Gewisse Gewebe in unserem Körper sind kohlenhydratabhängig. Daher ist es wichtig, dass du täglich mindestens eine Packung Schokowaffeln verzehrst und auch keinesfalls den Zucker im Kaffee weglässt ... äh, warte. Irrtümlich den Text fürs Satiremagazin erwischt.

Das ist Wunschdenken! Erstens bekommen wir genügend Kohlenhydrate aus gesünderen Quellen als aus der Packung Mozartkugeln, und zweitens kann unser Körper sich Kohlenhydrate sogar selbst bauen, wenn mal Not am Mann oder der Frau ist! Beispielsweise bei einer Fastenwoche oder in einer Low-Carb-Phase. Denn das wäre ja wirklich ungünstig, wenn das Gehirn dabei absterben würde, nur weil wir plötzlich ein paar Tage keine Beilage essen, oder? Da sind wir wieder bei der Evolution. Wäre der hungrige Höhlenmann 50 Meter nach der Höhle aus den Latschen gekippt, nur weil gerade keine Mozartkugel da ist, hätte es keinen Jagderfolg gegeben und die Höhlenmenschen hätten nicht überlebt. Und einen Sack Kartoffeln hat er da wohl auch nicht erjagt. Logisch, oder? Es stellt sich also die Frage, warum wir uns mit dermaßen vielen Kohlenhydraten versorgen und uns jedoch kaum aus unserer Höhle bewegen.

Was haben Kohlenhydrate mit der gesunden Langlebigkeit zu tun? Es geht klar um die richtige Menge, die wir konsumieren. Stell dir vor, dein Tag sieht in etwa so aus:

Du stehst in der Früh auf, schleppst dich gähnend ins Bad und in die Küche und schlürfst deinen Kaffee. Dann fährst du mit dem Lift in die Tiefgarage, steigst ins Auto und fährst ins Büro. Vom dortigen Parkplatz führt dich ein Lift zu deinem Arbeitsplatz, den du dann acht bis zehn Stunden lang nicht mehr verlässt, abgesehen von der einen oder anderen Pipipause. Am Abend geht es dann auf dem umgekehrten Weg zurück in die Wohnung und von der Küche aufs Sofa und vom Sofa ins Bett. Tja. Viel Energie hast du nicht verbraucht. Aber gegessen hast du wie ein Weltmeister! Die Beilagen, den Keks zum Kaffee, der Geburtstagskuchen von der Kollegin, das süße Sprudelwasser mit Koffein, die Pasta beim Abendessen, die Schokolade auf dem Sofa.

Diese überschüssige Energie speichert dein Körper übrigens in Form von Fett um die Körpermitte, wo es für unseren Stoffwechsel und unsere langfristige Gesundheit eindeutig nichts Gutes tut. Ganz abgesehen von optischen Folgen wie den spannenden Knöpfen an der Bluse oder der möglicherweise kaum noch sichtbaren Badehose.

Abgesehen von der Menge, die immer eine Rolle spielt, gibt es auch einen Qualitätsaspekt. Es besteht ein Unterschied zwischen einem echten Vollkornbrot vom Bäcker und in Plastik eingeschweißtem Weißbrot, zwischen weißem Reis und Naturreis, zwischen Nudeln und Hülsenfrüchten, picksüßen Donuts vom Discounter und einem selbst gemachten Kuchen, den ich auch perfekt mit weniger Zucker hinbekomme.

Wenig verarbeitete, ballaststoffreichere Produkte tun unserem Blutzuckerspiegel und der Darmgesundheit gut. Sie machen uns schneller satt und halten uns länger satt. Die Ballaststoffe füttern unser Mikrobiom im Darm und machen es vielfältiger. Man hat sogar herausgefunden, dass besonders langlebige Menschen ein vielfältiges Mikrobiom haben. Die Darmgesundheit beeinflusst nun einmal unser Immunsystem und ein gutes Immunsystem ist Voraussetzung dafür, dass du nicht zu früh den Müslilöffel abgibst.[36] Dazu findest du in *Kapitel 6* noch etwas mehr Informationen.

▶ Achte darauf, dass dein Teller ausgewogen zusammengestellt ist. Ein halber Teller Gemüse, ein Viertel bis ein Drittel Teller Proteinquelle, ein Viertel Teller Kohlenhydratbeilage. Das Tellermodell in der Grafik ist eine super Vorlage für dich, wie du ohne wiegen und Kalorienzählen durchkommst.

▶ Sorge für Abwechslung bei den Beilagen, mal Naturreis, mal Kartoffeln, mal Buchweizen, mal Vollkornbrot oder Vollkornnudeln, um den Ballaststoffanteil zu erhöhen.

▶ Greife häufiger zu wenig verarbeiteten Produkten wie Bauernbrot statt Toast und Haferflocken statt Frühstückscerealien mit viel Zucker.

▶ Süßes darf natürlich auch mit Genuss verspeist werden, aber beschränke dich auf maximal ein kleines Goodie pro Tag.

▶ Obst ist die Süßigkeit der Natur, also genieße maximal ein bis zwei Hände voll pro Tag.

Stell dir vor, das ist ein Hauptspeisenteller. Nun befülle ihn nach diesem Konzept mit deinen Speisen. Zum Beispiel eine Handvoll Kartoffeln als Beilage, zwei Spiegeleier oder eine schöne Portion Eierspeise für die Proteine und einen halben Teller Spinat. Oder eine Handvoll gekochten Reis, eine Hühnerbrust und einen halben Teller buntes Gemüse und Salat.

1/2 Teller buntes Gemüse

mind. 1/4 Teller Eiweiß

max. 1/4 Teller Kohlenhydrate

Mikronährstoffe

Wir Ernährungsfachleute sind schon etwas lästig und wiederholen gebetsmühlenartig, dass mehr Gemüse gegessen werden soll. Das bunte Gemüse ebenso wie Obst, Nüsse und Samen, liefert Vitamine, Mineralstoffe, Spurenelemente, sekundäre Pflanzenstoffe, Antioxidantien und Ballaststoffe und ist somit eine kleine Mikronährstoffbombe, wenn du etwas auf Qualität und Zubereitung achtest. Der Vollständigkeit halber soll hier gesagt sein, dass in hochwertigen tierischen Produkten wie Fleisch, Eiern, Milchprodukten und Fisch teilweise noch viel, viel mehr und spezielle Mikronährstoffe enthalten sind, die in einer für uns perfekt verfügbaren Form vorliegen.

Mikronährstoffe müssen wir essen. Ohne sie kann unser Körper nicht viel mit den großen Makronährstoffen Eiweiß, Kohlenhydrate und Fett anfangen.

Ohne Mikronährstoffe kann der Körper aus Eiweiß keine Muskeln, Knochen, kein Immunsystem und keine Neurotransmitter bauen. Ohne Mikronährstoffe aus Kohlenhydraten keine Energie machen, aus Fett keine Hormone, Zellwände und Energie. Das wäre kontraproduktiv für unser Ziel – die gesunde Langlebigkeit!

TIPP | SO NIMMST DU MIKRONÄHRSTOFFE IN PASSENDER QUALITÄT UND MENGE ZU DIR

▶ Mindestens drei Hände voll Gemüse und maximal zwei Hände voll Obst pro Tag sind eine gute Basis. Wenn du nicht so viel Obst verträgst oder magst, isst du einfach entsprechend mehr Gemüse.

▶ Achte auf Frische und darauf, dass das Gemüse nicht tot und gatschig gekocht wird.

▶ Tiefkühlgemüse zu nutzen ist absolut in Ordnung, du darfst dir das Leben auch erleichtern.

Idealerweise nimmst du Tiefkühlgemüse ohne Würze und verfeinerst es selbst.

▶ Wenn du am Abend dein Essen zubereitest, schnipple gleich etwas mehr Gemüse in einen Behälter und schon hast du für den nächsten Tag einen gesunden Snack. Es kann so einfach sein! Eine frische, knackige Karotte pro Tag geknabbert und schon hast du ein paar Vitamine und Ballaststoffe getankt!

Nahrungsergänzungsmittel, ja oder nein?

Wenn wir bei den Mikronährstoffen sind, tauchen unweigerlich die Nahrungsergänzungsmittel auf. Vor deinem geistigen Auge erscheinen möglicherweise viele unterschiedliche Döschen mit Kapseln, Presslingen, Pillen oder kleine Sachets mit Pulvern zum Auflösen. Möglicherweise hast du auch dreiundzwölfzig davon zu Hause im Küchenschrank stehen und fragst dich, wieso eigentlich. Das ist eine gute Frage. Der Markt für Nahrungsergänzungsmittel ist eine Goldgrube, die Werbung intensiv, die Versprechungen wunderbar und – schwupps – sind 100 Euro im Monat weg für ein Abo oder fünf Dosen von was auch immer.

Aus der Praxis kann ich dir sagen: Es ist inzwischen selten geworden, dass jemand nichts nimmt. Viele Kundinnen kommen sogar mit einem ganzen

Sackerl an Präparaten zu mir, damit wir das gemeinsam durchgehen, aussortieren und klären.

Ich möchte dir hier einige Basisinfos mitgeben, damit du dich im Dschungel ein bisschen besser zurechtfindest.

INFO | NAHRUNGSERGÄNZUNGEN

Nahrungsergänzungsmittel sind in der Regel hoch dosierte Konzentrate aus Vitaminen, Mineralstoffen, Spurenelementen, Ballaststoffen und/oder anderen Substanzen wie essenziellen Aminosäuren oder Fettsäuren. Es gibt sie als Einzel- und als Kombipräparate. Obwohl sie als Lebensmittel gelten, sind sie nicht dazu gedacht, die alleinige Nahrungsquelle zu sein. Darum liest du auf den Döschen und Packungen und in der Werbung auch immer den folgenden Satz: „Nahrungsergänzungsmittel stellen keinen Ersatz für eine abwechslungsreiche Ernährung dar."

Da sie nicht dem Arzneimittelgesetz unterliegen, müssen sie (außer bei Vitaminen und Mineralstoffen) keine behördlichen Nachweise über Wirksamkeit oder Sicherheit erbringen – dafür ist allein der Hersteller verantwortlich. Daher kann es auch problematisch sein, Produkte aus dem Internet günstig zu erstehen, denn nicht immer ist die Qualität einwandfrei. Für den Verbraucher ist es nicht leicht, sich in diesem Dschungel zurechtzufinden.

Tolle Werbung und tatsächliche Wirkung hin oder her: Nahrungsergänzungsmittel sind keine Allheilmittel und können nichts reparieren, ohne dass du nicht selbst kräftig mithilfst.

▶ Sieh eine gute Ernährung und einen bewussten Lebensstil als Basis und Nahrungsergänzungsmittel als Unterstützung.

▶ Wende dich an einen Profi und kaufe keine Produkte von unbekannten Firmen aus dem Internet.

▶ Lass dich vom Profi beraten und nicht von deinem Saunakumpel.

▶ Folge dem Prinzip (wo möglich) „messen, supplementieren, messen".

Nahrungsergänzungsmittel können, wenn sie gezielt und bewusst eingesetzt werden, eine große Hilfe sein. Manche Ergänzungen sind schon fast ein Muss. Das Paradebeispiel dafür ist das Vitamin D. Damit kommen wir zu einem wichtigen Punkt:

Brauchen wir Nahrungsergänzungsmittel?

Laut einer Diplomarbeit an der medizinischen Universität Wien haben nach internationalen Kriterien fast 40 Prozent der Bewohnerinnen und Bewohner eines Seniorenheims in Österreich eine unzureichende Versorgung und über 20 Prozent einen manifesten Mangel an Vitamin D (unter 20ng/ml).[37] Uwe Gröber beschreibt in *„Healthy Aging: Gesundheit im Alter ist kein Zufall"*[38], dass wahrscheinlich 90 Prozent der älteren Personen im deutschsprachigen Raum unzureichend versorgt sind. In einer anderen Arbeit an der medizinischen Universität Graz heißt es, dass etwa die Hälfte aller Menschen einen Vitamin-D-Mangel haben. Und: Ein Vitamin-D-Mangel ist ein Risikofaktor für Mortalität.[39] Immer wieder ergeben Ernährungsberichte und Monitorings im deutschsprachigen Raum, dass große Teile der Bevölkerung einen eklatanten Vitamin-D-Mangel haben.[40] Auch aus meiner Praxis kann ich nur bestätigen: Kaum jemand, den ich treffe, hat einen ausreichend hohen, geschweige denn gesundheitsförderlichen Vitamin-D-Spiegel von über 30ng/ml.

Wie kommt das? Wir schaffen es in unseren Breiten nicht, ausreichend Vitamin D über die Haut zu bilden, denn wir gehen zu wenig ungeschützt in die Sonne. Das klingt komisch, denn wir sollen uns ja vor der Sonne schützen, um Hautkrebs vorzubeugen. Das stimmt, aber es bedeutet auch, dass wir kaum oder gar kein Vitamin D bilden. Zusätzlich verbringen wir die meiste Zeit, in der eine gute Bildung von Vitamin D möglich wäre, in Innenräumen. Über die Nahrung können wir unseren Bedarf kaum decken. Vitamin D ist also ein nötiges und anerkanntes Nahrungsergänzungsmittel.

Wie sieht es mit anderen Vitaminen, Mineralstoffen und sonstigen Mikronährstoffen aus? Es ist möglich, dass du von irgendetwas zu wenig aufnimmst und gleichzeitig zu viel verbrauchst. Zum Beispiel, weil du Medikamente einnehmen musst, Darmprobleme hast, bestimmte Lebensmittel nicht verträgst oder dich schlicht zu beige ernährst, also zu wenige Mikronährstoffe aufnimmst. Kann man das irgendwie feststellen? Ja! Grundsätzlich empfiehlt sich dabei der Grundsatz messen, supplementieren, messen. Gute Berater, die mit dir eine ausführliche Anamnese machen, Blutbefunde und dein ausführliches Ernährungstagebuch sichten, können Rückschlüsse darauf ziehen, wo ein Mangel sein könnte. Um ganz sicher zu sein, gibt es entsprechende Blutuntersuchungen. Bitte lass dich gegebenenfalls dazu beraten.

Aus meiner Praxiserfahrung kann ich sagen, dass wir das eine oder andere Nahrungsergänzungsmittel brauchen. Aber es bringt nichts, wenn du 15 Kapseln einwirfst und sonst nichts änderst. Denn der insgesamt gute Lebensstil ist wirklich, wirklich wichtig.

Nehmen wir an, du kümmerst dich gut um deine Ernährung, welche Präparate wären dann möglicherweise trotzdem als Ergänzung interessant für ein gesundes, langes Leben? Ich nenne dir hier einige wichtige und spannende Kandidaten:

Vitamin D: Vitamin-D-Mangel ist mit Alterskrankheiten wie Arthrose und Osteoporose vergesellschaftet, mit entzündlichen Darmerkrankungen, mit Demenzerkrankungen, Stoffwechselerkrankungen wie Diabetes Typ 2, Krebserkrankungen, Autoimmunerkrankungen und vermehrten Infektionskrankheiten.

Spezielle Omega-3-Fettsäuren: EPA (Eicosapentaensäure) und DHA (Docosahexaensäure), wie sie in guten Omega-3-Ergänzungen enthalten sind, helfen deinem Körper dabei, Entzündungen zu bekämpfen, unterstützen deine Gefäßgesundheit, sogar deine Darmgesundheit, dein Immunsystem, deine Psyche und vieles mehr. Sogar die gefürchtete Sarkopenie, den Muskelschwund im Alter, kann man damit in Grenzen halten. Auch die Telomere profitieren. Personen mit hohen Omega-3-Spiegeln haben eine geringere Verkürzung der Telomere.[41] Diese zwei Wunderwuzzis, die EPA allgemein und die DHA speziell für ein funktionierendes Gehirn sind so richtig gut nur in Fisch und Meeresfrüchten enthalten.

Vitamin B 12: Speziell Vitamin B12 gilt als Anti-Aging- und Anti-Demenz-Vitamin. Viele Menschen sind mit B12 unterversorgt. Das liegt an der Ernährung, andererseits an Medikamenten. Diverse Magenschoner verhindern, dass unser Körper es aufnehmen kann. Nachweislich nimmt die kognitive Leistungsfähigkeit mit einem niedrigen B12-Spiegel ab und auch die Psyche leidet. B12 findest du ausschließlich in tierischen Lebensmitteln, andere B-Vitamine kommen auch in vielen Pflanzen vor.

Magnesium: So simpel und so wirkungsvoll! Magnesium ist an unglaublich vielen Prozessen in unserem Körper beteiligt. Viele dieser Prozesse haben mit unserem Stoffwechsel zu tun, zum Beispiel dem Energiestoffwechsel, dem Insulin- und Zuckerstoffwechsel und dem Vitamin-D- und dem Knochenstoffwechsel. Es ist also nicht nur dazu da, Krämpfe in den Waden zu verhindern oder die Verdauung zu beschleunigen, wozu günstige Magnesiumpräparate gern genutzt werden. Magnesium findest du in Nüssen, Hülsenfrüchten, grünem Blattgemüse, Fisch und vielen weiteren Lebensmitteln.

Selen und Zink: Helden für das Immunsystem und vieles mehr. Selen ist als Spurenelement zuständig für antioxidative Prozesse, anti-entzündliche Prozesse und Anti-Alterungsprozesse. Es spielt eine wichtige Rolle, um deine grauen Zellen und dein Immunsystem fit zu halten. Selenmangel lässt deine Zellen schneller altern. Zink, ebenfalls ein Spurenelement, ist bei älteren Menschen oft Mangelware, was das Immunsystem schwächt und Entzündungen fördert. Selen und Zink findest du ebenfalls in Nüssen, Samen, Fisch, Fleisch und vielen weiteren Lebensmitteln.

Diese kurze Liste ist definitiv nicht vollständig. Wenn du dich grundsätzlich für das Thema interessierst, habe ich hier noch einen Buchtipp für dich: *„Die wichtigsten Nahrungsergänzungsmittel: Das Plus für Ihre Gesundheit. Alles Wissenswerte zu Einnahme, Dosierung sowie den Risiken und Nebenwirkungen"* von Uwe Gröber.

Wasser

Wasser, das ist so ein „No Brainer", oder? Wir brauchen ausreichend Flüssigkeit. Unser Körper besteht zu 45 bis 65 Prozent aus Wasser – je nach Lebensphase. Ein Säugling ist eine pralle, kleine Wasserbombe, während ein älterer Mensch schon etwas von einer Dörrzwetschge hat.

Erstaunlicherweise finden viele Menschen Wasser langweilig, fad, untrinkbar und es muss immer irgendein Geschmack und Sprudel drin sein. Man fragt sich, wie wir früher überlebt haben, wo es nichts anderes gab!

Im Grunde fließt Wasser durch unsere Adern. 90 Prozent des Blutes sind Wasser. Es hat eine wichtige Transportfunktion und bringt Nährstoffe aller Art sowie Abwehrstoffe und Hormone zu den Zellen und ins Gewebe. Es hydriert die Zellen, es hält die Schleimhäute feucht, damit sie tun können, was sie müssen, beispielsweise Viren und Bakterien einfangen. Nicht zuletzt transportiert Wasser Stoffwechselendprodukte aus unserem Körper hinaus. Das funktioniert am besten mit schlichtem Wasser und ungesüßten Getränken wie Tee, Mineralwasser oder Sodawasser mit Zitronensaft und Kräutern.

Was trinkt die Omi auf Sardinien? Ja, vielleicht auch mal einen Schnaps oder ein Gläschen Wein, aber im Grunde Wasser und Tee und als leichte Mahlzeit vielleicht vergorene Milch.

INFOBOX | WIE VIEL WASSER BRAUCHST DU EIGENTLICH?

Das ist gar nicht so einfach zu beantworten, auch das ist individuell. Natürlich gibt es Regeln und Formeln dazu, die möchte ich dir aber ebenso wie das Kalorienzählen ersparen.

Pi mal Daumen kannst du davon ausgehen, dass ein gesunder, erwachsener Mensch eineinhalb bis zwei Liter Wasser pro Tag benötigt. Die individuellen Unterschiede kommen zustande durch Größe und Gewicht, Geschlecht, Bewegungsumfang und was gegessen wird. Wenn jemand zum Beispiel viel saftiges, also wasserhaltiges Gemüse und Obst isst, gerne Joghurts und Suppen, dann wird diese Person unter Umständen weniger Durstgefühl haben. Wenn jemand sehr trocken isst oder auch sehr würzig und salzig, wird diese Person unter Umständen mehr trinken. Sitzt jemand in trockener Heizungsluft und schwitzt stark beim Sport oder weil es wieder einmal einen Hitzerekord gibt, braucht diese Person mehr Wasser.

Viele haben im stressigen Alltag Schwierigkeiten, genug zu trinken, oder wählen ungünstige Getränke. Abgesehen davon, dass Wasser grundsätzlich nicht nach viel schmecken muss, sondern schlicht lebensnotwendig ist, habe ich hier noch einen feinen Tipp für dich, um dich dazu anzuregen, genug und das für deinen Körper Passende zu trinken. Infused Water! Klingt fancy, ist aber ganz simpel.

Du brauchst:

▶ einen Liter Wasser, Sodawasser oder Mineralwasser oder kalten Tee deiner Wahl,

▶ frische Kräuter wie Minze, Melisse, Thymian oder Rosmarin,

▶ ein paar Scheibchen Zitrone, Limette oder Gurke,

▶ wenn du magst Eiswürfel mit darin eingefrorenen Beeren oder Fruchtstückchen.

Tadaaaa! Fröhliches Mix and Match!

Wenig prozessierte Lebensmittel

Denk bitte noch einmal an die Omi mit dem Schafkäse und dem Brot. Beides hat eine recht kurze Zutatenliste. Es ist tatsächlich empfehlenswert, auf möglichst wenig verarbeitete Speisen zurückzugreifen. Vielleicht ist dir schon einmal der Begriff „Highly/Ultra Processed Food" untergekommen. Auf Deutsch bedeutet das hochverarbeitete oder ultra-verarbeitete Lebensmittel. Dazu möchte ich dir hier die NOVA-Klassifikation[42] vorstellen.

NOVA – das steht für neu – ist eine Klassifikation, die nicht auf den Inhaltsstoffen basiert wie Protein, Kohlenhydrate, Fett und Salz, sondern auf dem Verarbeitungsgrad.

STUFE 1:
unverarbeitete und minimal verarbeitete Lebensmittel wie frisches Gemüse,
Obst, Fleisch (also nicht Wurst und Pastete), Eier, Milchprodukte
(Naturjoghurt, nicht das High-Protein-Fruchtjoghurt mit Süßstoff)

STUFE 2:
verarbeitete Zutaten wie Mehl, Fette und Öle, die du in der Küche zum Kochen
verwendest, auch der klassische Haushaltszucker

STUFE 3:
Lebensmittel wie eingelegtes Gemüse, Fermentiertes, durch Räuchern oder
Trocknen haltbar gemachte Lebensmittel wie Räucherfisch,
auch passierte Tomaten im Glas oder in der Dose

STUFE 4:
hochverarbeitete Lebensmittel wie Tiefkühlgerichte, Fertigpizza,
in Plastik verpackte Mini-Kuchen, Packerlsuppen, Fleischersatzprodukte wie
quietschrosarote vegane Garnelen, süße Sprudelgetränke aller Art

Du kannst dir ausmalen, dass häufiger Konsum aus der Kategorie 4 keine gute Idee ist. Das ist nicht das, was der Opa in Okinawa isst. Diese Gruppe von hochverarbeiteten Produkten enthält Zutaten, die du selbst nie verwenden würdest, wenn du etwas zubereitest. Hydrolysierte Proteine, modifizierte Stärken, hydrogenierte Öle, Farbstoffe, Geschmacksverstärker, Konservierungsstoffe, Emulgatoren und vieles mehr. Über Stufe 2 und 3 lässt sich streiten, das geschieht auch tatsächlich, denn die NOVA-Klassifikation steht aufgrund ihrer nicht sehr klaren Einteilung in der Kritik.

Doch während auf Expertenebene gestritten wird, zeigt sich, dass Nahrung der Stufe 4 in größeren Mengen nicht nur ungesund ist, sondern uns auch nicht satt und zufrieden macht und uns sogar dazu bringt, mehr zu essen! Diese Nahrung ist so designt, dass wir mehr davon wollen. Gut für die Lebensmittelkonzerne, schlecht für unsere Gesundheit (und auch schlecht für unsere Geldbörse). Studien zeigen auch, dass Menschen, die einen hohen Anteil solcher Lebensmittel zu sich nehmen, ein höheres Risiko für Herzinfarkt und Schlaganfall haben[43], außerdem ein höheres Risiko für einen höheren BMI, Übergewicht und Adipositas.[44] Der hohe Konsum dieser Nahrungsmittel erhöht das Risiko für Demenzerkrankungen[45] und verstärkt die Neigung zu depressiven Verstimmungen und Ängstlichkeit[46]. Ein langes Leben macht eigentlich nur Spaß, wenn das Gehirn und die Psyche gut mit an Bord sind.

Vielleicht denkst du jetzt: „Na, die Omi auf Sardinien und der Opa auf Okinawa ernähren sich traditionell, dann mach ich das auch! Österreichisch oder deutsch traditionell! Regionaler Konsum ist schließlich wichtig." Ich muss dich enttäuschen: Wenn du Schnitzel und Schweinsbraten willst, musst du mir versprechen, dass du auch das Feld bestellst und täglich den Stall ausmistest, und das bitte mit den Gerätschaften von anno dazumal. Deal?

2.4 Ernährung mit speziellem Anti-Aging-Effekt

Kann man sich jung essen? Kann man das Altern mit dem richtigen Essen verlangsamen? Über den Begriff Anti-Aging kann man natürlich diskutieren. Anti klingt so … anti. Negativ eben. Daniela und ich sind ja prinzipiell pro Aging. Wir finden es gut, so richtig alt zu werden, und das fit und würdevoll und ohne Augenbrauen, die bis zu den Ohren nach hinten gezogen sind. Auch Falten stören uns prinzipiell nicht. Wir bleiben der Einfachheit halber in Bezug auf die Ernährung trotzdem bei Anti-Aging. Deshalb hier ein Special zur entzündungshemmenden Ernährung und Sirtfoods.

Entzündungshemmende Ernährung und Sirtfoods

Beim Thema Anti-Aging und gesund altern tauchen immer wieder die Begriffe Entzündungen und Zellgesundheit auf. Auch bei den „Hallmarks of Aging" aus *Kapitel 1*. Ist dir das aufgefallen? Mit unserer Ernährung können wir hier positiv Einfluss nehmen.

Zu den entzündlichen Erkrankungen gehören die Erkrankungen des rheumatischen Formenkreises:

▷ Rheumatoide Arthritis
▷ Psoriasis-Arthritis (Schuppenflechte)
▷ Morbus Bechterew
▷ Fibromyalgie
▷ Gefäßentzündungen
▷ Sjögren-Syndrom
▷ Systemischer Lupus Erythematodes

▷ Lyme-Borreliose
▷ Gicht
▷ Osteoporose als Folge rheumatischer Erkrankungen
▷ Weichteilerkrankungen (Knorpel, Sehnen, Schleimbeutel …)

Aber auch chronisch-entzündliche Darmerkrankungen wie Colitis ulcerosa und Morbus Crohn gehören dazu. Es würde hier den Rahmen sprengen, jede einzelne Erkrankung zu erklären, auf die Ursachen und mögliche Therapien einzugehen. Wenn du von einer solchen Erkrankung betroffen sein solltest, gibt es darauf spezialisierte Ärztinnen und Ärzte und entsprechende Fachkräfte, die dich unterstützen können.

Entzündungshemmende Ernährung tauchte bei mir schon in der Ausbildung auf, allerdings hauptsächlich im Zusammenhang mit der Ernährungstherapie bei den eben genannten Erkrankungen. Schon damals habe ich mir gedacht, dass diese Form der Ernährung ja eigentlich für jeden und immer empfehlenswert wäre, und nicht erst, wenn eine Krankheit aufpoppt.

Das bedeutet, meine Wenigkeit empfiehlt bei Erkrankungen aller Art, die mit Entzündung einhergehen – und eigentlich grundsätzlich zur allgemeinen Gesundheitspflege und Prävention – für alle eine entzündungshemmende Ernährung.

Wie kann man sich das vorstellen? Glücklicherweise hast du dir gerade eben die Ernährungsbasics durchgelesen und kennst dich schon ein bisschen aus. Unbedingt dazu gehört, abgesehen vom bisher Genannten:

▷ den Blutzucker und Insulinspiegel niedrig stabil halten, also möglichst wenig Zucker zu konsumieren.

▷ die Verwendung von entzündungshemmenden Kräutern und Gewürzen, beispielsweise Kurkuma, Chili, Zimt, frischen, grünen Kräutern.

▷ keine Fertigprodukte zu verwenden, sondern naturbelassene Lebensmittel, idealerweise aus biologischer Produktion, möglichst selbst zubereitet.

▷ (intermittierendes) Fasten – nicht unbedingt zur Gewichtsreduktion, sondern wegen der entzündungshemmenden Wirkung.

▷ die Modifikation der Fettsäurezufuhr: Reduktion von Omega-6-Fettsäuren und Erhöhung der Omega-3-Fettsäuren; mehr Leinöl, Fischöl, Walnüsse, Hanfsamen und Vermeiden von Leberkässemmel, Blätterteigteilchen und billigem, hoch raffinierten Ölen und Margarinen.

Mit diesen Tipps schaust du darauf, dass du deinen Körper dabei unterstützt, nicht unnötig viele Entzündungen zu produzieren. Deinem Stoffwechsel und deiner Figur tut es ganz nebenbei auch gut.

Hast du schon einmal von Sirtfoods gehört? Diese Lebensmittel haben in den letzten Jahren immer wieder Aufmerksamkeit auf sich gezogen, hatten eine trendige Phase und verschwanden dann wieder in der Versenkung. Jetzt – auf der Welle von Anti-Aging und Healthy Aging – tauchen sie wieder auf. Sie können eine positive Wirkung auf unsere Gesundheit haben – nicht nur, weil sie kulinarisch Freude machen. Insbesondere wenn es um Gewichtsverlust und die Förderung eines gesunden Alterns geht, lohnt es sich, wieder hinzuschauen. Da du ja quasi schon Profi bist, fällt dir wahrscheinlich auf, dass sich das super mit der entzündungshemmenden Ernährung deckt.

Sirtfoods sind Lebensmittel, die reich an sogenannten Sirtuinen sind, einer ganz besonderen Stoffgruppe. Der Hauptmechanismus, durch den Sirtfoods ihre Wirkung entfalten, liegt in der Aktivierung spezieller Proteine. Diese Proteine können verschiedene Stoffwechselwege beeinflussen, die wiederum Auswirkungen auf unsere Gesundheit haben. Erinnere dich an die Geschichte mit der Genetik (der Hardware) und der Epigenetik aus *Kapitel 1*. Mit gesunder Ernährung, entzündungshemmender Ernährung und Sirtfoods schaltest du günstige Stoffwechselwege an und ungünstige aus (Software). Außerdem scheinen sie die Telomere, die Schutzkappen auf unseren Chromosomen zu schützen.

Eine der wichtigsten Funktionen von Sirtuinen besteht jedoch darin, den Stoffwechsel zu regulieren und die Produktion neuer Mitochondrien zu fördern, den Kraftwerken in unseren Zellen. Diese brauchen wir nicht nur für die

Energieproduktion, sondern auch für unsere Gesundheit, Lebensenergie und für ein gesundes Älterwerden.

In der Infobox haben wir dir das „Best Of" der Sirtfoods zusammengestellt.

INFOBOX | SIRTFOODS UND ENTZÜNDUNGSHEMMENDE ERNÄHRUNG

▶ **Grüner Tee:** Er ist reich an Antioxidantien und Epigallocatechingallat (EGCG), einem speziellen sekundären Pflanzenstoff, der die Aktivität von Sirtuinen erhöhen kann. Auch Kaffee enthält gesundheitsförderliche sekundäre Pflanzenstoffe.

▶ **Kakao:** Er enthält Flavonoide, die die Aktivität von Sirtuinen steigern und die Insulinsensitivität verbessern können. Ja, dunkle Schokolade auch.

▶ **Kurkuma:** Der aktive Bestandteil Curcumin kann die Aktivität von Sirtuinen erhöhen und Entzündungen im Körper reduzieren. Es lebe das Curry!

▶ **Rote Zwiebel:** Sie enthalten Quercetin, ein Flavonoid, das ebenfalls die Aktivität von Sirtuinen stimulieren kann.

▶ **Blaubeeren:** Sie sind reich an Antioxidantien und Anthozyanen, die die Aktivität von Sirtuinen erhöhen können und zudem entzündungshemmende Eigenschaften haben. Auch unsere Gehirnleistungsfähigkeit profitiert von den köstlichen, blauen Beeren. Grundsätzlich gelten alle Beeren als Super- oder Sirtfood und sind sehr gesund.

▶ **Buchweizen und Zitrusfrüchte:** Sie sind eine gute Quelle für Rutin, ein Flavonoid, das die Aktivität von Sirtuinen erhöhen kann.

Außerdem ganz groß in der Riege der Sirtfoods:

▶ **Olivenöl**, polyphenolreich und herrlich aromatisch

▶ **fermentierte Sojaprodukte** wie Miso, Natto, Tofu und Tempeh

▶ **Grünkohl** und andere Kohlgemüse

▶ **Liebstöckel**, Petersilie, Kerbel, Rucola und alles, was **frisch und grün** genossen werden kann

▶ **Sprossen** und **Keimlinge**

Fasten: Einfach mal nichts essen

Eine Woche nichts essen, nur klare Suppe und ungesüßte Säfte trinken? Oh ja! Man mag es nicht glauben, aber das ist überaus gesund. Fasten hat längst die religiöse Ecke verlassen und den wissenschaftlichen Test vielfach bestanden. Seit der japanische Zellbiologe Yoshinori Osumi die Autophagie entdeckte und dafür 2016 mit dem Medizin-Nobelpreis geehrt wurde, ist Fasten in den verschiedensten Varianten fast zu einem Lifestyle-Trend geworden. Zu Recht! Ich beginne mal mit dem zentralen Schlüsselbegriff:

Autophagie ist jener Prozess, bei dem fehlerhafte Proteine und andere geschädigte Zellen im Körper entsorgt werden. Schadhafte Zellen entstehen im Grunde immer, nicht nur im Laufe des Alterungsprozesses, und mit den Jahren können sie ordentlich Probleme bereiten und Krebs- und andere Erkrankungen herbeiführen. Die Autophagie wird heute klar mit gesunder Langlebigkeit in Verbindung gebracht.[47]

Abseits der Zellmüllabfuhr lernt dein Körper, aus verschiedenen Energiereserven seine Kraft zu generieren. Sportlerinnen und Sportlern ist das beispielsweise wichtig, damit ihr Körper im Wettkampf nicht so schnell schlappmacht. Sie machen daher regelmäßig Nüchtern-Training, also eine Trainingseinheit mit nüchternem Magen, um dem Körper beizubringen, aus Fett Energie herzustellen.

Wenn du regelmäßig fastest, machst du deinen Körper also flexibler bei der Energiegewinnung, sorgst du für eine gesunde Zellmüllabfuhr und reduzierst die Wahrscheinlichkeit, dass dich einmal eine Zivilisationskrankheit ereilt. Du bist nach einer Fastenwoche überraschend munter und energiegeladen, das ist kein Marketing-Gag, sondern Tatsache. Ein bisschen hilft es dir auch, dein Gewicht zu managen. Und nicht zuletzt lehrt es dich, wie gut dein Körper auch ohne Nahrung auskommen kann. Als ich das erste Mal eine Woche Heilfasten versuchte, war ich überrascht, wie wenig Hunger ich hatte. Allerdings bin ich unmittelbar danach in einen wunderbaren Bauernladen eingefallen und habe herrlichen Käse und Wurst eingekauft, ich lache noch heute darüber.

Um diese Effekte zu nutzen, ist es nicht nötig, 14 Tage lang strikt zu fasten. Es gibt viele verschiedene Möglichkeiten, diesen Effekt hervorzurufen. Wichtig ist jedoch, dass man aus lauter Gesundheits- und Langlebigkeitsfanatismus (oder Schlankheitswahn) nicht ins Dauerfasten verfällt oder umgekehrt in den Essphasen komplett darauf pfeift, was da kommt, und sich zur Belohnung mit Schnitzel und Cremeschnitte ... du weißt schon. Der Körper soll gut versorgt werden, mit allem, was er braucht. Eiweiß, Fett, Kohlenhydrate, Mikronährstoffe.

2.5 Wie wir essen sollten

Nun hätten wir also in aller Kürze und Unvollkommenheit die Basics besprochen. Wovon wir aber noch nicht gesprochen haben, ist, wie wir essen und wie sich das auswirkt. Ein Beispiel:

Marianne ist 32 und arbeitet als Projektmanagerin für ein IT-Unternehmen. Sie hat die Verantwortung für ein Team von acht Personen. Diese Position hat sie vor zwei Jahren übernommen und ist sehr stolz darauf. Allerdings plagen sie seit zwei Jahren auch einige Verdauungsprobleme. Aufstoßen, Sodbrennen, mal Verstopfung, mal weicher Stuhl, zwickende Blähungen, ein aufgeblähter Bauch nach dem Essen. Sie fühlt sich unwohl, häufig müde und unkonzentriert. Sie ist schon etwas ratlos. Dabei isst sie doch so gesund!

Es ist auch weder Laktose noch Fruktose noch Gluten, das hat sie bereits untersuchen lassen, dabei schien die Sache mit den Unverträglichkeiten doch so plausibel, denn Freundinnen haben das ebenfalls. Wenn es das nicht ist, dann kann es nur noch ein Reizdarm sein! Dr. Google stimmt zu und schlägt die FODMAP-Diät vor. Dazu gibt es auch jede Menge Listen, was man essen sollte und was nicht. Nach drei Wochen gibt Marianne entnervt auf, das ist alles zu verwirrend und vor allem nervig und so was von nicht alltagstauglich und es zeigt sich vor allem keine Besserung.

In diesem genervten Zustand kommt Marianne zu mir und macht sich mal Luft, was sie alles schon probiert hat und was nicht geholfen hat und dass jeder, den sie fragt, etwas anderes erzählen würde.

Es ist recht typisch, wie es läuft. Zahnweh? Ab zum Zahnarzt. Auto kaputt? Ab in die Werkstatt. Der Abfluss ist verstopft? Installateur-Notdienst. Das Nachbarkind hat mit dem Fußball die Scheibe zerdeppert? Der Glaser muss her und die Versicherung. Der Bauch tut nicht so, wie er soll? Die Freundinnen werden konsultiert, die liebe Nachbarin, die Frau Mama, das WWW mit Blogger 1 bis 100, manchmal auch die Geistheilerin und drei verschiedene Wunderpräparate und dazwischen die Frau Doktor, der Apotheker und der Stuhltest aus dem Internet.

Das ist nicht übertrieben, das kommt häufiger vor, als du denkst! Wir sind so darauf gedrillt, Lösungen im Außen zu suchen und schnelle Lösungen einzukaufen, dass wir ganz auf unser Inneres vergessen. Auf die Fürsorge für unseren treuen und überlebenswichtigen Gefährten, den Verdauungstrakt.

Wir sind ein Schlauch, wenn man es genau nimmt. Von der Mundöffnung bis zum Anus. Der Schlauch ist in verschiedene Abteilungen unterteilt, die jeweils konkrete Aufgaben und Funktionen haben, um eine reibungslose Verdauung und Verwertung der Nährstoffe zu gewährleisten. Diese Abteilungen benötigen unsere Unterstützung. Dringlich!

Die erste Stufe der Verdauung ist der Kopf. Nein, nicht der Mund und die Zähne, sondern der Kopf. Wenn wir an Essen denken, an eine Mahlzeit, bereitet sich unser gesamter Verdauungstrakt schon auf die Nahrungsaufnahme vor. Zum Beispiel, indem uns vor lauter Vorfreude aufs Essen schon das Wasser im Mund zusammenläuft.

Jetzt kommt die Mundhöhle dran mit den Zähnen zum Zerkleinern der Nahrung und dem Speichel mit den Enzymen. Dann darf der Brei gut eingespeichelt die Speiseröhre runterrutschen und in den Magen hinein. Der Magen walzt und walkt und durchsetzt den Nahrungsbrei mit dem Magensaft, bis der Brei bereit ist, portionsweise in den Dünndarm geliefert zu werden. Dort wird der Brei von sauer in alkalisch verwandelt, mit weiteren Verdauungsenzymen durchsetzt und mit der Darmperistaltik durch den Dünndarm transportiert. Auf dem Weg werden dem Nahrungsbrei die Nährstoffe abgenommen und vom Körper aufgenommen. Im Dickdarm wird der Rest eingedickt, dem Nahrungsbrei Wasser entzogen, ein paar Mineralstoffe entnommen und dann kommt das Ende der Reise.

INFOBOX | FASTEN-METHODEN[48]

Intervallfasten, auch intermittierendes Fasten genannt. Dabei isst du nur in einem Zeitraum von acht Stunden, die restlichen 16 Stunden fastest du. Vielleicht kennst du von früher den Begriff „Dinner Cancelling", das ist in etwa dasselbe. So könntest du um 8 Uhr frühstücken und um 15 Uhr ein verspätetes Mittagessen zu dir nehmen. Danach isst du nichts mehr und trinkst auch keine kohlenhydrathaltigen Getränke, also weder Cola noch Bier oder Wein, nur Wasser und Tee.

Weil die Autophagie meist erst nach einem Tag einsetzt, kann das Intervallfasten für diesen Effekt zu wenig sein. Doch ein Einstieg in das Nicht-Essen ist es allemal!

Fastentage einlegen. Genauso kannst du einen ganzen Tag aufs Essen verzichten, also weder Frühstück, Mittag- noch Abendessen und auch keine süßen Säfte oder Alkohol, stattdessen nur Tee, Kaffee und Wasser. Das sind dann etwa 36 Stunden ohne Nahrung.

Scheinfasten wurde als eine Alternative zum Heilfasten entwickelt. Über einen Zeitraum von fünf Tagen isst du dreimal täglich, jedoch deutlich kalorienreduziert (bis zu 800 Kalorien am Tag), kohlenhydratarm, eiweißreduziert, rein pflanzlich, aber vergleichsweise fetthaltig mit ausschließlich gesunden Ölen. Ich habe schon mehrmals Rezepte von Barbara Becker und Franca Mangiameli aus ihrem Buch „Five Days Only" probiert und war sehr angetan.[49]

Heilfasten, die Königsdisziplin. Der Klassiker ist das Heilfasten nach Otto Buchinger, wo du ausschließlich klare Gemüsebrühe und verdünnte Säfte zu dir nimmst. Zugegeben, das ist eine Challenge, vor allem, wenn du es für dich allein zu Hause probieren willst. Deshalb sind Fastenwochen recht beliebt, bei denen man in der Gruppe gemeinsam ausgiebig nichts isst. Doch Spaß beiseite: Heilfasten bietet sich ganz im ursprünglichen spirituellen Sinn als Zeit der Kontemplation und Selbstreflexion, als eine Zeit der Konzentration auf sich selbst an. Nicht selten kommt man aus so einer Woche nicht nur körperlich, sondern auch psychisch gereinigt nach Hause. Unbedingt ausprobieren!

Und auch so geht es:

▶ Du könntest einen Tag in der Woche zum Entlastungstag ernennen und nur Wasser, Tee, schwarzen Kaffee und etwas klare Gemüsebrühe zu dir nehmen.

▶ Du könntest zwischen Frühstück, Mittag- und Abendessen und nach dem Abendessen mal nichts essen. Ja das geht.

▶ Du könntest ein- bis zweimal im Jahr eine begleitete Heilfastenwoche in schöner Umgebung machen und dabei auch noch den Geist und die Seele entspannen.

▶ Dinner Cancelling an zwei oder drei Tagen die Woche tut dem Körper ebenfalls gut.

▶ Du könntest dich mit dem neuesten Trend, dem Scheinfasten, beschäftigen und das mal ausprobieren. Zum Beispiel mit dem Buch von Barbara Becker und Franca Mangiameli *5 Days Only*.

Die ganze Geschichte mit dem Essen und der Verdauung funktioniert am besten, wenn wir einigermaßen entspannt sind. Im Stress verschränkt der Verdauungstrakt die Arme vor der Brust, zwickt die Lippen zusammen, schaut dich böse an und schüttelt den Kopf. „Nein, ich mach jetzt mal gar nix, denn du bist offensichtlich damit beschäftigt, Säbelzahntiger abzuwehren. Bevor du das nicht erledigt hast, fünfmal tief durchgeatmet und zur Entspannung das Kaninchen geschmust hast, mach ich nix."

Wie sieht das nun bei Marianne aus? Marianne fällt um etwa 14 Uhr ein, dass sie eigentlich noch nichts gegessen hat und der Magen schon krampft. Ein Blick auf den Kalender zeigt ihr, dass in 25 Minuten das nächste Meeting startet, also schnell was futtern! Sie wirft sich die Jacke über und läuft hinaus zum Supermarkt. Schnell geht sie durch die Gänge. Wurstsemmerl oder doch den gesunden Salat? Der Salat wird's. Ein Weckerl hat sie noch von gestern in der Schreibtischlade liegen und einen gesunden Müsliriegel. 15 Minuten sind vergangen, als sie wieder im Büro ankommt. Schnell schaufelt sie den gesunden Salat in sich hinein, während sie die E-Mails checkt und auch noch einen Anruf entgegennimmt. Das Weckerl geht sich halb aus, es ist ziemlich trocken und wird mit einem großen Glas Wasser hinuntergespült, sie hat ohnehin seit dem Aufstehen kaum etwas getrunken. Den Riegel braucht sie dann erfahrungsgemäß nach dem zweistündigen Meeting und dazu einen doppelten Espresso.

Ganz ehrlich? Die Wurstsemmel in Ruhe auf der Parkbank draußen zu verspeisen, wäre besser gewesen. So allerdings jammern der lange Dünne und der kurze Dicke vor sich hin. Keine Unverträglichkeit ist schuld und kein Reizdarm. Der Darm ist nur beleidigt, weil er nicht beachtet wurde. Dabei träumt er doch nur von einigermaßen gut gekauten Bissen, etwas Wasser und einer Pause vom Bildschirm. Er gurgelt traurig vor sich hin und drückt noch einen Protestpups raus.

Es ist eben nicht nur von Bedeutung, was wir essen, sondern auch wie und in welchem Zustand wir essen. Viele Probleme lösen sich, wenn wir uns wieder die Zeit nehmen und auch gönnen, unseren Körper gut zu versorgen.

TIPP | SO SORGST DU FÜR EIN ANGENEHMES BAUCHGEFÜHL

▶ Bereite dich geistig auf deine Mahlzeit vor. „Hm, gleich ist Mittagspause, ich werde … essen!" Denn was hier in deinem Kopf passiert, ist schon die erste Stufe der Verdauung! Man nennt das auch „cephale Phase" von Cephalus, dem Kopf.

▶ Wenn du Zeit hast, geh mit allen Sinnen einkaufen. Schau dir das schöne Gemüse im Gemüseregal an, riech an einem Pfirsich, stell dir vor, was du damit Tolles zubereiten könntest.

▶ Wenn du die Möglichkeit hast, richte dir deinen Essplatz her. Räume Arbeitsdinge aus dem Weg und decke dir den Tisch. Sei es dir Wert, dass du dir diesen kleinen Luxus gönnst.

▶ Achte darauf, ohne Ablenkung zu essen. Klappe deinen Laptop zu und leg das Mobiltelefon weg. Du könntest auch aus dem Fenster schauen zur Abwechslung.

▶ Bevor du zu essen beginnst, atme ein paar Mal tief ein und aus, schau die Mahlzeit an und freu dich darauf.

▶ Achte darauf, gut zu kauen. Es muss ja nicht gleich 50 Mal sein, aber du solltest schon einen Nahrungsbrei schlucken, anstatt dreimal draufzubeißen und alles gleich hinunterzuwürgen. Für den Anfang könntest du dir vornehmen, die ersten fünf Bissen gut zu kauen. Leg dazwischen das Besteck weg und nimm es erst wieder in die Hand, wenn du den Bissen geschluckt hast.

▶ Versuche nicht, schlecht gekaute Bissen mit viel Flüssigkeit hinunterzuspülen, sondern konzentriere dich auf das Kauen. Achte lieber darauf, dass du über den Tag verteilt auf eine gewisse Menge Wasser kommst. Stell dir notfalls den Wecker, der dich daran erinnert, hin und wieder etwas zu trinken.

▶ Nimm dir nach der Mahlzeit ein paar Minuten Zeit, um nachzuspüren, wie gut es war, dass du dir dafür die Zeit genommen hast. Nach einigen Tagen der Übung wirst du schon einen positiven Unterschied wahrnehmen.

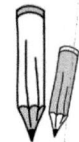

SELBSTEINSCHÄTZUNG

Das beste Wissen nützt dir nichts, wenn du es nicht auch umsetzt. Dabei wollen wir dir helfen. Am Ende eines jeden Kapitels laden wir dich zu einer kurzen Nachdenkrunde ein. Die Fragen decken natürlich nicht alle möglichen Problembereiche ab. Sie sollen dich aber dazu anregen, die Themen des jeweiligen Kapitels zu reflektieren. Du brauchst diese Selbsteinschätzungen später für *Kapitel 10*, wenn es um die Umsetzung deiner ersten Schritte geht.

Nimm bitte einen Stift zur Hand und überlege:
Wo siehst du dich auf einer Skala von 1 bis 10?

Oh. Das mit den Proteinen, das ist bisher an mir vorbeigegangen, dass die so wichtig sind.	1 - 2 - 3 - 4 - 5 - 6 - 7 - 8 - 9 - 10	Ich achte sehr darauf, genug Proteine zu essen. Ich habe sogar einmal getrackt und weiß, dass ich auf mindestens ein Gramm pro Kilo Körpergewicht pro Tag komme.
Ich liebe Kohlenhydrate: Brot, Nudeln und Reis, und das nicht unbedingt in der Vollkornvariante.	1 - 2 - 3 - 4 - 5 - 6 - 7 - 8 - 9 - 10	Mein Teller entspricht dem Tellermodell, das hier im Buch gezeigt wurde. Ich wechsle meine Kohlenhydratquellen oft ab.
Eine Rippe Schoko? Wo kommen wir hin! Eine Tafel am Stück, wenn schon. Überhaupt liebe ich Süßes!	1 - 2 - 3 - 4 - 5 - 6 - 7 - 8 - 9 - 10	Süßes esse ich nur in kleinen Mengen, selten und mit Genuss, zum Beispiel ein Stück Geburtstagstorte oder ab und zu ein schönes Dessert.
Ich verwende viele Fertigprodukte. Auch beim Einkaufen achte ich mehr auf den Preis als auf die Qualität, obwohl ich es mir eigentlich leisten könnte …	1 - 2 - 3 - 4 - 5 - 6 - 7 - 8 - 9 - 10	Ich achte sehr auf die Qualität der Lebensmittel. Lieber verzichte ich auf teure Spielereien.
Genussmittel sind leider überrepräsentiert: Kaffee, Alkohol, Zigaretten.	1 - 2 - 3 - 4 - 5 - 6 - 7 - 8 - 9 - 10	Ich achte sehr darauf, meinen Körper nicht zusätzlich zu belasten.

Gesamtsumme: _____

3

GRASHÜPFER VOR! SPORT UND BEWEGUNG

Was ist dran an den ständigen Ermahnungen, wir sollten uns mehr bewegen? Welchen Einfluss haben Sport und Bewegung darauf, lange gesund zu bleiben? In diesem Kapitel findest du die Antworten – und viele Orientierungshilfen für Fitness in jedem Alter.

DANIELA

3.1 Warum Sport und Bewegung deine gesunde Lebenszeit verlängern

Ich ziehe gern Kräuter im Garten. Mein Rosmarin ist mittlerweile ein Riesenbusch und selbst das heikle Basilikum, das ich jedes Jahr draußen ins Beet zu den Paradeisern setze, wird groß und bekommt dicke Stängel mit festen, sattgrünen Blättern. Lasse ich eines der Basilikumstöckchen jedoch in der Küche am Fenster stehen, bleibt es klein und die Stängel zart. Warum das so ist? Weil das Basilikum draußen Wind und Wetter ausgesetzt ist und sich dadurch ständig in Bewegung befindet. So werden die Stiele und Blätter viel robuster und fester. In Gefangenschaft gedeiht es zwar auch, aber es bewegt sich nicht und wird daher nicht annähernd so robust.

So ähnlich stelle ich mir den Vergleich zwischen unseren Vorfahren zu Nomadenzeiten und dem heutigen, technologieunterstützten Menschen vor: Die Natur hat es vorgesehen, dass wir uns draußen bewegen, und zwar viel bewegen. Wir sollten gehen, laufen, springen, uns strecken, drehen und bücken, ab und zu auf einen Baum klettern oder durch einen Teich schwimmen oder tauchen und nur zwischendurch kurz rasten. Das ist unser natürliches Bewegungsprofil.

Stattdessen haben wir uns eine Art Gefangenschaft geschaffen. Wir sitzen die meiste Zeit, und zwar indoor. Beim Frühstück, auf dem Weg zur Arbeit, die meisten von uns auch während der Arbeit, beim Mittagessen mit den Kolleginnen, beim Heimfahren, Fernsehen, beim Abendgläschen mit Freunden. Wir haben eine Zivilisation geschaffen, die uns fast jede auch nur ein bisschen anstrengende Bewegung abnimmt. Essen, Trinken, Kleidung – alles per Mausklick lieferbar. Geschirr und Kleidung waschen, Boden reinigen – dafür haben wir Maschinen. Und erst recht, um von A nach B zu kommen. Eine österreichische Mobilitätsanalyse zeigt es drastisch auf: Nur 25 Prozent aller Wege legen wir zu Fuß oder per Rad zurück.[50] Dagegen sind Deutsche richtig gut, die legen etwa ein Drittel der Wege mit eigener Muskelkraft zurück.[51] Vielleicht liegt das am größeren Anteil flachen Landes, dass die Deutschen zu mehr Fuß- und Radwegen bereit sind als die Österreicher.

Wie auch immer. Unterm Strich steht: Wir haben körperliche Anstrengungen zu weiten Teilen an Maschinen delegiert, und das lässt uns alt aussehen, im wahrsten Sinne des Wortes. Du und ich, wir haben hier also ordentlich Handlungsbedarf! Mal sehen, ob ich dich mit meiner Begeisterung anstecken kann.

Viel Sport und Bewegung verhindern Krankheiten

Es ist durch unzählige Studien belegt: Ein hohes Maß an körperlicher Aktivität senkt die Sterblichkeit um 20 bis 30 Prozent. Regelmäßiger Ausdauersport beispielsweise senkt den Blutdruck und Blutzucker (das ist eine sehr gute Unterstützung in der Prävention und Therapie bei Diabetes Typ 2) und trägt wesentlich zur Vorbeugung all der Zivilisationskrankheiten bei, die der Hauptgrund für die geringere Lebensqualität im höheren Alter sind.[52]

Sport wirkt verjüngend auf deine Körperzellen, genau genommen auf die Telomere. Das sind die Schutzkappen deiner Chromosomen, die in jedem Zellkern vorhanden sind. Mit jeder Zellteilung – mit fortschreitendem Alter also – werden diese Telomere kürzer, und je kürzer, desto höher die Wahrscheinlichkeit für chronische Erkrankungen und auch für Krebs. In einer Studie konnte bewiesen werden, dass Menschen nach einem halben Jahr regelmäßigem Sport ihr biologisches Alter deutlich senken konnten, weil sich die Telomere verlängert hatten.

Ausdauertraining schützt auch dein Gehirn, respektive deine Lernfähigkeit. Es gibt Studien, die zeigen, dass sportliche Menschen seltener altersdement werden. Was auf alle Fälle guttut: Wenn dein Kopf raucht vor lauter anstrengender Hirnarbeit, gibt es nichts Besseres als Ausdauersport. Er macht deinen Kopf wieder frei und den Körper frisch.

Starke Muskeln für ein unabhängiges, aktives Leben

Im Alter von Mitte bis Ende 20 hast du deine maximale Muskelmasse erreicht. Dann baut sie langsam ab – wenn du nicht gegensteuerst. Wie schnell ein Muskel schwindet, hast du vielleicht selbst schon erlebt, wenn du ein Gipsbein hattest: Nach fünf Wochen war dir der Gips zu groß – nicht, weil er ausgeleiert ist, sondern weil deine Muskeln darunter geschrumpft sind.

Weil mit dem Alter gleichzeitig auch das Nervensystem träge wird, funktioniert auch die Ansteuerung der Muskeln mit der Zeit nicht mehr so gut. Das Ergebnis: Du wirst ungeschickter, stolperst und stürzt schneller. Du wirst verletzungsanfällig. Im höheren Alter, wenn deine Knochen dann auch noch porös sind, ist der Oberschenkelhalsbruch schneller passiert, als du denkst, und der Rollator wird zu deinem ständigen Begleiter. Muskelschwund ist die Vorstufe zur Gebrechlichkeit. Dass der medizinische Begriff dafür ein wenig morbid an den Sarg erinnert, finde ich ziemlich passend: Sarkopenie.

„Use it or lose it", das ist das Motto. Sport und Bewegung trainieren nicht nur deine Muskeln, sondern auch die Nerven, die du für die Ansteuerung und das Koordinieren von Bewegungsabläufen brauchst. Daher solltest du deinen Körper auf allen Ebenen trainieren: Muskelaufbau ist das eine, doch genauso unverzichtbar sollte für dich eine passable Ausdauer, Beweglichkeit und Koordination sein, und vielleicht auch noch Schnellkraft, dann hast du alle fünf Säulen deines muskulären Leistungspotenzials gut im Griff.[53]

Deine Muskeln umfassend zu trainieren ist wirklich von Bedeutung fürs gesunde Altwerden. Und dafür, dass du auch deine Lieblingshobbys so lange wie möglich ausüben kannst. Ich kenne Menschen, die Zeit ihres Lebens jedes Jahr mit Begeisterung Schi gefahren sind und dann mit 65 aufgehört haben. „Ich kann nach wie vor wedeln und sogar im Tiefschnee fahren", sagen sie. „Aber wenn ich stürze, komme ich nicht mehr hoch!" Wer würde bei so alten Schihasen an so etwas denken? Offenbar haben sie verabsäumt, jenseits der zwei oder drei Wochen Schifahren pro Jahr auch noch anderen Sport, respektive Krafttraining zu machen. Kein Muskelaufbau, keine gut geschmierte Ansteuerung – und so müssen sie ihren Lieblingssport traurig an den Nagel hängen. Dieses Schicksal wollen wir nicht, oder?

Kräftige Knochen für ein kraftvolles Leben

Nicht nur die Muskeln schwinden mit dem Älterwerden. Ab etwa Mitte 30 nimmt deine Knochendichte ab. Ab 50 mehren sich die Osteoporosefälle, etwa jede dritte Frau und jeder fünfte Mann sind betroffen.[54] Osteoporose bedeutet, dass sich die Knochendichte und die Knochenstruktur zum Nachteil verändern. Die Wechseljahre und der damit einhergehende Rückgang der Geschlechtshormone verstärken den Prozess, weil diese für die Knochenzellenbildung gebraucht werden.

Schwache Knochen sind fies. Osteoporose schleicht sich unbemerkt in deine Knochen, sie schmerzt nicht gleich und du wirst sie auch nicht einfach so bemerken. Doch in weiterer Folge führt sie zu großen, anhaltenden Schmerzen vor allem an der Wirbelsäule und in den Knien. Falls du schon einmal die schmerzhafte und langwierige Erfahrung mit Knochenmarködemen gemacht hast: Diese Biester tauchen dann öfter auf, als dir lieb ist. Du gerätst in eine Abwärtsspirale: Die ständigen Schmerzen führen zu Schonhaltung und zum Vermeiden unnötiger Bewegungen, das führt wiederum zu Muskelschwund und deine Knochen werden noch poröser. Irgendwann ereilt dich der Oberschenkelhalsbruch oder ein Wirbeleinbruch und deine Knochen brechen bei Dingen, über die du normalerweise gar nicht nachdenkst. Einmal heftig gehustet – knack. Soll schon vorgekommen sein!

Von wegen Langlebigkeit: In so einem Zustand macht das Leben vermutlich keinen Spaß. Ach ja, noch etwas: Osteoporose verleiht dem Prototyp des alten Mütterleins seine Silhouette. Du wirst kleiner und es bildet sich ein Rundrücken – wenig charmant auch Witwenbuckel genannt.

Doch du kannst etwas dagegen tun. Erstens: Lass dir bereits in deinen Vierzigern deine Knochendichte messen. Denn möglicherweise sind deine Knochen schon angegriffen. Je früher dein Arzt dir hilft gegenzusteuern, desto besser! Natürlich gibt es später Medikamente gegen die Knochenkrankheit, doch vernünftiger ist es, es gar nicht erst so weit kommen zu lassen. Bitte übernimm hier unbedingt Selbstverantwortung, denn die wenigsten Orthopäden kommen von selbst auf die Idee, dich präventiv zur Knochendichtemessung zu schicken. Die meisten werden erst aktiv, wenn du schon Beschwerden hast. Dasselbe gilt für Männer. Ich finde es ehrlich gesagt seltsam, dass bei diesem Thema nur über Frauen gesprochen wird. 20 Prozent betroffene Männer sind schließlich nicht gerade wenig. Die Sterblichkeitsrate nach einer Osteoporosefraktur ist bei Männern sogar höher als bei Frauen[55] – vielleicht, weil bei Männern dieses Thema nicht rechtzeitig besprochen wird? Also los, lass dich untersuchen. Eine Knochendichtemessung dauert nicht lang und tut auch ganz bestimmt nicht weh, versprochen!

Zweitens: Bewege dich so viel wie möglich und entscheide dich bitte für Sport. Und zwar mit ordentlicher Belastung. Deine Knochen samt dazugehörigen Knorpeln und Bandscheiben nährst du am besten, wenn du sie Stoß- und Zugkräften aussetzt. Nicht jeder Sport hat diesen Effekt. Beim Laufen beispielsweise erfährt dein Körper Stöße mit jedem Schritt – beim Nordic Walking ist diese Stoßkraft geringer. Krafttraining, und zwar so richtig mit viel Gewicht, bringt Druck- und Zugkraft auf die Muskeln, und weil die mit Sehnen an den Knochen hängen, auch auf die Knochen. Beim Radfahren haben deine Knochen wiederum nicht so viele Stöße zu parieren, beim Schwimmen gar nicht. Kampfsportarten hingegen mögen deine Knochen gern.

Gewichtskontrolle und mehr Interesse an gesunder Nahrung

Eine ziemliche Gemeinheit hat sich die Natur in Sachen Muskelabbau einfallen lassen: Während wir an Muskelmasse verlieren, lagern wir in der zweiten Lebenshälfte stattdessen Fett ein.[56] Muskelschwund ist der Vater des Übergewichts! Und bevor du jetzt ärgerlich die Stirn runzelst, weil du doch die Erfahrung gemacht hast, dass du trotz Sport nix, aber auch gar nix abgenommen hast, lies bitte weiter.

Sport musst du als Langzeitprojekt betrachten. Nur weil du ein paar Mal in der Muckibude warst oder einmal pro Woche eine Runde läufst, wird deine Waage nicht gleich erfreut lächeln. Doch durch den Sport verbessert dein Körper wesentlich seinen Stoffwechsel. Schauen wir uns das näher an:

1. Bewegung entsteht durch ein ausgeklügeltes System von Muskelkontraktionen. Dafür brauchen wir Energie. Die wird im Muskel selbst hergestellt, und zwar aus den Nährstoffen Kohlenhydrate oder Fett einerseits und Sauerstoff andererseits.

2. Unser Körper ist auf Effizienz gebürstet. Weil Kohlenhydrate leichter und schneller verfügbar sind, zieht er sie den Fetten vor. Brot und Spaghetti haben also die Nase vorn im Verbrennungsvorgang in deinem Körper. Und weil heutzutage ja kaum ein Tag ohne Kohlenhydrate auf dem Speiseplan vergeht, hat der Körper sie immer zur

Verfügung und muss nie auf die Fettreserven zurückgreifen. Bei manchen Menschen geht das sogar so weit, dass der Körper es verlernt hat, aus Fett Energie bereitzustellen. Und das, wo wir Menschen von Natur aus doch eigentlich die perfekten Fettverbrenner sind.

3. Sport ist die perfekte Gelegenheit, dem Körper die Fettverbrennung wieder beizubringen. Grob lässt sich sagen: Bei jeder Trainingseinheit greifen die Muskeln zunächst auf den Glukosespeicher zu. Bei einem trainierten Körper schaltet sich der Fettstoffwechsel ab etwa zehn Minuten langsam dazu – bei einem untrainierten entsprechend später. Je öfter du trainierst und je konsequenter du dranbleibst, desto besser kann dein Körper auf Fett zugreifen und desto besser gelingt es ihm, Körperfett abzubauen.

4. Sport führt auch dazu, dass du Muskelmasse aufbaust. Weil Muskeln gemeinsam mit dem Gehirn zu den Energieverbrauchern Nummer 1 gehören, gilt: Mehr Muskelmasse verbraucht auch mehr Energie – und zwar nicht nur, wenn du schwitzend durch den Wald läufst, sondern auch, wenn du zur Abwechslung einmal gemütlich mit einem Buch im Lehnstuhl sitzt.

Nun fragst du dich vielleicht, warum das mit dem Abnehmen trotzdem nicht so einfach klappt. Im Wesentlichen sind es wohl zwei Aspekte. Zum einen kann Sport eine unvernünftige Ernährung nie wettmachen. Wenn du trotz allem deine Kohlenhydratzufuhr nicht reduzierst, auf ungesunde Fette und Junkfood nicht verzichtest und nicht dafür sorgst, dass dein Körper alle Mikronährstoffe bekommt, die er braucht, um gut zu funktionieren, hilft das alles nichts. Lies besser noch einmal in Birgits *Kapitel 2* über eine gesunde Ernährung nach.

Der zweite Aspekt liegt in einer klassischen Fehleinschätzung. Wir neigen dazu, den Kalorienverbrauch beim Sport zu überschätzen. Einen Radler nach der Radtour, weil das süßbittere Getränk einfach dazugehört? Ordentlich reinhauen, weil man doch so viel geschwitzt hat und es sich verdient hat? Ja, die Versuchung ist groß. Wir neigen alle dazu, nach einer Anstrengung zu viel zu essen.

Die Fakten sind aber ernüchternd: Nach einer halben Stunde durchschnittlichem Kraulschwimmen bist du vermutlich müde – und hast trotzdem nur 200 bis 250 Kalorien verbraucht. Wenn du anschließend nicht auf die heiß geliebten Schwimmbad-Pommes verzichten willst, hast du den Kalorienverbrauch auf der Stelle wieder zunichtegemacht. Ein anderes Beispiel: Eine 50-jährige Frau mit 70 Kilogramm verbraucht in einer Stunde Joggen etwa 450 Kalorien – das verdiente Schnitzel mit Pommes danach hat etwa 1.000 Kalorien. Mit der gesunden Alternative Gemüsesticks mit Topfendip (etwa 150 Kalorien) wäre sie besser dran. Dass Alkohol und Sport sich nicht vertragen, muss ich wohl nicht extra betonen, oder? Abgesehen davon, dass Alkohol Gift für deinen Körper ist, macht er den Fitnesseffekt zunichte und hemmt die Fettverbrennung bis zu 24 Stunden lang. Also besser Finger weg vom Alkohol nach dem Training.

Sport verbessert also deinen Stoffwechsel und erhöht deinen Grundumsatz. Auf diese Weise hilft er dir, dein Gewicht zu kontrollieren. Aus eigener Erfahrung kann ich bestätigen, was von vielen Seiten behauptet wird: Der Sport sorgt dafür, dass du dich mehr mit deinem Körper auseinandersetzt. Das führt nicht selten dazu, dass du dich dafür zu interessieren beginnst, was du in dich hineinstopfst. Sport und vernünftige Ernährung sind also wie zweieiige Zwillinge: Sie befruchten sich gegenseitig und verkümmern, wenn einer davon wegfällt.

Ein Herz, mit dem du alt werden kannst

Im Alter werden die Herzwände dicker, das elastische Gewebe nimmt ab. Das führt dazu, dass das Herz steifer wird – und man kann sich gut vorstellen, dass damit unser wichtigstes Organ nicht mehr ordentlich pumpen kann. Ähnliches gilt auch für die Blutbahnen, auch sie verlieren ihre Elastizität. Verschiedene Erkrankungen wie Bluthochdruck, Herzinfarkt und in letzter Konsequenz Herzversagen sind das Ergebnis.

Wenn du Ausdauersport treibst, passiert Folgendes: Dein Herzschlag wird spürbar schneller und der Körper – speziell die gerade beanspruchten Muskeln – werden verstärkt mit Sauerstoff versorgt. Trainierst du regelmäßig, passen sich Herz und Gefäße der höheren Belastung an. Wie du weißt, ist das Herz ein Muskel, er wird durch Training stärker. So wie du bei regelmäßigem Krafttraining immer mehr Gewicht heben kannst, so kann dein Herz bei regelmäßigem Ausdauertraining bei jedem Schlag mehr leisten. Es muss weniger oft schlagen und kann trotzdem mehr Blut pro Herzschlag in deinen Körper pumpen. Auf diese Weise wird es geschont und hält länger. Ein untrainiertes Herz wird mit dem Älterwerden wie ein 20-PS-Auto, dem du mit Gaspedal auf Anschlag auf der Autobahn gerade mal 100 km/h abringst – es pfeift aus dem letzten Loch, bis es auseinanderfällt. Demgegenüber ist ein sportliches Herz wie ein Ferrari, der sich bei derselben Geschwindigkeit kaum anstrengen muss.

Es gibt sehr viele Studien über den Zusammenhang zwischen Herzgesundheit und Sport, mit teils spektakulären Ergebnissen, von denen ich dir drei besonders spannende Aussagen nicht vorenthalten möchte[57]:

1. Langes, tägliches Sitzen allein genügt, um das Herz in der oben beschriebenen Form altern zu lassen – auch wenn es sonst zu keinen Erkrankungen kommt.
2. Hingegen können bei gesunden Menschen vier bis fünf Tage Ausdauersport pro Woche die Versteifung des Herzmuskels vollständig verhindern.

Na, was sagst du dazu? Ist es nicht genial, dass wir nur mit ein bisschen Sport und Bewegung unser Herz fit halten können? Allerdings war man sich nicht sicher, ob dieser Effekt wirklich lebenslang aufrechterhalten werden kann, und so hat man 2021 eine weitere Studie publiziert mit einem weiteren umwerfenden Ergebnis, wie ich finde:

3. Menschen, die eine bereits fortgeschrittene Herzmuskelversteifung hatten, konnten mit Sport diese Versteifung vollständig zurückbilden. Sie durchliefen dafür ein einjähriges Trainingsprogramm mit zwei bis vier Trainingseinheiten pro Woche (Laufen, Schwimmen, Radfahren, Krafttraining). Eine Kontrollgruppe machte in diesem Jahr nur leichtes Krafttraining und Yoga, doch bei denen stellte sich dieser Effekt nicht ein.

Also – ran an die Geräte, rein in die Laufschuhe, rauf auf die Berge, rein ins Wasser! Du hast es in der Hand, wie gesund dein Herz und deine Gefäße bleiben.

Dein Immunsystem bleibt in Schuss

Mit dem Alter wird auch deine Immunabwehr schwächer, sodass du anfälliger für Viren und Bakterien wirst. Ab der Pubertät bildet sich bereits die Thymusdrüse zurück – zuständig für die Produktion eines Teils unserer inneren Abwehrkampftruppe. Ab 50 produzieren wir weniger Antikörper und werden somit anfälliger für unerwünschte Eindringlinge. Besonderes Augenmerk gilt auch der gefährlichsten aller Infektionen, der Lungenentzündung, die für Hochbetagte meistens tödlich endet.

Doch hier wird noch eifrig geforscht, um noch offene Fragen zu klären. Birgit wird in *Kapitel 6* näher darauf eingehen. Fest steht: Nur weil du 20 Jahre alt bist, bist du nicht automatisch immunstark. Eine fitte 50-Jährige kann mehr Abwehrkräfte haben als ein 20-jähriger Junkfood-fanatischer Couch-Potato. Da sind wir wieder bei den zentralen Themen der Langlebigkeit: dem gesunden Lifestyle.

Für dich heißt das: Willst du Infektionen auch im höheren Alter unbeschadet überstehen, geht kein Weg daran vorbei, dass du Sport machst. Sport und ausreichend guter Schlaf sind neben der Ernährung die primären Säulen einer fitten Immunabwehr.

Sport macht glücklich

Ich spreche jetzt nicht von den viel zitierten Endorphinen, die bei Ausdauersport einen Glückskick erzeugen. Es gibt ihn tatsächlich, diesen Effekt, doch kenne ich viele sportwillige Menschen, die auf diesen Moment vergebens warten – weil er sich erst nach wirklich langer Belastung einstellt. Da gibt es viele andere Wirkungen, die nicht nur glücklicher machen, sondern auch einen eindeutigen Effekt auf die gesunde Langlebigkeit haben.

Sport ist beispielsweise ein gut wirkendes **Antidepressivum**, das kann ich aus eigener Erfahrung bezeugen. Das einzige Problem dabei ist, dass die Depression genau das verhindert, was helfen würde: Wenn man depressiv ist, bringen einen keine zehn Pferde raus in die Natur, um welchen Sport auch immer zu machen. Ich hatte das große Glück, einen geduldigen Mann an meiner Seite zu haben, der mich sanft vom Sofa hochzog und mit mir erst eine Runde um den Häuserblock ging, dann zwei … Irgendwann besserte sich mein Zustand. Seit ich regelmäßig sportle, bin ich viel ausgeglichener. Und sobald sich der Blues an mich heranschleicht, renne ich ihm davon. Im wahrsten Sinn des Wortes. Der Sport hilft mir tatsächlich, meine Depressionsneigung sehr gut in Schach zu halten.

Wobei wir beim psychischen Wohlbefinden gelandet sind. Auch dazu kann Sport viel beitragen. Da wäre einmal die **Anti-Stress-Wirkung.** Wenn wir viel Stress in der Arbeit haben, tendieren wir leider dazu, uns abends erschöpft auf die Couch fallen zu lassen und den Fernseher einzuschalten. Klar, die Energien sind alle, du fühlst dich ausgelaugt. Wer will da schon zu einer anstrengenden Zumba-Stunde aufbrechen? Was aber besser als das Sofa wäre: eine gemächliche Laufrunde durch den Park, eine kleine Runde mit dem Rad oder was auch immer du gern tust. Wichtig dabei ist: nicht zu anstrengend, aber doch so, dass du deinen Kreislauf ankurbelst.

Die Sache ist nämlich die: Stress im Büro (oder mit der Familie oder welcher Art auch immer) setzt dein Stresssystem in Gang. Genauso, wie wenn du plötzlich auf der Straße überfallen wirst: Adrenalin und andere Hormone schießen in die Blutbahnen, der Puls steigt, dein Körper macht sich bereit für Kampf oder Flucht, je nachdem, was du aussichtsreicher findest. Wenn du deinem Angreifer dann erfolgreich eine über die Rübe gezogen hast und davongerannt bist, hast du gleich zwei Fliegen mit einer Klatsche geschlagen: Du hast die Gefahr beseitigt und dein Körper konnte sich durch die körperliche Anstrengung abreagieren. Dein Stresssystem beruhigt sich wieder. Anders aber, wenn du dich im Büro über deinen Chef geärgert hast. Dem kannst du schlecht einen Uppercut verpassen, auch wenn dir grade danach wäre. Damit entfällt aber auch die Möglichkeit, dich abzureagieren. Dein Stresssystem bleibt aktiv und richtet auf Dauer Schaden in deinem Körper an. Sport ist quasi die beste Alternative zum Uppercut. Spiele eine Runde Squash oder Tennis und stell dir vor, im Ball säße dein Chef ... Nur so eine Idee. Selbst probiert!

Auch sehr wertvoll ist die Tatsache, dass Sport **gut ist gegen die allseits herrschende Reizüberflutung.** Von überall her prasseln ständig Informationen auf dich ein. Dein Hirn kann sich gar nicht mehr so richtig erholen, ständig muss es etwas verarbeiten. Anders beim Sport. Du bist fokussiert auf eine einzige Sache, nämlich das Spiel. Nur deine Bewegungen und das sportliche Ziel sind relevant. Alles andere, alle Sorgen und Probleme sind in dieser Zeit wie weggeblasen. Wenn du zu jenen gehörst, die ständig von Kindern, Eltern oder Kollegen belagert werden: Welcome to the **perfect Me-Time**! Ein paar Längen im Schwimmbad, eine einsame Runde im Wald oder auf dem Rad – und schon ist Ruhe. Keiner kann dich hier stören. Ich bin aus genau diesem Grund begeisterte Einzelsportlerin. Rein ins Schwimmbecken und dann gibt es für eine Stunde nur das Wasserplätschern und sonst nichts. Herrlich!

Ein abschließendes Sahnehäubchen habe ich noch für dich: **Sport macht dich schön** – noch schöner, als du ohnehin schon bist. Wenn du regelmäßig Sport treibst, wird das deinen Body shapen, ob du willst oder nicht. Allerdings musst du dranbleiben und wirklich mindestens dreimal pro Woche Ausdauersport machen. Als ich vor vielen Jahren mit dem Triathlon-Training begann, habe ich bald in eine kleinere Kleidergröße gepasst, obwohl ich nicht abgenommen habe. Den umgekehrten Effekt erlebte ich, als ich mit dem Triathlon aufhörte und wegen eines Rückenproblems fast ein Jahr lang meine geliebten Waldläufe aussetzen musste: Meine Hüften füllten sich wieder, auch das bei gleichbleibendem Gewicht.

Ausreichend Muskulatur formt übrigens nicht nur deinen Körper, sondern gibt auch deiner Haut und dem darunter liegenden Gewebe eine ansehnliche Aufhängung. Was natürlich nicht heißt, dass du nur ein bisschen zu schwimmen brauchst, und schon sind deine Fledermausarme und die Cellulite weg. Gerade die Haut reagiert auf Umwelteinflüsse empfindlich – Stichwort Sonnenanbeter. Wenn du aber ausreichend Kraft- und Ausdauersport machst, wirkt deine Haut jünger wegen der besseren Durchblutung und weil sie mit festem Muskelgewebe unterpolstert ist.

3.2 Die drei Säulen deiner Fitness

Was ist also zu tun, um fit und damit gesund zu bleiben – oder es zu werden? Deine Fitness basiert auf drei wichtigen Säulen: im Alltag so viel Bewegung wie möglich, Ausdauersport und Krafttraining.

Diese drei Säulen gilt es nun so zu gestalten, dass du alle körperlichen Kompetenzen trainierst: Ausdauer, Muskelkraft, Schnelligkeit, Beweglichkeit und Koordination.[58] Wenn du all diese fünf Kompetenzen beherrschst, ist dein Körper fit für die Zukunft. Das klingt vielleicht ein bisschen viel, ist es in der Praxis aber gar nicht, weil sich in einer Trainingseinheit locker gleich mehrere Kompetenzen einbauen lassen. Wenn du beispielsweise in dein Fitnessstudio gehst, um deine Muskeln zu trainieren, kannst du gleich koordinative Übungen mit einbauen und vielleicht am Ende mit ein paar Dehnungsübungen deine Beweglichkeit erhöhen.

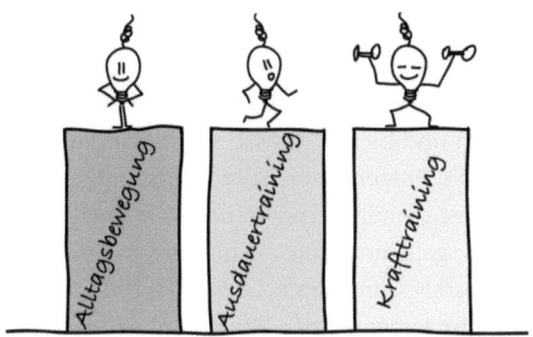

Alltagsbewegungen: Mach es dir unbequem!

Im Alltag bewegen wir uns alle. Ständig. Und trotzdem: In der Regel ist das zu wenig. Etwa die Hälfte der Menschen in Mitteleuropa hat beispielsweise einen sitzenden Beruf. Daher hört man von allen Seiten immer wieder Empfehlungen wie „nimm die Treppe statt den Lift" oder „steige eine Station früher aus dem Bus" oder „lass das Auto stehen und fahre mit dem Rad". Mit einem Wort: Lass die künstlichen Hilfsmittel der heutigen Zeit ab und zu links liegen und nutze für den Weg von A nach B das, was weder fossile Brennstoffe verbraucht noch die Umwelt verschmutzt: deine Muskelkraft.

Mit viel Alltagsbewegung erreichst du schon ein paar Prozentpunkte geringere Sterblichkeit und höheres Wohlbefinden. Dein Auftrag lautet also: Nütze jede auch noch so kleine Möglichkeit, dich zu bewegen.

Die US-amerikanische Biomechanikerin Katy Bowman hat sich der Erforschung von Bewegung und ihre Wirkung auf unseren Körper auf Zellebene verschrieben.[59] Sie appelliert dafür, dass du dir dein tägliches Umfeld so gestaltest, dass du möglichst viele verschiedene Bewegungen und Körperhaltungen einnehmen kannst. Das, so sagt sie, kommt dem am nächsten, was der Mensch von Natur aus braucht: Wir sollten gehen, laufen, springen, uns strecken, drehen und bücken, ab und zu auf einen Baum klettern oder durch einen Teich schwimmen.

Stell dir also den Drucker nicht in Reichweite auf den Schreibtisch, sondern vielleicht sogar in ein anders Zimmer, damit du aufstehen und gehen musst. Stell dich beim Umrühren deiner Gemüsesuppe auf ein Wackelbrett. Verstaue Kochgeschirr, das du regelmäßig brauchst, ins oberste oder unterste Fach, damit du dich strecken und bücken musst. Kündige deine Putzhilfe und putze selbst (sorry, ich weiß, Putzen ist nicht so wahnsinnig prickelnd, aber du bewegst, streckst, drehst deinen Körper dabei). Gehe möglichst viel barfuß. Wo immer es möglich ist, gehe und laufe auf unebenem Gelände statt auf Asphalt, balanciere auf Mauersockeln, hüpfe über Wasserlacken, baumle an einem Ast. Nimm beim Treppensteigen zwei Stufen auf einmal. Setze oder lege dich daheim beim Lesen zur Abwechslung auch einmal auf den Boden. Die Devise lautet also: Mach es dir unbequem!

Wenn du Inspiration brauchst: Beobachte Kinder und ahme sie in ihren Bewegungen nach (auch wenn du dir dabei kindisch vorkommst. Kindisch sein hält jung!). Und falls du wie ich sehr viel Zeit am Computer schreibst: Stelle dir halbstündlich oder stündlich einen Wecker und dehne und strecke dich, kreise mit den Schultern, dreh den Kopf, dehne deine Oberschenkel und die Hüftgelenke, bewege dein Kniegelenk. Wechsle so oft wie möglich deine Arbeitsposition: Der Schreibtischsessel ist nur eine Option, da sind auch noch das Sofa und der Boden, und vielleicht kannst du dein Notebook auf ein Podest stellen und stehend arbeiten.

Selbst wenn du der absolute Bewegungsmuffel bist, kannst du hier kaum was einwenden, oder? Alltagsbewegungen sind wirklich weder aufwendig noch anstrengend. Wenn du magst, besuche Katy Bowman auf ihrer Website – sie hat unzählige Anregungen für dich.[60]

Weltberühmt sind auch die 10.000 Schritte geworden, die man täglich gehen soll. Du brauchst dafür nicht gleich eine teure Sportuhr, auch günstigere Smartwatches können Schritte zählen oder auch dein Handy. Wenn du in einem Restaurant als Servierkraft arbeitest, wirst du dieses Ziel schnell erreicht haben – als Schreibtischtäterin hingegen wirst du dich anstrengen müssen, um sie zu schaffen. Du wirst staunen, wie wenige Schritte zusammenkommen in so einem gemütlichen Alltag.

Die Geschichte hinter den 10.000 Schritten finde ich übrigens kurios: In den 1960er-Jahren entwickelte die japanische Firma Yamasa den ersten tragbaren Schrittzähler, den sie „manpo-kei" nannten – auf Deutsch der „10.000-Schritte-Zähler". Nicht etwa, weil es für die 10.000 Schritte auch nur irgendeine wissenschaftliche Evidenz gab, sondern einfach nur, weil es sich gut anhörte. Nicht schlecht, dass diese Zahl es trotzdem zu so einer Berühmtheit geschafft hat, oder?[61]

Natürlich hat man mittlerweile geforscht, inwieweit diese oder auch eine andere Zahl zu einem gesunden Lebensstil beitragen könnten. Der letzte Stand der Dinge ist der, dass auch weniger tägliche Schritte gesund genug sein können, um vorbeugend zu wirken, vorausgesetzt, man geht täglich. So reduzieren laut einer Studie 3.800 Schritte täglich dein Demenzrisiko um ein Viertel, 9.800 Schritte sogar um die Hälfte. In einer anderen Studie werden 7.500 Schritte als optimal deklariert. Eindeutig ist auch der Zusammenhang mit Adipositas: Je mehr Schritte du täglich machst, desto weniger neigst du dazu und desto weniger leidest du auch, wenn du zu viel Speck auf den Rippen hast.[62] Wie viele es auch immer sein sollen – offenbar jedenfalls mehr, als der Durchschnittsmensch täglich schafft. 4.900 Schritte sind das laut einer weltweiten Studie.[63]

Freunde dich mit Ausdauersport an

Du meinst, du hast es mit Joggen schon probiert, ohne Erfolg, du bist halt kein Ausdauertyp? Nicht doch. Es gibt doch so viel mehr! Radfahren, Schwimmen, Klettern, Schifahren, Bergsteigen, Rudern, Kajak, Kitesurfen, Eisschnelllaufen, Langlaufen, Tennis, Badminton, Tischtennis, Fußball, Eishockey, Wandern, Trailrunning, aber auch Zumba oder Tanzen generell … Du siehst, die Vielfalt ist enorm.

Manche Sportarten sind ordentlich anstrengend und kraftraubend (wie Schwimmen, Klettern oder Wildwasserpaddeln), dann spricht man von Kraftausdauersport. Jene, bei denen es „nur" darum geht, eine Bewegung möglichst lange durchzuhalten (wie Joggen oder Radfahren), nennt man Ausdauersport. Doch diese strenge Unterteilung wollen wir lieber den Sportwissenschaftlern überlassen. Für unsere Zwecke reicht es, sich die vielen Möglichkeiten vor Augen zu halten. Und vor allem: sie alle auszuprobieren. So lange, bis du merkst: Ah, jetzt fühle ich mich wohl.

Beim Ausdauersport geht es darum, eine bestimmte Bewegung möglichst lange auszuhalten. Je länger du aushältst, desto fitter bist du, desto stärker sind dein Herz-Kreislauf-System, deine Lungen, deine Nervenbahnen, deine Knochen. Das hilft dir, deinen Alltag als weniger anstrengend zu empfinden. So paradox es klingen mag: Je anstrengender der Sport, desto leichter das Leben. Was nicht heißt, dass du dein Training ausschließlich so gestaltest, dass du am Ende erschöpft umfällst. Es geht darum, dass du es an dein Fitnesslevel so anpasst, dass es dich wenigstens ein bisschen herausfordert.

Ich denke, es wird Zeit für eine kurze Einführung in den Gesundmacher Nummer 1 in deinem Körper: der Muskel.

INFOBOX | WIE DEIN MUSKEL ARBEITET

Nehmen wir an, du fährst mit dem Rad. Bei jedem Tritt in die Pedale werden einige Muskeln aktiv, besonders deine Oberschenkelmuskeln. Zoomen wir ein Stück hinein, was da passiert. Jeder Muskel besteht aus Muskelfasern, diese wiederum aus Muskelzellen – alles durchblutet durch die Kapillaren. Das sind ganz feine Äderchen, die Nährstoffe bis in die letzten Winkel transportieren können. In jeder Muskelzelle gibt es sogenannte Mitochondrien, die von besonderer Bedeutung sind, weil in ihnen die Energieerzeugung stattfindet. In jeder Muskelzelle gibt es gleich mehrere dieser Kraftwerke. Wenn du nun deinen Oberschenkelmuskel aktivierst, pumpt das Herz verstärkt Blut in den Muskel und damit unter anderem Glykose (aus den Kohlenhydraten) oder Fett sowie Sauerstoff. Aus diesen Stoffen gewinnen die Mitochondrien Energie, mit der sich der Muskel bewegt.

Damit ist auch klar, wo die Grenzen deiner Fitness verlaufen: Je mehr Mitochondrien in deinen Zellen sitzen, desto mehr Energie kann produziert werden. Der zweite wesentliche Punkt ist, wie viel Sauerstoff dein Herz-Kreislauf-System an die Mitochondrien liefern kann – sprich, wie gut der Zustand von Herz, Blutgefäßen und Lunge ist.

Was passiert nun bei regelmäßigem Ausdauertraining? Es erhöht sich die Anzahl der Mitochondrien in den Muskeln, sie werden stärker. Mit der Zeit werden auch Herz und Blutgefäße stärker, es erhöht sich die Verästelung der Kapillaren, wodurch mehr Sauerstoff in den Muskel gelangen kann. Mehr Kraftwerke, die mehr Nährstoffe in Energie umwandeln können, bedeuten, dass deine Muskeln mehr leisten können. Auf diese Weise erhöht sich dein Fitnesslevel und damit auch die Stärke aller Beteiligten: nicht nur Herz und Blutsystem, sondern auch das Nervensystem, das für die Ansteuerung notwendig ist, und die Lunge, die für den Sauerstoff sorgt. Ist es nicht wunderbar, wie gut der Körper für sich selbst sorgen kann? Wenn du ihn lässt!

Deine Fitness kannst du steigern, indem du in dein Ausdauertraining zwei Arten von Training aufnimmst: Grundlagentraining und hoch intensives Training.

Die Grundlagenausdauer steigerst du durch moderates Tempo. Beim Laufen wäre das etwa die Geschwindigkeit, bei der du dich mit deiner Trainingspartnerin gerade noch unterhalten kannst. Für intensives Training gibt es mehrere Spielarten, eine davon ist Intervalltraining. Du läufst dich ein paar Minuten warm, anschließend wechselst du ein paar Mal zwischen hohem und niedrigem Tempo ab. Insgesamt ist hoch intensives Training kürzer und anstrengender, Grundlagentraining länger und moderat. Wenn du Anfänger bist, kümmerst du dich in den ersten Wochen oder Monaten nur um deine Grundlagenausdauer. Bist du schon geübt, ist es eine gute Idee, regelmäßig auch anstrengende Trainingseinheiten einzubauen.

Muskeltraining muss sein

In Gesprächen mit anderen begegnet mir immer wieder der Irrglaube, mit ausreichend Ausdauersport wäre alles getan. Dreimal die Woche für eine Stunde Wandern im Wald, das ist gesund, und damit wäre alles Sportliche erledigt.

Doch dem ist nicht so. Jede Sportart sollte von regelmäßigem Krafttraining begleitet werden. Umgekehrt gibt es auch Menschen, die drei- bis viermal die Woche Krafttraining machen und meinen, das wäre genug Sport. Auch für die gilt: Du brauchst auch Ausdauer in deinem Fitnessplan. Selbst Arnold Schwarzenegger ist regelmäßig gejoggt.

Muskeln brauchst du nicht nur für Sport, sondern für dein tägliches Leben. Je besser der Zustand deiner Muskeln ist, desto besser kannst du deinen Alltag bewältigen. Doch die Natur hat es so vorgesehen, dass wir etwa ab 30 Jahren Muskelmasse abbauen. Anfangs sind es nur drei Prozent pro Lebensjahrzehnt, bei Frauen wird es ab der Menopause kritischer: Gleich 30 Prozent verlieren wir zwischen 50 und 70 Jahren. Das ist nicht gerade wenig! Schwindende Muskeln sind der Anfang der Gebrechlichkeit.

Die gute Nachricht: Gerade der Muskelabbau ist eine jener Entwicklungen, gegen die wir super etwas tun können. Und zwar mithilfe von Krafttraining. Ein bisschen Joggen allein reicht da nicht. Ausdauersport jeglicher Art hilft dir, dein Herz jung, dein Immunsystem in Schuss zu halten und chronischen Krankheiten vorzubeugen oder sie zu lindern. Krafttraining hilft dir hingegen, deine Skelettmuskulatur und deine Knochen in Schuss zu halten, damit du nicht wacklig wirst und dein Leben nicht am Rollator endet.

INFOBOX | DER UNTERSCHIED ZWISCHEN KRAFTSPORT UND KRAFTTRAINING

Zum Kraftsport zählen Sportarten wie Gewichtheben oder Kraftdreikampf (Kniebeugen, Bankdrücken und Kreuzheben, natürlich alles mit viel Gewicht). Auch Bodybuilding zählen manche dazu. Beim Kraftsport geht es also um Wettbewerbe, bei denen das zu stemmende Gewicht im Fokus steht.

Krafttraining hingegen ist keine Sportart, sondern Teil eines Gesamttrainings für eine bestimmte Sportart. Du bist beispielsweise Schwimmerin, daher hast du zweimal die Woche Schwimmen im Kalender stehen und zweimal Krafttraining. Profischwimmer, die fünf bis sechs Schwimmeinheiten pro Woche absolvieren, haben zusätzlich zwei bis drei Krafteinheiten auf dem Plan stehen.

Es gibt viele unwiderstehliche Gründe für Krafttraining:

▷ Als Unterstützung zu deinem Ausdauersport: Wenn du beim Laufen schneller werden willst, ist es notwendig, dass du auch Krafttraining machst, um jene Muskeln zu stärken, die dein Tempo beim Laufen erhöhen. Das gilt natürlich für alle anderen Sportarten auch. Jeder Profisportler hat in seinem Trainingsplan immer auch Krafttraining vorgesehen, und wir sind gut beraten, es ihm gleichzutun.

▷ Als Ausgleich zu deinem Sport: Wenn du Tennis, Golf oder Ähnliches spielst, läufst du Gefahr, einseitig zu werden. Das ist nie gut. Asymmetrien können über kurz oder lang zu Fehlhaltungen und Schmerzen führen. Die meisten Ausdauersportarten sind einseitig oder beanspruchen nur einen Teil deines Körpers. Beim Radfahren beispielsweise fristen Bauch, Rücken, Nacken und Arme nur ein klägliches Statistendasein. Krafttraining ermöglicht dir, deinen gesamten Körper fit zu machen – und nicht nur die Schokoladenseite.

▷ Als Prophylaxe gegen Schmerzen und Verletzungen: Krafttraining heißt nicht nur, die großen Muskeln zu stärken – also Bizeps, Gluteus oder die Beinmuskulatur. Du hast auch sehr viele kleine Muskeln, die für die Stabilisierung deines gesamten Bewegungsapparats verantwortlich sind und das Zünglein an der Waage sein können, ob du dich beim Stolpern verletzt oder nicht. Genau deshalb ist es auch fürs Alter wichtig, die kleinen Haltemuskeln (um die Körpermitte, an der Wirbelsäule, um die Gelenke herum) zu trainieren. Wenn Knochen porös werden, können Stürze weitreichende Folgen haben.

▷ Um deine Gelenke zu schützen: Vor allem chronische Probleme wie die weitverbreitete Kniearthrose lassen sich gut in Schach halten, indem man ganz gezielt die Muskeln rund um das betroffene Gelenk so stark wie möglich macht. Andere haben Stützbandagen – wir haben stützende Muskeln!

▷ Last, but not least: Krafttraining ist wichtig, um dem Alterungsprozess ein Schnippchen zu schlagen.

Warum ich dir Krafttraining gar so sehr schmackhaft machen will? Weil es so viele Menschen gibt, die sich drücken und gern mit Ausreden daherkommen. Männer sind eher bereit für die Muckibude, aber bei Frauen nehme ich oft eine Scheu wahr. Das lässt sich auf ein beliebtes Vorurteil zurückführen, das ich hiermit sehr gern und aus Überzeugung entkräftige:

„Ich will doch keine Muskelberge aufbauen, wie sieht das denn aus!", sagst du vielleicht. Oder auch: „Muskeln sind schwerer als Fett – ich will doch nicht zunehmen!" Glaube mir: Als Frau bekommst du nicht so leicht dicke Muskeln. Da müsstest du zusätzlich spezielle Präparate zu dir nehmen, und das würde ich dir wirklich nicht raten. Erstens unnötig, zweitens ungesund. Außerdem – das gilt für Frauen und Männer – wirst du keine Arnoldine Schwarzenegger, wenn du parallel zum Krafttraining deinen Ausdauersport machst. Denn dann sind deine Muskeln auf Funktion gebürstet, und auf Funktion gebürstete Muskeln sind kraftvoll, aber schlank. Ich bin seit vielen Jahren zwei- bis dreimal die Woche beim Krafttraining – keine Muskelberge weit und breit. Nur ein rundum gutes Gefühl, mich auf die Kraft meines Körpers verlassen zu können.

Nur für den Fall, dass dir eine andere, ebenfalls weit verbreitete Sorge auf der Zunge liegt: Nein, du bist nicht zu alt für Krafttraining. Krafttraining kannst du in jedem Alter machen, und du wirst in jedem Alter dabei erfolgreich sein. Es gibt Studien, die beweisen, dass selbst 90-Jährige bei regelmäßiger Übung ihre Muskeln aufbauen können, und das mit deutlichem Ergebnis.

Noch ein Vorurteil höre ich manchmal: „Krafttraining ist langweilig." Nun ja. Bei Krafttraining denken viele leider nur an Hanteln und Gewichte, die es zu stemmen gilt, und das finden viele – vor allem Frauen – langweilig. Doch auch wenn Krafttraining einem schlichten Prinzip folgt, das da heißt „Muskel gegen Widerstand": Es gibt so viele Spielarten!

INFOBOX | DIE VIELFALT DES KRAFTTRAININGS

▸ **Gewichttraining**, respektive Geräte und Freihanteln. Erstere sind das, was du vermutlich als Erstes im Kopf hast, wenn du ans Fitnesscenter denkst. Die Geräte haben manchmal martialische, oft auch hübsche Namen wie Beinpresse, Beincurl, Butterfly oder Latzug. Sie sind für einen konkreten Muskel gedacht und zwingen dich zu einem bestimmten Bewegungsablauf. Zweiteres, also Freihanteltraining, ist das Arbeiten mit Lang- und Kurzhanteln. Sie haben den Vorteil, dass du zusätzlich zum Kraftaufwand auch noch die Gewichte balancieren musst, was einer natürlicheren Beanspruchung der Muskeln gleichkommt.

▸ In gut ausgestatteten Fitnesscentern findest du außerdem viele verschiedene **Spielsachen** und ich empfehle dir, möglichst alle abwechselnd auszuprobieren: TRX-Schlaufen, Gummibänder, Medizinbälle, Kettlebells, Gymnastikbälle jeglicher Größe, Wackelbretter, Luftkissen, Springschnüre, Trampoline, Slacklines, Boxsäcke und vieles mehr. Mit diesen Dingen kannst du nicht nur Kraft aufbauen, sondern auch noch etwas, das dir genauso wichtig sein muss: Balance- und Koordinationstraining.

▸ **Eigengewichtstraining** (Bodyweight Training): Kniebeugen, Liegestütze, Crunches, Planks und Sit-ups sind beliebte Übungen ohne zusätzliche Geräte. Hat den Riesenvorteil, dass du überall üben kannst, in den eigenen vier Wänden ebenso wie im Urlaub am Strand.

▸ **Functional Training** ähnelt dem Eigengewichtstraining, nur dass dabei nicht einzelne Muskeln trainiert werden, sondern ganze Muskelketten entsprechend ganzer Bewegungsabläufe. Die Bewegungsqualität und die funktionelle Kraft werden dabei verbessert. Es geht also nicht nur um den Muskelaufbau, sondern darum, den Körper funktionell zu machen und den gesamten Muskelapparat samt Sehnen und Gelenken für den Alltag oder für deinen Ausdauersport fit zu machen.

▸ **Crossfit** ist eine spezielle Form des funktionellen Trainings, das von zwei Amerikanern entwickelt wurde. Du machst dabei Funktionsbewegungen mit hoher Intensität, die deine Muskelketten vom Scheitel bis zur Sohle beanspruchen.

▸ **Zirkeltraining** ist eine Kombination von sechs bis zwölf Übungen, die du entweder in einer vorgegebenen Zeit oder mit einer bestimmten Anzahl von Wiederholungen durchführst. Zwischen jeder Übung gibt es eine kurze Pause. Das gibt es in Fitnesscentern manchmal auch in der Gruppe. Im Grunde kannst du dir so ein Zirkeltrainingsprogramm auch zu Hause vorbereiten.

▸ **HIIT-Training**: Die Abkürzung HIIT steht für „High Intensity Intervall Training". Wie der Name schon sagt, geht es darum, jede Übung (Bodyweight- oder funktionelle Übungen) hoch intensiv zu machen, gefolgt von einer kurzen Pause. Also beispielsweise 30 Sekunden Kniebeugen – 30 Sekunden Pause – 30 Sekunden Hochstrecksprünge – 30 Sekunden Pause. Nach einer halben Stunde bist du fix und fertig. Abgesehen davon, dass dieses Training kurzweilig ist und Spaß macht: Du baust nicht nur Muskeln auf, sondern verbrennst auch viele Kalorien. Ideal also, wenn du wenig Zeit hast und trotzdem deinem Körper etwas Gutes tun willst.

▸ **Tabata** ist eine Variante des HIIT und heißt deshalb so, weil es von einem gewissen Dr. Tabata entwickelt wurde. Tabata ist noch effizienter, wenn du es richtig machst. Ein Tabata-Workout dauert nur vier Minuten. Du wechselst dabei 20 Sekunden extrem intensiver Übung und zehn Sekunden Pause ab, je achtmal. Dann fällst du vermutlich um vor Erschöpfung. Allerdings liegt hier die Betonung wirklich auf extrem intensiv, damit es den gewünschten Effekt hat.

▸ **Aquafitness**: Der Widerstand, gegen den deine Muskeln hier arbeiten sollen, ist das Wasser. Oft wird das als Seniorenturnen belächelt, aber wenn du es einmal so richtig versucht hast, wirst du feststellen, dass das ganz schön anstrengend sein kann. Der große Vorteil: Es schont deine Gelenke.

▸ **Pilates** ist ein sanftes Ganzkörperkrafttraining. Dabei werden verschiedene Übungen wie Crunches, Unterarm- oder Seitstütz und Ähnliches mit einer fließenden Atmung verbunden. Ein wichtiger Fokus liegt auf der Kräftigung der Körpermitte, was Pilates besonders attraktiv macht. Schließlich gibt es kaum eine Bewegung, bei der du nicht Stabilität in Bauch und Kreuz brauchst.

3.3 Die Frage nach dem Wieviel

Es gibt Menschen, die sporteln täglich. Andere wiederum nur am Wochenende. Oder überhaupt nur im Winter, weil sie leidenschaftliche Schifahrer sind und sich mit sonst keinem Sport anfreunden können. Also, wie viel ist nun richtig? Um keine Missverständnisse aufkommen zu lassen: Wir sprechen jetzt nicht von Alltagsbewegungen – die kann es wie erwähnt nicht genug geben –, sondern von Ausdauersport und Krafttraining. Beginnen wir an den Extrempunkten.

Jeden einzelnen Tag, sieben Tage die Woche, 365 Tage im Jahr Sport zu treiben, ist zu viel. Aus einem einfachen Grund: Dein Körper braucht zwischendurch Regeneration. Genau genommen ist Regeneration sogar Teil des Trainingsplans, aus einem überraschenden Grund: Deine Muskeln werden nicht während des Trainings stärker, sondern erst danach in der Erholungsphase. Ich stelle mir das so vor, dass ein Muskel während einer Sporteinheit alle Hände voll zu tun hat, um genug Energie bereitzustellen. Da hat er einfach keinen Kopf dafür, um auch noch an die Zukunft zu denken. Außerdem wird er im Laufe des Trainings müde, verliert also an Leistungsfähigkeit. Erst wenn wieder Ruhe einkehrt, lehnt er sich zurück und denkt: „Puh, das war jetzt anstrengend. Was ist, wenn mein Mensch sich demnächst wieder so anstrengen will? Besser, ich bereite mich darauf vor."

Also startet der Muskel sein Anpassungsprogramm. Er repariert Schäden, vermehrt die Mitochondrien in den Zellen, erhöht die Verästelung der Kapillaren, stärkt Herz und Lunge, damit die beim nächsten Mal mehr Sauerstoff in die Muskeln liefern können. Sicherheitshalber packt er noch ein bisschen mehr Kraft drauf, als er vorher hatte, man weiß ja nie. Auf diese Weise hat er zu Beginn der nächsten Trainingseinheit ein höheres Ausgangsniveau. Im Training verliert er wieder an Leistung, danach wird wieder fleißig nachgearbeitet, sodass das Leistungsniveau wiederum ein bisschen höher ist. So wird er von Mal zu Mal stärker. In der Grafik haben wir diesen Prozess der sogenannten Superkompensation dargestellt.

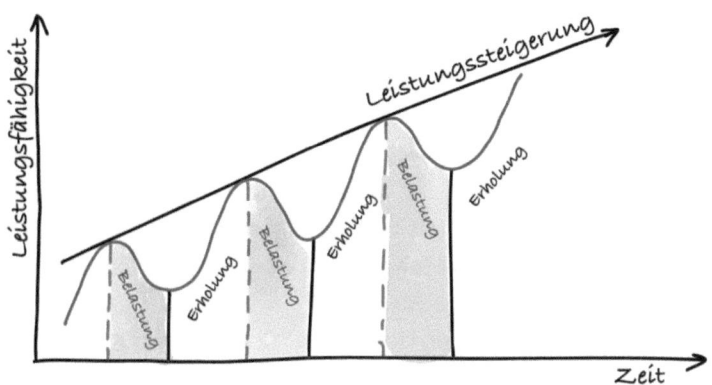

Jetzt weißt du, warum Pausen so wichtig sind. Aber du kannst dir bestimmt vorstellen, dass es gar nicht hilfreich ist, wenn du dir nun denkst: Ach, ich lasse die Sporteinheiten einfach weg und konzentriere mich nur auf die Superkompensationsphase, weil ich da meine geliebte Couch nicht verlassen muss. Nope. Superkompensation braucht einen Initiator, und der heißt Sport.

INFOBOX | WIE VIEL SPORT UND BEWEGUNG IST GESUND?

Die WHO, die Weltgesundheitsorganisation, hat eine Empfehlung für uns, und die lautet: Pro Woche

▸ entweder 150 bis 300 Minuten moderates Training PLUS zwei- bis dreimal Kraft- und Koordinationstraining

▸ oder 75 bis 150 Minuten hoch intensives Training PLUS zwei- bis dreimal Kraft- und Koordinationstraining

▸ oder eine Mischung aus moderatem und intensivem Training: Du multiplizierst die moderaten Minuten mit dem Faktor 1 und die intensiven mit dem Faktor 2, die Summe sollte eine Zahl zwischen 150 bis 300 ergeben PLUS zwei- bis dreimal Kraft- und Koordinationstraining.[64]

Die Sache mit dem Krafttraining wird sehr oft unter den Teppich gekehrt und in Sachen Ausdauersport wird meist nur von 150 Minuten gesprochen, über die 300 Minuten schweigt man oft. Doch genau so steht es im Fact Sheet der WHO. Als ich das zum ersten Mal las, dachte ich: Ganz schön viel! 300 Minuten, das sind fünf Stunden. Und zusätzlich das Krafttraining! Das muss man einmal im Alltag unterbringen.

Was heißt das aber konkret? 150 Minuten Training sind (ohne Krafttraining gerechnet) zweimal die Woche je eine Stunde Radfahren und einmal eine halbe Stunde joggen. Oder: Einmal die Woche eine Stunde schwimmen und dreimal eine halbe Stunde Nordic Walking. Wenn du intensive Einheiten einlegst, sparst du Zeit: 75 Minuten hoch intensives Training entspricht einer dreiviertel Stunde Intervalltraining plus einer halben Stunde intensivem Zirkeltraining. Klingt nicht mehr ganz so schlimm, oder?

Was mit diesen Beispielen schon deutlich wird: Am Sonntag 300 Minuten am Stück auf den Berg ist okay, besser ist jedoch, wenn du die Zeit auf mehrere Tage verteilst. Damit überforderst du auch nicht deinen Körper. Vielleicht schaffst du es, einen Sportrhythmus in die Woche hineinzubekommen, zum Beispiel nach dem 2-1-3-1-Schema: zwei Tage Sport, einen Tag Pause, drei Tage Sport, einen Tag Pause.

3.4 Auf die Plätze – fertig – los!

Es wird Zeit für ein paar Anregungen, die dir bei der Gestaltung deiner sportlichen Ambitionen hilfreich sind. Ich kann dir versichern: Alle Tipps sind eigenhändig erprobt, und ab und zu bediene ich mich auch heute noch. Selbst die größte Sportbegeisterung macht einen nicht immun gegen Tage, an denen man keine Lust hat. Wir sind ja schließlich keine Maschinen.

Finde den Sport, der dir Spaß macht

Nur weil alle deine Freunde joggen, musst du nicht auch joggen. Nur weil Schnurspringen pro Stunde viele Kalorien verbrennt, heißt das nicht, dass es das Beste für dich ist – gerade wenn du übergewichtig bist, tust du deinen Gelenken nichts Gutes damit. Auch der Image-Gewinn ist nicht zwingend ein Hinweis: Nur weil es deine Kolleginnen beeindruckt, musst du dich nicht für den Marathon oder Ironman oder sonst einen Ultra-Mega-Sport interessieren.

Besser ist, du findest eine Sportart, die zu dir passt:

▷ Bist du eher Einzelkämpferin oder Teamplayer? Das könnte ein Hinweis sein, ob du dich eher unter den Teamsportarten umschaust (Volleyball, Fußball, Rudern) oder bei den Einzelsportarten (Radfahren, Schwimmen, Triathlon).

▷ Macht es dir Freude, dich mit anderen zu messen? Oder auch mit deiner eigenen, früheren Leistung? Suche dir einen Sport, bei dem Wettbewerbe angeboten werden.

▷ Bist du naturverbunden? Wie wäre es mit Wandern, Laufen, Schwimmen, Radfahren, Kajak, Schifahren?

▷ Wie ist deine Statur? Bist du eher kompakt und kräftig gebaut, dann liegen dir kurze und kraftvolle Sporteinheiten vielleicht eher, zum Beispiel Kampfsportarten. Oder bist du eher zart, dann bist du möglicherweise für Langstreckensport geeignet wie Langlaufen, Radfahren oder Laufen. Oder wie wäre es mit Tanzen?

▷ Liebst du Tiere über alles? Schau dich um, es gibt auch Sportarten mit Pferden oder Hunden.

▷ Welches Element ist deines? Wasser, Erde, Luft? Auch das kann dich zum richtigen Sport führen.

Oft ist es nicht gleich die erste Sportart, die man probiert. Bitte wirf aber nicht die Flinte ins Korn. Mach ein Spiel draus: Wie viele verschiedene Bewegungsformen schaffst du auszuprobieren? Gehe auf Entdeckungsreise: Was kann dein Körper denn alles? Das Wort „Sport" kommt vom altfranzösischen „se desporter", was so viel heißt wie „sich vergnügen, sich zerstreuen". Sieh es genau so, als einen Zeitvertreib, bei dem es nicht um Leistung geht, sondern darum, die Freude in dir zu finden.

Bewege dich täglich

Auch wenn ich weiter oben von Regenerationstagen gesprochen habe, an denen du sportfrei hast: Bewegen solltest du dich immer. Wir Menschen sind einfach keine Sitztiere. An sportfreien Tagen könntest du beispielsweise 10.000 Schritte auf deine To-do-Liste schreiben.

Versuche, täglich mindestens einmal außer Atem zu kommen. Einmal flott das Treppenhaus hoch, ein Sprint, um den Bus noch zu erwischen – und wenn das alles gerade nicht möglich ist, tun es auch ein paar Jumping-Jacks in einer Arbeitspause. Hampelmänner sagte man früher dazu.

Plane wöchentlich

In deinem Kalender stehen Kundentermine, To-dos und Projekt-Deadlines? Ab sofort sollten da auch deine Sporteinheiten Platz finden. Zücke deinen Kalender und blockiere jetzt gleich Zeit für:

▷ 2 bis 3 Einheiten Krafttraining
▷ 2 bis 3 Einheiten Ausdauertraining
▷ An sportfreien Tagen eine größere Runde durch dein Viertel, Kiez, Grätzel, Veedel oder wie auch immer du es nennst.

Ein bisschen ist besser als gar kein Sport

Mag sein, dass dir die Empfehlungen der WHO, die du weiter oben lesen konntest, ganz schön ambitioniert vorkommen. Ich gebe zu, so wenig ist das tatsächlich nicht, wenn man auch noch einen Job und eine Familie zu wuppen hat. Wobei: Wenn wir keine Zeit für fünfmal 30 Minuten Sport pro Woche haben, sagt das auch einiges aus über den Zustand unserer Zivilisation und darüber, wie weit wir uns von unserer eigenen artgerechten Haltung schon entfernt haben. Umso wichtiger ist es, deine Prioritäten anzupassen.

Aber vielleicht ist das sowieso alles viel zu viel für dich, weil du partout keinen Spaß am Sport finden kannst. Dann beruhigt dich vielleicht, dass in vielen Studien belegt ist, dass ein bisschen Sport auch schon zumindest kleine Verbesserungen in der Gesundheit und Verringerungen von Gesundheitsrisiken bringt.

Etabliere eine Routine

In meinem Fitnesscenter steht auf diversen Abstelltischchen: „~~könnte~~, ~~sollte~~, ~~hätte~~, ~~würde~~ – TUN!" Nur mit Routine gewöhnst du deinen Körper an ausreichend Bewegung. Wenn du krank bist oder aus anderen triftigen Gründen keinen Sport machen kannst und er geht dir ab, dann hast du alles richtig gemacht!

Umgib dich mit bewegungsfreudigen Menschen

Dich selbst zu motivieren, ist nicht immer leicht. Auch wenn in deinem Kalender Zeit für Sport blockiert ist, kann es passieren, dass du diese Termine mit dir selbst von Zeit zu Zeit ignorierst. Ein Kalender ist schließlich sehr geduldig! Da hilft es sehr, wenn du Freunde hast, die dich mitreißen, überreden, die dich dabei haben wollen. Falls deine Freunde unsportlich sind, könntest du es mit Sportvereinen versuchen. Wenn du Tanzen oder Kampfsportarten bevorzugst, bist du in den entsprechenden Schulen sowieso nie allein. Sportbuddys haben auch noch den Vorteil, dass du Erfahrungen austauschen kannst und ihr euch gegenseitig auf neue Ideen bringt. Ach ja, und Spaß macht es natürlich obendrein, wenn du nicht alles mit dir allein ausmachen musst.

Studiere deinen Körper

Die meisten Menschen in unserer zivilisierten Welt haben verlernt, gut auf ihren Körper zu achten. Wenn du zu denen gehörst, dann nütze den Sport, um deinen Körper kennenzulernen. Sport ist ein toller Lehrmeister!

Überfordere dich nicht

„Ich habe es mehrfach mit Joggen versucht und bin mit meinem Mann mitgelaufen, aber schon auf dem ersten Kilometer hatte ich eine hochrote Birne und war völlig fertig. Da habe ich es wieder gelassen", erzählte mir einmal jemand. Ob aus falsch verstandenem Ehrgeiz oder weil man mit dem schon seit Jahren joggenden besten Ehemann der Welt unbedingt mithalten und kein Klotz am Bein sein will – wenn du zu schnell loslegst, verdirbst du dir den Spaß. Von der erhöhten Verletzungsgefahr ganz zu schweigen.

Wenn du gesund und fit sein willst, geht es nicht darum, dass du ab sofort für einen Marathon trainieren oder die Besteigung des Mount Everest ins Auge fassen sollst. Also – das kannst du natürlich gern tun. Für die meisten ist das aber eher kein attraktives Ziel. Geh es doch lieber langsamer an und halte dir vor Augen, dass du dich allmählich steigerst. Die Betonung liegt auf allmählich. Nicht wöchentlich, sondern vielleicht nur alle zwei, drei Wochen ein bisschen mehr.

Unterfordere dich nicht

Vielleicht gehörst du aber eher zu jenen, die gern Fünfe gerade sein lassen. So ein kleiner Spaziergang, das reicht schon, auch wenn du weißt, dass da mehr gehen würde. Du hast ja eh ein bisschen geschwitzt, oder? Das Maß an Über- oder Unterforderung ist natürlich sehr individuell. Wenn du völlig untrainiert bist, ist ein Spaziergang vielleicht genau das Richtige.

Eine gefinkelte Form der Unterforderung ist es, wenn du monatelang oder sogar jahrelang immer denselben Sport immer im gleichen Maß machst. „Ich jogge dreimal die Woche, und trotzdem habe ich das Gefühl, dass ich nicht fitter werde", erzählte mir einmal einer. Es stellte sich heraus, dass er tatsächlich bei jeder Laufeinheit das gleiche Tempo und sogar immer die gleiche Strecke nahm.

Du musst deinem Körper regelmäßig neue Impulse geben. Wenn du in der Kraftkammer immer die gleichen Gewichte stemmst, beim Tanzen immer die gleichen Figuren wiederholst, gewöhnt sich dein Körper daran. Denn unser Körper ist auf Effizienz gebürstet – kaum wittert er mehr vom Selben, schon fängt er an, Energie zu sparen. Er muss sich ja auch an keine neue Situation anpassen. Daher:

▷ Erhöhe beim Krafttraining regelmäßig das Gewicht. Wechsle zumindest alle paar Wochen auf andere Geräte oder andere Übungen. Lass dich von kompetenten Trainern beraten.

▷ Beim Ausdauersport variiere regelmäßig Dauer, Streckenbeschaffenheit (Asphalt, Wiese, Schotter, eben oder bergauf), Tempo und nimm auch einmal eine ganz andere Strecke. Beim Laufen kann das beispielsweise so gestaltet sein: zweimal die Woche ein Long-Jog, also ein gemütlicher Ausdauerlauf mit geringer Intensität. Bei der dritten Laufeinheit machst du ein Intervalltraining oder wählst ein höheres Tempo. Dafür darf die Einheit kürzer sein. Solcherlei Abwechslung macht außerdem auch mehr Spaß. Frage einen Trainer oder auch das Internet nach den unterschiedlichen Möglichkeiten in deinem Ausdauersport.

Sportliche Anstrengung ist kurzfristiger Stress, wird aber zum mikrobiologischen Weckruf. Die wichtige Frage ist natürlich: Wie viel Anstrengung ist passend?

Leider gibt es keine Antwort, die für alle gilt. Für eine gut trainierte Radfahrerin sind Bergsprints eine gute Herausforderung, für einen Anfänger wird es wohl reichen, wenn er in der Ebene alle paar Kilometer einen Sprint hinlegt. Der einzige, allgemeingültige Rat ist also: Nimm auf dein Fitnesslevel Rücksicht und höre gut auf deinen Körper. Geh es lieber vorsichtiger an, um keine Verletzung zu riskieren. Die beste Möglichkeit ist sicherlich, dass du dich von einer kompetenten Trainerin oder einem Trainer beraten und begleiten lässt. Außerdem ist es ratsam, wenn du dich bei deinem Arzt oder deiner Ärztin einem Gesundheits-Check unterziehst.

Hol dir professionelle Unterstützung

Du findest Nordic Walking langweilig? Dann besuche einen Kurs und du wirst eines Besseren belehrt sein, weil du am Ende erkennen wirst: Wenn man es richtig ausführt, ist es ganz schön anstrengend. Falls du gern schwimmen möchtest: Bitte gönne dir ein Schwimmtraining. Ich sehe wöchentlich so viele Schwimmerinnen und Schwimmer, bei denen mir schon beim Zuschauen das Kreuz, die Knie oder der Nacken wehtun, weil sie das Schwimmen nicht richtig gelernt haben. Trainingskurse haben übrigens noch einen schönen Vorteil: Du lernst Gleichgesinnte kennen!

Bitte sorge auch dafür, dass du deine Kraftübungen sauber ausführst. Mit falsch durchgeführten Übungen an Geräten, aber auch im Bodyweight-Training kannst du dir schneller Muskelzerrungen, Verspannungen oder auch schmerzhafte Muskelfaserrisse zuziehen, als du denkst. Krafttraining soll schließlich einseitige Belastungen beseitigen und deinen gesamten Körper stabilisieren und nicht zusätzlich schädigen!

Ein bisschen ist besser als gar nichts

Du kannst dich manchmal so gar nicht der Anziehungskraft deiner Couch entziehen? Dein innerer Schweinehund ist ab und zu ganz schön hartnäckig? Bevor du eine Bewegungseinheit ganz auslässt, machen wir einen Deal: Du ziehst dir trotzdem deine Sportsachen an und gehst statt des geplanten Waldlaufs nur gemütlich eine Runde. Oder du verzichtest auf den geplanten Weg ins Fitnesscenter, rollst deine Matte im Wohnzimmer aus und machst zehn Minuten Bauch- und Rückenmuskeltraining – drei Übungen, drei Sätze zu je zwölf Wiederholungen. Möglicherweise kommt dir ja dann der Gedanke, vielleicht doch ein bisschen länger zu machen. Oder bei der gemütlichen Waldrunde doch ein paar Sequenzen zu laufen. Man weiß ja nie!

Bleib dran!

Du weißt ja: Von nichts kommt nichts. Wenn du fitter, fescher und knackiger werden und langfristig gesund bleiben willst, musst du investieren. Wenn du dein Geld in einem Investment-Fonds anlegst, hast du ja auch nicht nach einer Woche schon den fetten Gewinn.

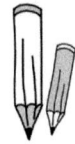

SELBSTEINSCHÄTZUNG

Auch hier gibt es wieder Gelegenheit zu reflektieren. Wie steht es um deinen Aktivitätsgrad? Nimm bitte einen Stift zur Hand und überlege: Wo siehst du dich auf einer Skala von 1 bis 10?

Bewegung? Na klar, vom Bett ins Bad zum Kühlschrank zum Auto zum Schreibtisch und wieder retour.	1 - 2 - 3 - 4 - 5 - 6 - 7 - 8 - 9 - 10	10.000 Schritte pro Tag sind ein Klacks und auch sonst achte ich auf möglichst viele unterschiedliche Bewegungen.
Keine Zeit für Ausdauersport. Das ist außerdem viel zu anstrengend.	1 - 2 - 3 - 4 - 5 - 6 - 7 - 8 - 9 - 10	Ich schaffe drei Ausdauersporteinheiten pro Woche, in denen ich wenigstens ein bisschen ins Schwitzen komme.
Muskeltraining nein danke. Das ist mir zu langweilig.	1 - 2 - 3 - 4 - 5 - 6 - 7 - 8 - 9 - 10	Ich bin zwei- bis dreimal die Woche beim Krafttraining.
Mit meiner Beweglichkeit ist es nicht weit her. Wenn die Katze mal wieder ihr Spielzeug hinter dem Regal verliert, kaufe ich ihr ein neues.	1 - 2 - 3 - 4 - 5 - 6 - 7 - 8 - 9 - 10	Spielzeug hinterm Regal? Kein Problem, hole ich flink und elegant wieder hervor.
Mein Balancegefühl lässt sehr zu wünschen übrig.	1 - 2 - 3 - 4 - 5 - 6 - 7 - 8 - 9 - 10	Ich bin König(in) auf dem Wackelbrett!

Gesamtsumme: _____

Sportarzt Dr. Ingo Froböse hat einen schönen Fitness-Selbsttest für dich. Schau, was er zu deiner Fitness sagt! *https://www.ingo-froboese.de/fitness-selbst-test/*

4

REGENERATION: DER UNTERSCHÄTZTE GESUNDERHALTER

Über Erholung und Entspannung, warum
sie uns beim Gesundbleiben helfen –
und darüber, dass Erholung weit mehr ist,
als nur auf der faulen Haut zu liegen

DANIELA

Wenn du im vorigen Kapitel so viel über Sport und Bewegung gelesen hast, dann hast du dir jetzt etwas Erholsames verdient. Viel Bewegung ist super, aber danach wollen wir auch Ruhe haben, und das sollten wir auch ganz dringend, um gesund zu bleiben. Nicht nur der Körper braucht Erholung, auch dein Gehirn nach viel Denkarbeit und deine Psyche bei Stress und allen anderen seelischen Belastungen.

Woran denkst du, wenn du an Regeneration denkst? An die Hängematte, in der du so wunderbar mit der Seele baumeln kannst? Oder vielleicht lesend am Strand, mit dem leisen Meeresrauschen im Ohr? Vielleicht sagst du aber auch: Ich erhole mich, wenn ich ins Büro gehen darf, denn daheim ist immer die Hölle los! Da sieht man, wie individuell und gleichzeitig unklar die Vorstellung von Erholung eigentlich ist.

Und wenn du dann tatsächlich in der Hängematte liegst – die wogenden Baumkronen über dir, das fröhliche Vogelgezwitscher um dich – und dich bereit machst für die innere Ruhe: Gelingt es dir auch? Kannst du abschalten, all die Verpflichtungen links liegen lassen? Oder musst du nach zwei Minuten dein Handy zücken und dich ablenken oder wirst du statt ruhig eher unruhig beim Gedanken daran, was du alles heute noch zu erledigen hast? Möglicherweise ereilt dich auch das schlechte Gewissen: Das gehört sich doch nicht, die Arbeit zu unterbrechen und zehn Minuten lang nichts zu tun! Da denken doch die anderen, man wäre faul, das geht doch gar nicht!

4.1 Warum du Erholung ernst nehmen solltest

Das chronische Ruhedefizit

Wir leben in einer hektischen Welt mit langen To-do-Listen. Beschäftigt zu sein gehört zum guten Ton, und das nicht nur im Job. Wir haben ja auch Freizeitstress. Tatsächlich leiden wir an einem Ruhedefizit, wie Claudia Hammond, britische Autorin populärwissenschaftlicher Bücher, schreibt.[65] Dieses Ruhedefizit lässt sich nicht allein durch erholsamen Schlaf ausgleichen. Wir brauchen mehr. Nicht nur, weil die Betriebsamkeit unseren Schlaf oft genug boykottiert und wir morgens oft gar nicht erholt aus dem Bett steigen. Sondern auch, weil wir einen ganzen Tag reine Betriebsamkeit gar nicht gut aushalten. Der Soziologe Hartmuth Rosa[66] spricht von einer beschleunigten Gesellschaft. Solange die Wirtschaft von Wettbewerb geprägt sei, sei Leistung das oberste Prinzip, und die von Zeit abhängig. Leistung, so haben wir das in der Schule gelernt, ist Arbeit mal Zeit. Weil im Wettbewerb nur gewinnt, wer mehr leistet, muss also in der gleichen Zeit mehr arbeiten. Logisch! Denn die Zeit ist die einzige Ressource, die sich weder vermehren noch durch eine andere Ressource ersetzen lässt.

So kommt es zu dieser Beschleunigung, die wir täglich daran erkennen, dass immer mehr Informationen über immer mehr Kanäle auf uns einprasseln. Früher gab es die Schneckenpost, heute bekommst du Infos aller Art über Mail, WhatsApp, Signal oder eine andere App. Wenn du nicht aufpasst, hast du bald den Überblick verloren, von wem du über welchen Kanal welche Information bekommen hast, und suchst zehn Minuten lang nach einer Ein-Minuten-Nachricht. Früher gab es die Tageszeitung, heute lesen wir zusätzlich das Internet, respektive die Social-Media-Kanäle leer, weil wir glauben, trotz allem nicht auf dem letzten Stand der Dinge zu sein – weiß der Teufel, warum wir glauben, dass das so wichtig ist.

Dieses Wettbewerbsprinzip hat sich auch in unser Privatleben geschlichen. Wer es sich irgendwie leisten kann, meldet seine Kinder schon vor der Geburt im bestmöglichen Kindergarten an und lernt mit ihnen Latein, noch bevor es im Lehrplan vorgesehen ist – Wettbewerbsvorsprung nennt man das. Und die vielen Must-haves, denen wir nachrennen, beginnen beim Klavier- und Ballettunterricht, zu dem man die Kleinen dreimal die Woche kutschieren muss, und enden bei der 25. Handtasche und den 23 anderen, die bald in den Tiefen des Kleiderschranks verschwinden. Natürlich braucht man heutzutage nicht nur eine Kaffeemaschine, sondern drei, und es muss in jedem Zimmer ein Fernseher sein, damit jeder in der Familie auf seine Kosten kommt. Was das mit Stress und Zeitnot zu tun hat? Im Jahr 1900 hatte ein Mensch im Durchschnitt 400 Dinge, heute sind es angeblich 10.000. Das wäre eine Steigerung um 2.500

Prozent. Doch auch wenn es weniger Steigerung sein sollte: Jedes dieser Dinge braucht ein Stück deiner Zeit – weil du es verwenden, in Schuss halten oder zumindest abstauben musst.

Die Folgen eines Ruhedefizits

Ohne ausreichende Pausen wirst du zuerst müde und unkonzentriert und machst Fehler. Wenn das ab und zu passiert, ist das nicht weiter schlimm – außer du bist Herzchirurgin oder Flugpilot, dann, bitte schön, hätten wir dich gern hochkonzentriert an deinem Arbeitsplatz. Ansonsten beginnt ein Teufelskreis: Wegen Übermüdung machst du Fehler, für deren Beseitigung du zusätzliche Zeit aufwenden musst, die du nicht hast, denn sonst hättest du ja genug Erholung gehabt und wärst nicht übermüdet. „Nichtstun ist besser, als mit viel Mühe nichts schaffen", sagte der chinesische Philosoph Laotse. Wie recht er doch hat.

Wenn du über einen längeren Zeitraum zu wenig Erholung findest, wirkt sich das auf deine Gesundheit aus. Ich sage nur Burn-out. Erschöpfung schleicht sich oft langsam ein:

▷ Zuerst wirst du vergesslich und machst Fehler. Sobald du das bemerkst, solltest du schleunigst ein Päuschen einschieben.

▷ Wenn du trotzdem weitermachst, entwickelst du irgendwann das Gefühl, ständig mit angezogener Handbremse zu arbeiten (du arbeitest noch mehr und leistest dabei immer weniger). Es kommt zu dem, was die Psychologie eine Fixierung nennt: Du rennst mit Scheuklappen durch die Gegend, musst unbedingt dies noch tun und das noch tun.

▷ Du wirst rastlos und hast das Gefühl, nie Zeit für etwas zu haben. Du vernachlässigst deine eigenen Bedürfnisse. Du bist niedergeschlagen oder aggressiv und bekommst Schlafstörungen, was die Sache noch schlimmer macht, denn schlechter Schlaf verstärkt natürlich den Burn-out.

▷ Die weitere Folge: Desorientierung, psychosomatische Störungen und schließlich körperliche Erkrankung.[67] Rate mal, welche Krankheiten das in erster Linie sind: Zivilisationskrankheiten wie Typ-2-Diabetes, Herzprobleme, Bluthochdruck, chronische Schmerzen, Gedächtnisschwäche, Verstopfung, Fettleibigkeit.

Da wären wir also, beim Zusammenhang mit dem Thema unseres Buchs. Wer gesund und lange leben will, wer das Leben so lange wie möglich gut und selbstbestimmt genießen will, muss sich auch erholen. Und nicht nur im zweiwöchigen Urlaub, sondern „jeden Tag ein bisschen", wie der Titel eines empfehlenswerten Erholungsratgebers vorschlägt.[68]

Multitasking und Aufmerksamkeit

Unser Leben stellt uns so viele Dinge bereit – zu viele mittlerweile, sodass Aufmerksamkeitsdefizit eine Art Volkskrankheit geworden ist, verkleidet in einem schönen Wort, das hohe Leistungsfähigkeit verspricht: Multitasking. Doch wenn du glaubst, du könnest aktiv an einem Zoom-Meeting teilnehmen und nebenbei deine Mailbox abarbeiten, dann täuschst du dich. Du bist entweder bei der einen oder bei der anderen Sache. Wenn du Glück hast, fällt es nur niemandem auf. Unser Hirn funktioniert nur sequenziell, es kann nur eine Sache NACH der anderen steuern. Da kann es schon passieren, dass du dir später ans Hirn greifst, weil du feststellen musst, dass du dich beim Mail-Schreiben im Ton vergriffen hast. Oder dass du ein paar wichtige Aussagen im Meeting verpasst hast.

Wir begegnen täglich Menschen, Aufgaben, Themen, Fragen. Wie wir mit ihnen umgehen, ob wir an ihnen schnell-schnell vorbeigehen oder ob wir stehenbleiben und so eine echte Begegnung möglich machen, ist wesentlicher Teil unserer Lebensqualität und der Qualität unseres Miteinanders. Das Leben, sagt mein sehr geschätzter Lehrer und Begründer der Existenzanalyse Alfried Längle[69], stellt uns jede Menge Fragen, für deren Antworten wir uns Zeit nehmen müssen. Nehmen wir uns diese Zeit nicht, kann es passieren, dass wir am Leben vorbeileben.

Volkskrankheit Stress

Die Natur hat den Stress erfunden, um uns zwei Dienste zu erweisen. Zum einen hilft er uns entscheidend beim Überleben. Du weißt schon, der Säbelzahntiger, der uns auflauert, hat eine geringere Beutechance, wenn unser Stresssystem schnell anspringt und auf der Stelle alle Kräfte mobilisiert, die wir für die Flucht oder den Kampf brauchen. Zum anderen machen uns akute Stressmomente widerstandsfähiger und härten uns ab. Nur der chronische Stress ist der böse Bube, der uns krank macht.

Wir jammern also wegen zu viel Stress, aber keiner zieht für sich ernsthaft Konsequenzen und sorgt für ausreichend Erholung. So könnte man die Lage der Nation beschreiben. Stattdessen üben wir uns in Multitasking, weil so viel zu tun ist, was uns im Grunde überfordert. Und wir opfern unsere dringend benötigten Pausen. Das geht in die falsche Richtung!

Übrigens meint oben erwähnter Hartmut Rosa, dass nicht Entschleunigung die Lösung sein kann. Es geht darum, dass wir lernen, mit dem hohen Tempo besser umzugehen. Er meint, die Beschleunigung führe zu einem Resonanzproblem: Wir haben kaum noch Zeit, uns mit uns selbst, mit unseren Mitmenschen und auch mit den Dingen und Themen, die uns umgeben, in Ruhe auseinanderzusetzen, sodass Resonanz überhaupt möglich wird – Resonanz in Form von Antworten, Nachdenken und gutem Austausch. Es macht einen großen Unterschied, ob du dir mit Freunden Zeit nimmst für einen Kinobesuch oder ob du dir resonanzlos auf Netflix drei Blockbuster in Serie reinziehst.

Gesunder Stress

Die Idee der Stressreaktion ist grundsätzlich eine gute, das muss man der Natur schon lassen. Da hat sie sich etwas dabei gedacht. Dank ihr sind wir in der Lage, zu überleben und Gefahren zu überstehen. Vielleicht ist es an dieser Stelle ganz gut, wenn du einen Einblick in die Automatismen deines Körpers gewinnst. Stell dir vor, du triffst dich mit deiner Tochter in der Stadt. Als du zum vereinbarten Treffpunkt kommst, siehst du, wie zwei finstere Typen bei ihr stehen und mit deiner Tochter wild diskutieren. Für deinen Geschmack sind sie ihr viel zu nah auf die Pelle gerückt. Du bist sofort alarmiert: Die wollen deiner Tochter Böses antun! Wütend und zu allem bereit rennst du hin. Als die beiden Männer das herannahende Muttertier mit den aufgeblähten Nüstern sehen, ziehen sie ab.

Spulen wir noch einmal zurück und schauen wir in deinen Körper hinein. Beim Erkennen der Gefahr für deine Tochter stellt dein Körper auf Lebensrettung um: Blutdruck und Blutzucker steigen, deine Bronchien weiten sich, damit Sauerstoff und damit mehr Energie in deine Muskeln kommt. Alles, was du für die Lebensrettung deiner Tochter nicht brauchst, wird zurückgeschraubt. Innere Organe und auch Teile deines Gehirns werden für kurze Zeit unterversorgt, denn es geht nur noch um deine maximale Muskelkraft. Dein Immunsystem wird aktiviert, damit du im Fall einer Verletzung trotzdem weiterkämpfen kannst. Sogar die Blutgefäße der Haut verengen sich, um etwaigen Blutverlust so gering wie möglich zu halten. Deine Sinne schärfen sich und fokussieren auf den Feind: Du bekommst den berühmten Tunnelblick, so wie Clint Eastwood, wenn er im Duell seinen Widersacher fixiert, die Hand über seiner Pistole.

In dem Moment, in dem du wutschnaubend bei den beiden angekommen bist, bist du mit maximaler Energie ausgestattet, die sich nun entladen kann: indem du die zwei anbrüllst oder sie wegstößt. Leider nehmen die zwei die Beine unter die Arme und sind weg, und du stehst da mit deiner überschüssigen Energieladung. Du wirst ihnen also vielleicht einen unflätigen Fluch hinterherschicken oder mit der Faust in die Luft schlagen oder mit dem Fuß aufstampfen, denn dein Körper muss dieses Zuviel an Energie loswerden.

Nur chronischer Stress schadet uns

Da sind wir beim springenden Punkt. Dein meterhoher Aktenstapel auf dem Schreibtisch, dein blöder Kollege, deine cholerische Chefin oder was auch immer dir Übles im Beruf begegnet, löst dieselbe Stressreaktion aus, nur dass du im Büro selten die Gelegenheit hast, die Stressenergie wieder loszuwerden. So wird der Stress chronisch. Der Blutdruck und Blutzuckerspiegel bleiben auf einem erhöhten Level, dein Hirn arbeitet nicht so, wie es könnte. Ein Teufelskreis beginnt.

In so einem Fall ist es ratsam, sich anderweitig abzureagieren. Aktive Regeneration heißt das Zauberwort – wir werden später darauf zu sprechen kommen.

INFOBOX | GERING DOSIERTER STRESS KANN AUCH GESUND MACHEN

Stress ist aber nicht nur überlebenswichtig, er härtet uns auch ab und macht uns resistenter – jedoch nur, wenn diese Stresssituation kurz ist und wir danach genug Zeit zum Regenerieren haben. Eine skandinavische Studie beispielsweise beschäftigte sich mit Kälte – ein Stressor für unseren Körper. Dazu ließen sie Probanden zweimal pro Woche für elf Minuten in eiskaltes Wasser steigen. Sie konnten beweisen, dass regelmäßige Kältebäder zu einer besseren Temperaturregulation führen.[70] Brrr, kann ich nur sagen! Aber wer, wenn nicht die Nordeuropäer verstehen etwas von Kälte und dem Bedürfnis, extremere Temperaturen aushalten zu wollen!

Hormesis nennen die Wissenschaftler das Phänomen, dass geringe Dosen schädlicher oder giftiger Substanzen und Stress auslösender Umweltfaktoren eine positive Wirkung auf uns haben. Für Körper und Geist ist das eine Herausforderung, auf die er mit Anpassung reagiert. Wenn du beispielsweise im Fitnesscenter zum ersten Mal ein höheres Gewicht stemmst, stresst das deine Muskeln zunächst. Doch danach – in der Regenerationsphase wohlgemerkt! – repariert er und passt gleichzeitig deinen Muskel an das höhere Gewicht an. Er geht davon aus, dass er fortan immer mit höherem Gewicht konfrontiert wird.

Dieses Prinzip der Anpassung ist das, was uns so überlebensfähig, uns stärker und resistenter macht. Solche Möglichkeiten gibt es mehrere, beispielsweise:

▸ **Sauna** und erst recht die Kombination mit anschließendem Eisbad. Aber: Wir sprechen hier von Eiswasser und finnischer Sauna, nicht vom gemütlichen Dampfbad und einmal den Duschhahn kurz auf kühl stellen, okay? Nur wenn dein Körper geschockt ist, stellt sich die Wirkung ein.

▸ **Kryotherapie:** Eine Alternative zum Eisbad oder einer eiskalten Dusche ist die Eiskammer, wo du für kurze Zeit einer Temperatur von minus 90 Grad oder weniger ausgesetzt wirst.

▸ **Regelmäßig außer Atem kommen:** egal, ob beim Sport oder beim flotten Fußweg von der Arbeit nach Hause oder den vier Stockwerken im Laufschritt hoch. Hauptsache, du schnaufst am Ende ordentlich! Jedes Sprinttraining sorgt für genau diese Anpassungsleistung: Der Körper stellt sich um auf die höhere Geschwindigkeit und wird dadurch fitter, kräftiger, resilienter.

▸ **Fasten:** Die Königsdisziplin ist wohl das Heilfasten über fünf Tage und länger. Doch jede Woche Intervallfasten bringt dir auch etwas! Lies mehr darüber in *Kapitel 2*.

4.2 Woran du erkennst, dass es Zeit für eine Pause ist

Zwei Fragen müssen wir nun klären: Wie viel Regeneration brauche ich? Und: Wann brauche ich sie? Denn in einem sind wir uns bestimmt einig: Die wenigen Wochen Urlaub pro Jahr allein sind zu wenig. Auch die Wochenenden allein sind nicht ausreichend. So wie du täglich ein paar Stunden Schlaf brauchst, so brauchst du auch täglich kleine Erholungsinseln.

Hartmut Rosa[71], den ich weiter oben schon erwähnt habe, spricht von einer Polarisierung, die sich in unserer Gesellschaft breitmacht: Entweder es wird gearbeitet bis zum Umfallen oder es wird gar nichts getan. Kein Graubereich. Doch Leben finden wir dann gelungen und erfüllend, wenn wir einen Ausgleich zwischen Über- und Unterforderung herstellen können.

Regeneration brauchst du, wenn du körperlich, geistig oder seelisch erschöpft bist – besser gesagt: damit es gar nicht erst so weit kommt. Idealerweise sorgst du für einen regelmäßigen Wechsel von Arbeit und Ruhe, Anspannung und Entspannung, Stress und Erholung.

Körperliche Anstrengung: Wenn deine Muskeln müde sind

Wenn du auf einer ausgedehnten Shopping-Tour in der Großstadt unterwegs bist, machst du es ganz selbstverständlich: zwischendurch ein Päuschen. In ein Café setzen, etwas trinken, verschnaufen. Dann hast du wieder genug Energie für die nächste Etappe. Oder wenn du Omas alten Fauteuil neu beziehen willst und dich mit dem schweren Stück und dem sperrigen, dicken Polsterstoff abplagst. Und natürlich beim Sport – nach einer halben Stunde Waldlauf merkst du, dass dir die Luft ausgeht, und machst Pause. Bei körperlicher Anstrengung sind wir normalerweise ganz gut in der Lage, rechtzeitig zu erkennen, wann wir eine Pause brauchen. Wenn nicht, dann rächt sich das mit Muskelkater und beleidigten, weil überlasteten Gelenken.

Im Leistungssport ist Erholung eine Selbstverständlichkeit. Jeder Trainer und jede Athletin weiß genau: Ich werde nur dann besser, wenn ich gezielt Pausen einlege. In den Sportwissenschaften ist die Regeneration daher auch gut erforscht. Bei jeder Trainingseinheit wird der Muskel belastet. Doch das eigentliche Muskelwachstum passiert gar nicht während des Trainings, sondern erst danach. Daher ist es wichtig, dass man danach den Muskeln eine Pause gönnt, damit dieses Wachstum ungehindert stattfinden kann. Würdest du nach einem Training keine Pause machen, hättest du nur wenig Trainingseffekt und dein Körper hätte keine Gelegenheit, beschädigte Zellen zu reparieren.

Allerdings hat unser Körper konkrete Ansprüche an die Entspannung: Wenn er sich körperlich angestrengt hat, will er nicht sofort von 100 auf 0 reduzieren. Wenn du einmal bei einem 100-Meter-Leichtathletik-Sprint zuschaust, wirst du feststellen, dass die Sportlerinnen und Sportler nach der Ziellinie noch ein bisschen in Bewegung bleiben, bevor sie sich hinsetzen. Auch Schwimmer hüpfen nach dem Wettkampf ins Ausschwimmbecken, in dem sie noch ein paar langsame Längen ziehen.

Das Beste für deine Muskeln und deine Gelenke ist also: nach dem Sport zuerst eine Cool-down-Phase einlegen, in der du noch in Bewegung bleibst. Erst dann kannst du alle viere von dir strecken. Und was sie auch brauchen: viel guten, tiefen Schlaf. Darüber später mehr.

Gleich nach einem anstrengenden Morgentraining nur kurz unter die Dusche und dann gleich ab in den stressigen Job, das ist also keine gute Idee. So nach dem Motto: Wenn ich am Schreibtisch sitze, kann mein Körper ja regenerieren. Das funktioniert so nicht. Der Grund: Stress ist Stress. Besser: Nach dem Sport unter die Dusche, nimm dir Zeit für ein Frühstück, erst dann geh ins Büro.

Ganz generell: Wenn du Spaß am Sport hast und für Wettkämpfe trainieren willst, musst du das unbedingt mit deiner Berufssituation in Einklang bringen. Man hört es leider immer wieder, dass bei Wettbewerben durchtrainierte Kraftlackeln vom Rad fallen, in seltenen Fällen sogar mit tödlichem Ausgang. Die nicht sportelnde Gemeinschaft sagt dann mit Hohn: „Na, da sieht man es ja, Sport ist Mord!" Doch Tatsache ist, dass viele vergessen, dass auch ein Bürojob anstrengend ist. Daher meine Empfehlung: Hast du einen stressigen

Tag, dann beschränke dich beim Sport auf einen gemütlicheren Dauerlauf. Die anstrengenden Trainingseinheiten machst du an Tagen, an denen du nicht stündlich von einem Termin zum anderen hetzen musst. Das fördert nicht nur deine Gesundheit, sondern verbessert auch deinen Trainingseffekt!

Büroarbeit und Lernen: Wenn das Hirn raucht

In meiner Zeit als Sekretärin – es ist ein paar Jährchen her – hatte ich eine Arbeitskollegin, deren Mann Installateur war. „Er ist früher zu Hause als ich", klagte sie, „aber wenn ich heimkomme und von meinem anstrengenden Tag erzähle, schüttelt er nur verständnislos den Kopf." Er verstehe es einfach nicht, dass man nach acht Stunden Büro müde sein könne, wo man da doch nur die ganze Zeit sitze. Meine arme Kollegin. Dabei hätte sie oft das dringende Bedürfnis gehabt, zumindest kurz alle viere von sich zu strecken, bevor sie sich um den Haushalt kümmerte.

Sie hatte völlig recht, wenn sie sich ungerecht behandelt fühlte. Konzentrierte Kopfarbeit und die Kommunikation mit anderen strengen uns an. Das gilt natürlich nicht nur für Büroarbeit. Lernen jeglicher Art schlägt in dieselbe Kerbe, vom Seminartag bis zum Büffeln für die bevorstehende Prüfung und selbst nach einer Party brauchst du Regeneration. Nicht nur, weil du dir die Nacht um die Ohren geschlagen hast, sondern auch, weil du dich die ganze Zeit über mit anderen Menschen unterhalten hast und dein Gehirn permanent aktiv war. Je älter du wirst, desto länger brauchst du für die Erholung.

Psychische Belastungen: Wenn die Seele erschöpft ist

Eine Scheidung, der Verlust des Arbeitsplatzes, die Trauer um einen gestorbenen Freund oder auch Konflikte aller Art gehören zu den größten Stressverursachern. Sie rauben uns viel Energie. Daher ist es gerade in solchen Lebensphasen wichtiger denn je, gut auf sich achtzugeben und sich möglichst viel Gutes zu tun.

Leider kommen uns hier manchmal gesellschaftliche Gebote in die Quere. „Wie, du kommst gerade von einer Beerdigung und gehst trotzdem mit uns jetzt ins Kino?" oder „Wofür brauchst du denn Urlaub, du bist doch arbeitslos!" sind oft die wenig hilfreichen Reaktionen von außen. Ich erinnere mich noch gut an einen jungen Mann, der mich in der Tanzschule zum Tanz aufforderte. Während wir den Walzer übten, flüsterte er mir ins Ohr, dass er am selben Tag vom Selbstmord eines Freundes erfahren hatte. Ganz bedrückt und mit offensichtlich schlechtem Gewissen sagte er, dass er lange überlegt habe, ob er kommen solle, doch er hatte so große Sehnsucht nach ein bisschen Ablenkung. Gut nachvollziehbar, oder?

Wo, bitte schön, steht geschrieben, dass man bei Krankheiten oder Todesfällen von Angehörigen und Freunden sich nicht erholen darf? Wie soll man denn andere pflegen und ihnen beistehen, wenn man nicht auf sich selbst achtgibt? Beim Tod eines nahestehenden Angehörigen bekommt man in Österreich einen Tag Sonderurlaub für Behördengänge und Organisation. Doch dann soll man gefälligst wieder funktionieren und im Büro freundlich lächeln. Weil keiner die Trauer des anderen sehen will? Weil Emotionen im Beruf nichts verloren haben? Muss das denn immer noch so sein?

Im Übrigen sind nicht nur solche privaten Katastrophen ein Grund, für ausreichend Regeneration zu sorgen. Es geht auch weniger dramatisch. Deine Mutter ist anstrengend mit ihrer ewigen Besserwisserei? Dann gönne dir eine Verschnaufpause nach dem Besuch bei ihr. Du hast Kinder, die dich zusätzlich zum stressigen Job psychisch belasten? Dein Vater ist ein Pflegefall und braucht deine Hilfe? Dann ist eine regelmäßige, wenn nicht gar tägliche Me-Time (siehe weiter unten) vonnöten.

4.3 Wie wir ticken: Alles Leben ist Rhythmus

Meine Zitronenbäumchen sind wirklich fleißig. Das ganze Jahr über scheinen sie daran zu arbeiten, Früchte zu produzieren. Zuerst sind da unzählige hübsche, betörend duftende weiße Blüten, aus denen ebenso viele kleine, grüne Kügelchen werden. Anfangs dachte ich mir: „Wenn aus jedem Kügelchen eine Zitrone wird, das hält der Baum ja nicht aus. Er wird zusammenbrechen!" Doch die Natur ist klüger als wir, der Zitronenbaum reduziert seine To-do-Liste quasi ganz ohne Stressratgeber: Bald liegt ein großer Teil der grünen Bällchen am Boden. In die wenigen, die oben bleiben, investiert er nun seine ganze Energie, auf dass sie alle schön gelb und saftig und schmackhaft werden. Wenn die meisten abgeerntet sind, beginnt oft schon die nächste Blütephase und alles beginnt von vorn.

Jede Pflanze folgt einem Rhythmus, der sich an unseren Jahreszeiten orientiert: Blüte im Frühling, Fruchtreife im (Spät-)Sommer. Im Herbst werfen sie ihre Blätter ab und gleiten in den Winterschlaf, aus dem sie im Frühling mit frischen Trieben wieder erwachen und für die nächste Saison bereit sind.

Früher haben wir Menschen uns auch an diese Jahreszeiten angelehnt, was Produktivität anlangt. In der Landwirtschaft wurde im Frühling der Boden aufbereitet und gesät, dann wurde den Pflanzen beim Wachsen und Gedeihen geholfen, später geerntet und für den Winter eingelagert. Im Winter war Pause – oft entbehrungsreich, aber außer Spitzendeckchen häkeln und Holz für den Kamin reinholen gab es eben nichts zu tun. Auch Handwerkern blieb nichts anderes übrig, als sich an der Natur zu orientieren, sie konnten beispielsweise nur dann gut arbeiten, wenn es genug Tageslicht gab. Auch daraus ergab sich im Winter zwangsläufig mehr Ruhezeit.

Heute haben wir künstliches Licht und Zentralheizung. Wir reihen Projekt an Projekt, ohne Rücksicht auf die Jahreszeit. Wir können 365 Tage im Jahr, 24 Stunden pro Tag arbeiten. Doch das geht natürlich nicht.

Alles, wirklich alles, was die Natur geschaffen hat, hat einen Rhythmus. Also auch wir Menschen. Der natürliche Wechsel von Anspannung und Entspannung begleitet uns überall. Wenn wir ihn stören und die Sache mit der Entspannung einfach skippen, schlägt sich das negativ auf unsere Gesundheit nieder. Und auch auf unsere Produktivität. Ohne Pausen arbeiten wir nur mit halber Energie, da kann nur eine mäßige Qualität rauskommen.

INFOBOX | LEBENSRHYTHMEN

▸ **Tag und Nacht:** Da wäre einmal der Wach-Schlaf-Rhythmus. Im Schnitt, sagt man, brauchen wir etwa acht Stunden Schlaf, die restlichen 16 Stunden sind Wachzeit. Der Schlaf selbst hat auch einen Rhythmus: Etwa alle 90 Minuten durchläufst du die Abfolge Leicht-, Tief-, Leicht- und REM-Schlaf.

▸ **Vier-Stunden-Rhythmus:** Auch innerhalb eines Tages wirst du feststellen, dass du nicht erst am Abend wieder müde wirst, sondern oft auch um die Mittagszeit herum. Das liegt am 4-Stunden-Rhythmus der Wachphase. Wenn du also nach dem Mittagessen einen Schlafanfall bekommst, liegt das nicht nur daran, dass du zu üppig gegessen hast, sondern auch an diesem 4-Stunden-Takt.

▸ **Wochentag und Wochenende:** In unserer Arbeitswelt hat sich ein Wochentakt etabliert: fünf Tage arbeiten, zwei Tage Wochenende. Gilt natürlich nicht für alle Branchen, die müssen dann umso genauer auf ihren Energiehaushalt achten.

▸ **Haupt- und Nebensaison:** Das Jahr folgt nicht nur dem Rhythmus der vier Jahreszeiten. Auch in jedem Berufsfeld gibt es Ähnliches: Haupt- und Nebensaison. Leider sind die in manchen Branchen kaum noch wahrnehmbar. Oft liegt das daran, dass Unternehmen die Nebensaison mit Dingen wie Ausbildungen etc. vollstopfen, sodass sich der Effekt des Runterkommens nicht einstellt. Vielleicht kannst du ja ein wenig gegensteuern.

▸ Sogar **jedes private oder berufliche Projekt,** das du in Angriff nimmst, hat seinen Rhythmus, von der Geburtstagsparty bis zum Kundenprojekt. Es ist sinnvoll, nicht nur fürs Projekt, sondern auch für dich, wenn du sie berücksichtigst: Vorbereiten und einstimmen, dann die eigentliche Leistung, das hoffentlich erfolgreiche Ende samt Feier und schließlich Nachbearbeitung und Erholung von den Strapazen.

Die Chronobiologie ist noch eine recht junge Wissenschaft, die jedoch bereits interessante Ergebnisse liefert. Zum Beispiel den Zusammenhang zwischen Chronobiologie und Nahrungsaufnahme. Denn unsere innere Uhr steuert nicht nur die Genetik, sondern auch den gesamten Stoffwechsel im Körper. So hat beispielsweise die Nahrung am Morgen eine andere Wirkung als dieselbe Nahrung am Abend, weil der Körper am Morgen auf Energieverbrennung und am Abend auf Energiespeicherung gepolt ist. Mit einem Wort: Isst man am Morgen nix und am Abend viel, nimmt man leichter zu als umgekehrt.[72]

Für dich ist es also sehr sinnvoll, dem Rhythmus deines Körpers zu folgen, genauso wie dem Rhythmus all deiner Vorhaben. Versuche, ihm zu folgen. Ich habe viele Jahre lang beispielsweise meine Müdigkeit nach dem Mittagessen ignoriert, ja sogar gehadert, dass ich nicht die Energie hatte für das, was ich gern tun wollte. Aber seien wir ehrlich: Selten läuft uns eine Aufgabe davon, nur weil wir ein bisschen Siesta halten, oder?

4.4 Hängematte? Nicht nur!

Ich hoffe, du bist nun ausreichend überzeugt davon, wie wichtig Erholung für dich ist. Dann wird es Zeit, dir ein paar der wichtigen Regenerationsformen näherzubringen und dir ein paar Anregungen mitzugeben. Mit einem Irrglauben möchte ich gleich zu Beginn aufräumen, nämlich dem, dass Erholung mit Nichtstun gleichzusetzen ist. Ganz und gar nicht! Wenn du beispielsweise im Büro viel Stress hast, ist aktive Regeneration viel sinnvoller. Ein Spaziergang, ein gemütliches After-Work-Läufchen im Park oder Ähnliches machen es deinem Körper erst möglich, dass er seinen Stressalarm abschalten kann. Doch beginnen wir beim wohl wichtigsten aller Regenerationsformen: dem Schlaf. Here we go!

Schlaf

Wenn man im Internet nach „Regeneration" sucht, findet man die meisten Treffer zum Thema Schlaf. Das liegt wohl daran, dass er immens wichtig für unsere Gesundheit ist. Selbst, wenn wir sonst keine Pause machen –, regelmäßiger Schlaf ist das Mindeste, was wir einhalten sollten. Langanhaltender Schlafentzug ist übrigens auch eine Foltermethode. Das sagt ja schon alles, oder?

Der Schlaf ist von allen Regenerationsmöglichkeiten am meisten erforscht. Hier ein paar interessante Ergebnisse:

Schlafphasen: Unser Schlaf läuft in mehreren Phasen pro Nacht ab und wechselt zwischen Leicht-, Tief- und REM-Schlaf ab. Im Schnitt dauert ein Zyklus (Leichtschlaf –Tiefschlaf – Leichtschlaf – REM-Schlaf) etwa 90 Minuten, zu Beginn der Nacht eher länger, gegen Morgen hin kürzer. Zu Beginn der Nacht sind die Tiefschlafphasen länger, gegen Ende hin die REM-Phasen.

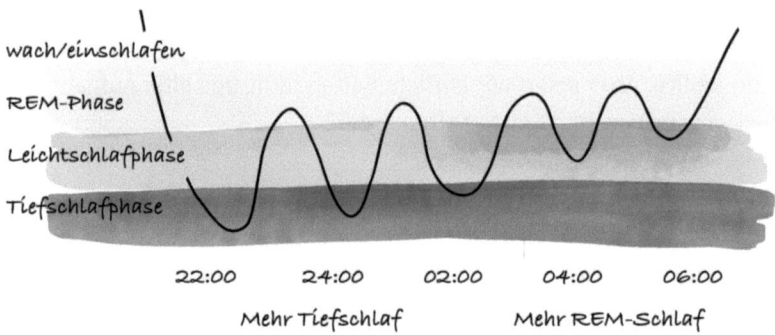

Im **Tiefschlaf** finden körperliche Reparaturen statt. Deine Muskeln sind entspannt, Blutdruck, Atmung und Herzschlag werden geringer, der Körper ist auf Sparflamme. Er produziert Wachstumshormone für die Zellerneuerung. Bei körperlicher Anstrengung oder auch, wenn du krank bist, brauchst du daher viel Schlaf, respektive Tiefschlaf, damit du besser und schneller gesund wirst und dein Körper regeneriert.

Was der Tiefschlaf für deine Physis schafft, erledigt der **REM- oder Traumschlaf** für deinen Geist und deine Seele. In dieser Phase regenerierst du geistig und psychisch. Dein Tagesspeicher wird verarbeitet und in den Langzeitspeicher transferiert. Deine Muskeln sind weiterhin entspannt, doch Herzschlag, Blutdruck und Atmung erhöhen sich wieder. Was heißt das für dich? Wenn du beruflich stressige Zeiten hast, du schwere Zeiten durchstehst wie Trennung oder Todesfälle oder du kranke Angehörige begleiten musst, aber auch wenn du für Prüfungen lernst, dann sorge ganz besonders für viel Schlaf!

Kurze Wachphasen sind normal, sie dauern oft nur eine Minute und du kannst dich nicht daran erinnern. In der zweiten Nachthälfte wachst du leichter auf als in der ersten. Erst wenn du regelmäßig Unterbrechungen von mehr als vier Minuten hast, spricht man von Schlafstörungen.

Schlafentzug führt dazu, dass dein Gedächtnis und deine Aufmerksamkeitsspanne leiden. Nach 48 Stunden hast du nur noch 50 Prozent deiner Leistungsfähigkeit. Du bekommst Probleme beim Sprechen, weil dir Worte plötzlich fehlen. Nach 72 Stunden bist du nicht mehr ansprechbar, Paranoia und Angstzustände können sich einstellen.

Chronisches Schlafdefizit führt zu einem geschwächten Immunsystem, fördert Herz-Kreislauf-Erkrankungen und Diabetes, du leidest unter Kopfschmerzen und Migräne und bist anfälliger für Depressionen und andere psychische Erkrankungen.[73]

Wir können an Schlafentzug aber nicht so einfach sterben, denn irgendwann fallen wir einfach um und schlafen. Es sei denn, du leidest an Insomnie, die kann sehr wohl tödlich enden.[74] Den Weltrekord im Schlafentzug hat 2007 der Brite Tony Wright aufgestellt, der elf Tage und zwei Stunden wach blieb. Frag mich nicht, wie er das angestellt hat.

Die **optimale Schlafmenge** ist individuell verschieden. Es gibt Menschen, die tatsächlich nicht mehr als vier bis fünf Stunden Schlaf brauchen (Leonardo da Vinci soll so einer gewesen sein). Andere wiederum benötigen mehr als acht Stunden, um fit zu sein (angeblich Albert Einstein). Der Großteil braucht jedoch zwischen sechs und acht Stunden.[75]

Was tun, wenn du schlecht schläfst? Schlafstörungen können verschiedene Ursachen haben: Krankheiten wie Depressionen, Umwelteinflüsse wie Lärm oder zu hohe Zimmertemperatur, Medikamente, eine besonders stressige Zeit oder auch akute Sorgen. In der Menopause haben manche Frauen Schlafprobleme. Und natürlich auch schlechte Gewohnheiten wie unregelmäßige Schlafenszeiten. Schlimm sind Schlafstörungen, wenn sie chronisch werden, was passieren kann, wenn du nicht rechtzeitig etwas dagegen tust.

TIPP | **SO VERBESSERST DU DEINE SCHLAFQUALITÄT**

▶ Lass dich nicht von bösen Gedanken ins Bockshorn jagen wie: „Heute Nacht werde ich bestimmt wieder nicht schlafen können." Damit verstärkst du Stressgefühle und kannst erst recht nicht schlafen. Ich sag nur: selbsterfüllende Prophezeiungen!

▶ Alkohol vor dem Schlafengehen sorgt im Gegensatz zur geläufigen Meinung für schlechten Schlaf. Du schläfst vielleicht schnell ein, aber die Schlafqualität leidet.

▶ Anstrengung vor dem Schlafengehen ist auch ein Schlafkiller. Wenn du ein Abendprogramm hast – sei es ein Theaterbesuch, eine Party oder ein anstrengendes Sporttraining –, dann sorge dafür, dass du vor dem Schlafen noch ausreichend Zeit hast, um wieder runterzukommen.

▶ Geh vor deiner Schlafenszeit eine gemütliche Runde um den Häuserblock.

▶ Etabliere eine regelmäßige Schlafroutine und gehe möglichst immer zur selben Zeit schlafen. Es ist vielleicht gar keine schlechte Idee, selbst am Wochenende dieselbe Schlafens- und Aufstehzeit beizubehalten.

▶ Wenn möglich, orientiere dich an deinem Biorhythmus.

▶ Das Bett hat in erster Linie die Funktion, dass du darin schläfst. Es kann zu einem Ritual werden, vor dem Einschlafen im Bett zu lesen, das ist gut so, doch wenn das Bett zu einem Allround-Betätigungsort wird, kann das nachteilig sein. Verbanne also Handy, Notebook, Snacks und selbstverständlich auch den Fernseher aus deinem Schlafzimmer!

▶ Sorge für gutes Schlafklima: Das Schlafzimmer sollte ein kühler Ort sein, 18 Grad werden als schlaffördernde Raumtemperatur genannt. Die Fenster sollten gut genug gegen den Straßenlärm isoliert sein und verdunkelt werden können. Lüfte gut vor dem Schlafengehen.

▶ Du schläfst schlecht, weil der Göttergatte neben dir sein Sägewerk anwirft? Abgesehen davon, dass es für ihn sinnvoll ist, sich diesbezüglich untersuchen zu lassen (Stichwort gesundheitsschädliche Schlafapnoe), gibt es Ohrstöpsel (die kannst du dir auch maßgeschneidert anfertigen lassen, um ein möglichst angenehmes Tragen zu ermöglichen). Oder ihr erwägt getrennte Schlafzimmer.

Wenn du wieder einmal schlecht geschlafen hast, habe ich drei Anregungen für dich:

1. Auch wenn du kein Auge zugemacht hast, hast du ganz bestimmt trotzdem geschlafen. Mach dich also nicht unnötig fertig.

2. Eine schlechte Nacht macht nicht zwingend einen schlechten Tag.

3. Sorge gut für dich. Leg an diesem Tag mehr Pausen ein als sonst und versuche, anstrengende, herausfordernde Arbeiten zu verschieben. Das hilft, ich spreche aus eigener Erfahrung!

Verschnaufpausen zwischendurch

Anstatt Pausen zu streichen, weil du vor lauter Arbeit nicht mehr weißt, wohin, solltest du besser deine ellenlange To-do-Liste kritisch beäugen. Es gibt unzählige Zeitmanagement-Bücher und -Tipps, in denen du dich aufschlauen kannst. Hier präsentiere ich dir ein paar Ideen, die du schnell und unkompliziert umsetzen kannst:

▷ Mache kurze Pausen, wo immer es geht. Wenn du beispielsweise ein paar Stunden an einer PowerPoint-Präsentation zu arbeiten hast, dann pausierst du nicht erst am Ende, sondern nach jedem Zwischenschritt: Informationen einholen – Pause – Präsentationslayout festlegen – Pause – die ersten drei Folien betexten – Pause usw.

▷ Falls sich keine Arbeitsschritte definieren lassen: voilà, die Pomodoro-Technik. Sie ist vielgeschätzt von allen, deren Arbeit sich nicht so gut filetieren lässt, etwa, wenn du an langen Texten arbeitest oder Internetrecherche betreibst. Besorge dir einen Küchenwecker, stelle ihn auf 30 Minuten und arbeite konzentriert, bis er klingelt. Dann Pause – fünf Minuten reichen. Dann stellst du wieder 30 Minuten ein und arbeitest weiter.

▷ Wichtig in den Pausen: aufstehen! Strecken, ein paar Schritte gehen, den Körper durchbewegen, vielleicht einen Espresso holen oder ein Tässchen Tee. Jedenfalls NICHT: Handy checken. Das wäre kontraproduktiv und bringt dir nicht die nötige Regeneration.

▷ Halte deine Mittagspause ein. Wenn es sich irgendwie einrichten lässt, dann geh raus aus dem Büro und drehe eine Runde um den Häuserblock. Lass dich nicht verführen: Oft wird die Mittagspause mit einer Teambesprechung verknüpft. Auch das ist keine Pause. Mag sein, dass es manche Kolleginnen und Kollegen als unsozial betrachten, wenn du nicht mit ihnen essen gehst, sondern die Zeit lieber allein draußen im nahen Park verbringst. Du kannst es ja ganz offen kommunizieren und ihnen sagen, dass du nur so richtige Erholung findest.

▷ Wenn du Überstunden schiebst: Plane mehr Pausen ein, damit du gut durchhältst!

Entspannung

Es gibt verschiedene Techniken[76] und nicht jede ist für jeden Menschen gleichsam passend. Um herauszufinden, welche dir besonders gut liegt, probierst du am besten mehrere aus. Wir haben an dieser Stelle vier Techniken für dich herausgefischt:

Atemtechniken haben den Vorteil, dass du sie wirklich immer und überall durchführen kannst. Die 4-7-8-Technik geht so: Du atmest durch die Nase ein und zählst bis vier, hältst den Atem an und zählst bis sieben und atmest schließlich durch den Mund aus und zählst dabei bis acht. Wenn dir die Zählerei nicht liegt, geht es auch noch simpler: Du atmest tief ein, hältst kurz an und atmest lange, lange aus, in deinem eigenen Tempo.

Die Technik ist super geeignet und auch ganz einfach für Zappelige, wenn dein Hirn rotiert und du gerade keinen klaren Gedanken fassen kannst. Das Zählen unterbricht das Gedankenkarussell. Gut geeignet daher auch zum Einschlafen.

Die **Progressive Muskelentspannung** nach Jacobson hat es zu einer gewissen Berühmtheit gebracht. Es gibt eigene Trainings dafür und auch eigene CDs und Apps, doch das Prinzip kannst du auch so ausprobieren. Die Grundidee: Du legst dich auf den Rücken und spannst der Reihe nach vom Scheitel bis zur Sohle alle größeren Muskeln an und entspannst wieder: das Gesicht ganz stark zusammenziehen, kurz halten, und wieder lockerlassen. Dann die Schultern fest anspannen, kurz halten, wieder entspannen. Die Hände zu Fäusten ballen, kurz anhalten, wieder loslassen. Und so weiter.

Für diese Übung brauchst du schon ein wenig mehr Zeit, doch auch sie kannst du in fast allen Situationen durchführen. Nicht nur im Liegen, sondern auch im Sitzen, beispielsweise während einer Besprechung, im Flugzeug oder auf einer längeren Fahrt im Auto (nicht am Steuer natürlich, da fährst du besser auf einen Parkplatz). Und auf jeden Fall hilft sie beim Einschlafen. Die Wirkung entsteht dadurch, dass du nach dem Anspannen eines Muskels beim Loslassen das Entspannungsgefühl stärker wahrnimmst und das beruhigt dein Stresssystem.

Kommen wir zur **Meditation.** Die einen schwören auf sie, die anderen beäugen sie skeptisch und probieren sie gar nicht erst, weil sie sicher sind: Das kann ich nicht. Da muss man doch minutenlang nichts denken, wie soll das denn gehen? Und außerdem: so esoterisch! Diese Methode scheint unserem permanenten Leistungsstreben zu sehr in die Quere zu laufen. Doch in Wahrheit ist sie gerade deshalb für uns ein ausgezeichneter Weg, um uns zu beruhigen.

Meditation ist im Grunde eine Konzentrations- und Achtsamkeitsübung, deren Wirkung durch zahlreiche Studien erforscht ist, und das ganz ohne fernöstliche Spiritualität. Sie wirkt ähnlich wie der Schlaf auf körperlicher, mentaler und psychischer Ebene. Der Herzschlag verlangsamt sich, du atmest tiefer und deine Muskeln entspannen. Wenn du es schaffst, regelmäßig zu meditieren, trainierst du deinen Geist, baust Ängste ab, linderst chronische Schmerzen und – auch dafür gibt es Belege – du lernst dich selbst oder deine Gefühls- und Gedankenwelt besser kennen und kannst somit besser mit dir selbst umgehen. Studien belegen außerdem, dass Meditation das Demenzrisiko verringert und Depressionen reduziert. Ein wahres Wundermittel, oder? Und das ganz ohne Nebenwirkungen!

Die klassische Meditation machst du im Sitzen. Suche dir einen ruhigen Ort, schließe die Augen und versuche, dich auf das Hier und Jetzt zu konzentrieren. Es geht also um eine Form der Achtsamkeit für das, was gerade ist. Du nimmst einfach wahr, ohne zu bewerten. Also verkrampfe dich nicht in der Vorstellung, nichts denken zu dürfen. Du sitzt mit geschlossenen Augen und nimmst wahr: wie deine Oberschenkel auf die Sitzfläche drücken und der Rücken gegen die Lehne, dass es warm ist oder kühl, du hörst draußen Autos vorbeifahren oder wie der Lärm eines Hubschraubers immer lauter wird und dann wieder abklingt. Du bewertest aber nicht und so musst du dich auch nicht ärgern über diese Hubschrauber-Störung. Es gibt im Moment kein Gut und Böse, kein Heiß und Kalt, kein Gut und Schlecht. Es ist, wie es ist.

Das ist eigentlich gar keine so abgehobene Sache, oder? Ach ja, natürlich kommen Gedanken hoch, das ist ganz normal. Doch die behandelst du genauso wie oben beschrieben: Du nimmst sie wahr und bewertest sie nicht, dann ziehen sie von allein wieder weiter. Wenn du mit Zwang versuchst, an nichts zu denken, dann hast du einen Rosa-Elefanten-Effekt: Wenn du dich bemühst, nichts zu denken, dann denkst du erst recht. Und glaube nicht, dass du unbedingt eine Stunde meditieren musst. Das ist die hohe Kunst. Für den Anfang reichen ein paar Minuten. Wenn du regelmäßig übst, kannst du dich mit der Zeit steigern und auch immer besser entspannen. Probiere es aus!

Beim **autogenen Training** arbeitest du mit autosuggestiven Sätzen, das ist also eine Art der Selbsthypnose. Du liegst ruhig da und sagst dir: „Mein rechter Arm ist warm und schwer. Mein linker Arm ist warm und schwer." Und so reist du durch deinen Körper. Auch das muss man ein bisschen üben. Es gibt auch CDs und Apps, die dich durch den Körper führen. Nicht alle sind gleich gut, doch im Netz findest du Bewertungen von Stiftung Warentest, die hilfreich sind.

Massagen sind keine Entspannungstechnik an sich, aber sie helfen, deinen Muskeltonus im Körper zu reduzieren. Auch wenn eine Heilmassage nicht immer nur angenehm ist, so werden doch verspannte Muskeln gelockert und das verhilft dir zu einem angenehmeren Körpergefühl. Natürlich gibt es auch verschiedene Formen der Entspannungsmassage, wo nicht so tief in die Muskulatur hineingearbeitet wird. Die Wirkung erreicht die Masseurin beispielsweise nur durch leichten Druck, Wärme, Duftöle und dergleichen.

Auch die **Sauna** ist ein Ort der Entspannung, bei der die Hitze und die Feuchtigkeit des Aufgusses deinem Körper helfen, Giftstoffe abzutransportieren, das Immunsystem zu stärken und zu entspannen. Probiere es aus, für manche ist eine Sauna zu heiß. Es gibt in den diversen Saunalandschaften ja auch noch andere, ähnliche Formen wie eine Bio-Sauna, ein Aromabad, Infrarotkabinen oder Dampfbäder. Oder du genießt ein warmes, blubberndes Bad im Whirlpool.

Moderate Bewegung

Doch es ist nicht nur das Nichtstun entspannend. Gerade, wenn du einen Job hast, bei dem du dich wenig bewegst, ist aktive Regeneration oft die bessere Alternative. Du hast weiter oben ja schon darüber gelesen, dass unser Körper Bewegung ganz dringend braucht, um aufgebaute Stressenergie abbauen zu können. Daher ist es gar nicht so eine gute Idee, sich nach dem anstrengenden Arbeitstag daheim aufs Sofa zu hauen und vom Fernseher berieseln zu lassen. Mach stattdessen – vielleicht auf dem Heimweg – einen Abstecher in den Park und unternimm einen ausgedehnten **Spaziergang**.

Im Grunde ist jeder **Sport**, den du auch langsamer und gemütlicher ausführen kannst, geeignet zur Regeneration. Ein gemütlicher Dauerlauf, eine ruhige Wanderung durch den Wald, ein paar langsame Längen im Schwimmbad oder im See, eine beschauliche Runde mit dem Rad – all das baut nicht nur Stress ab, sondern kann auch meditativen Charakter haben. Ich selbst schwimme gern und finde gerade die Monotonie des Längenziehens im Bad – 25 Meter hin, 25 Meter zurück –, begleitet vom Rhythmus der Bewegung und den Streicheleinheiten des an mir vorbeifließenden Wassers, sehr beruhigend und kontemplativ.

Yoga ist eine spezielle Bewegungsform, die auch deinen Atem miteinbezieht. Gleichzeitig werden Muskeln gestärkt und Verspannungen aufgelöst, dein Körper lernt Koordination und Balance. Eine wahre Wohltat! Ähnlich wirkt auch **Pilates**, bei dem der Fokus jedoch weniger auf den Einklang zwischen Körper, Geist und Seele, sondern mehr auf eine kraftvolle Körpermitte gelegt wird. Pilates wurde vom Deutschen Joseph Pilates ursprünglich erfunden als ein ganzheitliches Körpertraining für Soldaten.

Tai-Chi ist eine alte chinesische Kampfkunst, bei der du in kontinuierlichen Bewegungen Spannung im Körper auf- und wieder abbaust. **Qigong** ist eine chinesische Entspannungstechnik mit langsamen, fließenden Bewegungen und Atemübungen zum Stressabbau und zur Kräftigung deiner Lebensenergie. Und bevor du mir vor lauter entspannenden Vorstellungen vom Hocker kippst, noch etwas ganz Profanes: Manche Menschen entspannen auch beim Basteln, beim Stricken, beim Handwerken, Putzen oder bei der Gartenarbeit.

Die Natur als Energietankstelle Nummer eins

Ich bin ein gebürtiges Stadtkind und habe dennoch wirklich viel Zeit in der Natur verbracht. Als Kind von Bergsteiger-Eltern ging es mir ziemlich auf die Nerven, jedes Wochenende im Wald und auf den Bergen sein zu müssen. Heute bin ich ihnen sehr dankbar dafür, denn heute weiß ich, wie heilsam und wohltuend das Grün der Bäume und der Duft von feuchter Erde sind.

Wenn du auf einen Berg gehst oder auch nur auf einen Hügel und dann oben sitzt und ins Tal schaust, dann brauchst du nichts weiter, um zur Ruhe zu kommen. Der von der Wanderung gewärmte und angeregte Körper, die Natur rundum, der weite Blick, die gute Luft, das Vogelgezwitscher – das alles beruhigt dein Stresssystem. Es ist, als ob sich dein Körper daran erinnert, dass das sein natürliches Zuhause ist, in dem er sich voll und ganz entspannen kann.

Oder Wasser. Setz dich an einen Fluss und schau den Wellen zu, wie sie über Steine hüpfen, wie sie an dir vorbeirauschen. Und erst die Seen und das Meer! Schon allein die Vorstellung tut gut, am Strand oder auf einer Klippe zu stehen und auf den Horizont zu schauen. Erinnerst du dich, was ich weiter oben über Hartmut Rosas Resonanzbedürfnis schrieb? Egal, wo in der Natur du dich gern aufhältst, egal, ob du sitzt und schaust oder beim Gehen alles rund um dich aufnimmst, in jedem Fall gehst du in Resonanz zur Natur. Du hörst ihr zu, wie sie zwitschert und durch die Baumkronen rauscht, wie sie duftend in deine Nase steigt. Und du antwortest, indem du tiefer atmest, den Alltag Alltag sein lässt und alle Sorgen und Probleme auf Stand-by stellt.

Du brauchst dazu kein schickes Waldbaden-Seminar zu besuchen. Und die Natur hilft auch in kleinen Portiönchen. Wenn du auf dem Weg ins Büro an einem Baum vorbeigehst, sag ihm ein fröhliches und dankbares Hallo. Wenn du über eine Brücke gehst, bleib kurz stehen und schau eine Weile ins Wasser. Und wenn gar nichts von alldem da ist, dann schau zumindest in den Himmel und studiere die Wolken und Schwalben auf ihrem Flug.

Me-Time

Erholung musst du dir nicht erst verdienen. Ruhe ist Nahrung für deinen Körper und deine Seele. Ich schicke das sicherheitshalber voraus, für den Fall, dass du zu jener Mehrheit der Menschen gehörst, die die strenge Weisung „zuerst die Arbeit, dann das Vergnügen" gelernt haben. Ja, wir wollen gern alles erledigt haben. Und auch ein Baumarkt-Riese versichert uns mit seinem Werbe-Slogan: Es gibt immer was zu tun. Mag schon sein. Aufgaben wollen erledigt, Probleme gelöst werden. Doch den Zustand der Seligen, wo alles abgehakt ist, den erreichen wir doch nie, oder?

Also: Was kannst du für dich tun, um gut abzuschalten? Wie kannst du es bewerkstelligen, regelmäßig Zeit für dich zu haben – und zwar nur für dich? Was tust du zum Beispiel, wenn du in eurer Wohnung endlich einmal allein bist und du die Zeit mit dir selbst genießen könntest? Lass mich raten: Das Kinderzimmer aufräumen, weil du sonst ja keine Ruhe dafür hast, oder Ähnliches. Wenn du es gern tust und diese Tätigkeit ähnlich kontemplativ für dich ist wie für mich das gemütliche Kraulen im Bad, dann ist das zumindest entspannend.

Eine echte Me-Time ist es aber immer noch nicht, und die brauchen wir alle: Zeit, in der wir etwas für uns selbst tun, in der wir uns etwas Gutes tun. Daher lade ich dich nun ein, dir zu überlegen: Was tut dir gut? Was magst du besonders? Was wäre eine sinnvolle Beschäftigung mit dir selbst?

Ich habe weiter oben Claudia Hammond erwähnt. Sie hat 2021 ein tolles Buch mit dem Titel *„Die Kunst des Ausruhens"* geschrieben. Sie bezieht sich darin auf eine groß angelegte Studie und stellt die Top 10 der beliebtesten Erholungsformen vor:[77] Auf Platz 1 das Lesen, dann folgen Zeit in der Natur, allein sein, Musik hören, nichts Besonderes tun, Spazierengehen, ein heißes Bad, Tagträumen, Fernsehen und Achtsamkeit. Dass Fernsehen auf der Beliebtheitsskala nicht an erster Stelle steht, hat mich überrascht – und gefreut, denn wer den ganzen Tag am Bildschirm arbeiten muss, sollte nicht daheim auch noch auf die Mattscheibe glotzen. Mein persönlicher Favorit ist „nichts Besonderes tun". Ist das nicht eine super Tätigkeit? Stundenlang vor sich hin zu daddeln, mal da was anfassen, mal dort schauen, irgendwie ein bisschen in Bewegung sein und dann auch wieder nicht und am Ende das gute Gefühl haben, sich um nichts gekümmert zu haben. Wie ins sprichwörtliche Narrenkastl schauen, nur in Bewegung. Einfach das Hirn ausschalten. Herrlich!

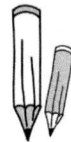

SELBSTEINSCHÄTZUNG

Es ist Zeit, wieder auf dich zu schauen und eine Selbsteinschätzung vorzunehmen. Hast du einen Stift zur Hand? Dann kann es losgehen:

Ich schlafe schlecht und auch zu wenig.	1 - 2 - 3 - 4 - 5 - 6 - 7 - 8 - 9 - 10	Mein Schlafpensum ist in der Regel super, am Morgen bin ich immer gut ausgeschlafen.
Mein Terminkalender ist viel zu voll, ich kann es mir nicht leisten, zwischendurch Pause zu machen.	1 - 2 - 3 - 4 - 5 - 6 - 7 - 8 - 9 - 10	Ich halte nicht nur meine Mittagspause ein, sondern gönne mir auch zwischendurch ein Päuschen.
Entspannung ist nur was für Schwächlinge.	1 - 2 - 3 - 4 - 5 - 6 - 7 - 8 - 9 - 10	Ich kann mich gut entspannen und genieße das auch oft.
Aktive Regeneration? Ich bewege mich doch sonst auch nicht gern.	1 - 2 - 3 - 4 - 5 - 6 - 7 - 8 - 9 - 10	Ich kenne mich gut genug, um zu wissen, wann ich Erholung und wann ich aktive Entspannung brauche, und gönne mir das auch.
Stress? Ach was, das halte ich schon aus!	1 - 2 - 3 - 4 - 5 - 6 - 7 - 8 - 9 - 10	Ich nehme in stressigen Zeiten Rücksicht auf mich selbst und sorge dann für besonders viel Regeneration.

Gesamtsumme: _____

5

FIT IM OBERSTÜBCHEN

Alt sein macht nur Spaß, wenn das Hirn mitspielt.

Kreuzworträtsellösen allein reicht nicht.

In diesem Kapitel gibt es Konkretes, damit nicht

nur der Körper, sondern auch die Gehirnwindungen

knackig bleiben und die grauen Zellen faltenfrei.

Deine Benefits: geistig voll drauf, gut vorgesorgt

gegen Demenz und Alzheimer!

BIRGIT

5.1 Hege und pflege dein Gehirn

Wie ein aufgescheuchtes Huhn laufe ich von einem Zimmer ins andere und vergesse dabei, was ich eigentlich tun wollte. Wo ich die Fernbedienung für die Jalousien hingelegt habe, weiß ich auch nicht mehr. Ah, im Badezimmer neben der Gießkanne. Oh, ich wollte ja eigentlich das Buch in den Rucksack packen, das war es, was ich wollte im Büro! Währenddessen spielt der Gatte mit mir das alte Spiel „Wo ist!?" und fragt mich ständig, wo seine Lieblingsfahrradhose, das Akkupack oder sein Handy ist.

Sind das nun die ersten Anzeichen von Demenz mit meinen zarten knapp 50 Jahren? Wohl eher nicht. Eher ein Zeichen von zu viel geht im Kopf herum, Stress, fehlendem Fokus und Konzentration und dem Versuch, via Multitasking alles gleichzeitig zu erledigen. Das darfst du dir gern gleich geistig notieren – Multitasking können wir nicht wirklich. Wir unterbrechen nur eine Tätigkeit mit einer anderen. Dieser Zustand des aufgescheuchten Huhns kommt dann genau davon, wenn der Popo auf fünf Kirtagen tanzt, wie man so schön sagt.

Immer öfter höre ich mich sagen: „Ohne mein externes Gehirn geht nix." Gemeint ist mein Smartphone mit den Kontaktdaten aller wichtigen und unwichtigen Menschen und der Kalender in der Cloud mit allen wichtigen und unwichtigen To-dos. Wozu noch Daten auswendig lernen, wenn das Mobiltelefon ohnehin alles weiß? Hand aufs Herz – weißt du alle Telefonnummern deiner wichtigsten Menschen auswendig?

Das geht nicht nur mir so. Kaum weiß jemand in der Gesprächsrunde etwas nicht, wird schon das Smartphone gezückt und Google befragt, anstatt erst einmal selbst nachzudenken. Was täten wir nur ohne dieses Ding? Hallo digitale Demenz! Noch dazu lenkt uns das smarte Ding mit jedem Ping und Dong ab, wenn wir uns dann doch endlich einmal versuchen zu konzentrieren.

Diese Fähigkeit, flott etwas auswendig zu lernen und auch zu behalten, weil es ja notwendig war, hat eindeutig gelitten. Dabei wäre das schon eine Form des Gedächtnistrainings. In den Anfängen der Mobiltelefonzeit habe ich mich noch bemüht, ein papierenes Adressbuch aktuell zu halten und mir die

Daten zu merken, doch das hat sich schnell verflüchtigt. Spätestens seit die smarten Phones jeden Namen und Kontakt ins Adressbuch verschieben und ich nicht einmal mehr weiß, woher die eigentlich kommen. Ja, jetzt könntest du auch grinsen und sagen: „Mei, die kennt sich halt nicht aus, wie man das geschickt managt." Aber ganz ehrlich, so wichtig ist es mir dann auch nicht. Offensichtlich. Wofür gibt's das Kastl denn. Delegieren ist schließlich in! Auch wenn unser Gehirn seine Gedächtnisfähigkeit verlernt.

Kein Grund jedoch, in Panik zu verfallen und gleich an Demenz zu denken. Trotzdem: Das Oberstübchen will trainiert werden, wenn es uns noch lange seinen Dienst erweisen soll. Weil das mit dem gesund Altwerden auch das Gehirn betrifft. Und weil das Altwerden nur Spaß macht, wenn das Gehirn fit ist.

Jeder kennt jemanden oder mindestens jemanden, der jemanden kennt, dessen Oberstübchen nicht mehr fit ist. Oma, Opa, Onkel, Eltern, die an Demenzerkrankungen leiden oder einfach beinahe unerträglich langsam und stur sind. Kennst du das, wenn du mit jemandem aus der älteren Generation sprichst, vielleicht Mutter oder Opa, und es ist irgendwie schwierig und zäh? Die Unterhaltung erscheint dir langsam. „Komm endlich zum Punkt", denkst du dir vielleicht oder „Himmel, das dauert heut wieder!" und „diese Sturheit! Sie muss das doch auch sehen …". Wo hört eigentlich Alterssturheit auf und wo fangen Demenzerkrankungen an?

Wir wissen es nicht genau, ob das schon Zeichen einer Demenzerkrankung ist oder einfach eine normale, altersgemäße Veränderung. Die Grenzen verschwimmen. Das im hohen Alter das Gehirn schon etwas langsamer ist, ist keine Krankheit, kann aber trotzdem aufgehalten werden.

Manche Experten sagen, es wäre unausweichlich, wir könnten es nicht verhindern, wir alle würden irgendwann dement werden, weil wir eben so alt werden würden wie niemals zuvor. Das kann ich persönlich nicht akzeptieren. Denn, wenn man sich nur ein bisschen mit dem Thema beschäftigt, erkennt man, dass diese Erkrankungen nicht so isoliert sind, wie es oft dargestellt wird. Viele Menschen, die diese Erkrankungen bekommen, sind eben nicht nur alzheimerkrank, sondern haben auch noch andere Erkrankungen. Daher meinen andere Wissenschaftler und Ärzte, und diese Fraktion ist Gott sei Dank größer, dass wir sehr wohl etwas tun können, um das Risiko mindestens zu senken. Mit unserem Lebensstil!

5.2 Essen für ein fittes Gehirn

Das Naheliegendste, was wir tun können, ist das, was wir täglich tun, nämlich essen. Herrlich, oder? Gute Sachen futtern und damit auch noch die Hardware pflegen. Letztens habe ich in einem sozialen Netzwerk einen Post von der Psychiaterin Dr. Georgia Ede gelesen. Sie schreibt – frei übersetzt –, dass sie davon überzeugt ist, dass die globale Abnahme der psychischen Gesundheit und geistigen Leistungsfähigkeit sehr wahrscheinlich mit einer schlechteren Ernährung zusammenhängt.

Es spricht mir aus der Seele und aus dem Herzen. Das Gehirn ist ein Teil unseres Körpers. Wie kommen wir auf den Gedanken, dass das, was wir in uns hineinfüllen, nicht auch Auswirkungen auf dieses Organ hätte? Es ist so typisch für uns: Geht es uns schlecht, schauen wir auf alles und suchen nach Ursachen (gern auch im Smartphone mittels Dr. Google), anstatt wahrzunehmen, was wir mit unserem Ernährungs- und Lebensstil unserem Gehirn antun.

Also, wie soll nun eine gehirnfitte Ernährung aussehen? Sie unterscheidet sich im Grunde nicht von der Ernährung, die ich dir bereits in *Kapitel 2* nahegelegt habe. Ein besonderer Fokus sollte jedoch darauf gelegt werden:

▷ Sie soll reich an mehrfach ungesättigten Fettsäuren, insbesondere den berühmten Omega-3-Fettsäuren sein.

▷ Außerdem sollte die Ernährung mikronährstoffreich (Vitamine, Mineralstoffe, Spurenelemente, sekundäre Pflanzenstoffe) sein.

▷ Sie soll alle essenziellen Aminosäuren enthalten, das bedeutet, ein bedarfsdeckender Proteinkonsum ist wichtig.

▷ Sie soll zuckerarm sein, denn das Gehirn will ebenso wenig wie der Körper permanent überzuckert werden.

Gehirnfettsäure Omega 3

Unser Gehirn ist ein ziemlicher Fettklops. Etwa 60 Prozent des menschlichen Gehirns sind Fett. Wer schon mal Hirn mit Ei hatte (Ha! Ich kann sehen, wie du dich windest!), vielleicht sogar selbst zubereitet, erinnert sich an ein rosa-graues, wackelpuddingartiges Etwas. Ich gebe zu, das ist für mich ein Alptraumessen. Mein werter Papa war Fleischer und da gab es das immer wieder mal. Aber das ist eine andere Geschichte.

Das Gehirn ist auch das cholesterinreichste Organ im Körper. Etwa zehn Prozent des Gehirns bestehen aus Cholesterin. Das Cholesterin da oben kommt nicht aus den cholesterinhaltigen Lebensmitteln, die wir essen, denn Cholesterin kann die Blut-Hirn-Schranke nicht überwinden, daher bildet das Gehirn diese wichtige Substanz selbst. Cholesterin ist ein wichtiger, struktureller Baustein der Nervenzellen. Es stabilisiert die Zellmembranen und ist Bestandteil der Myelinscheiden, die die Nerven ummanteln, damit die elektrischen Signale nicht kreuz und quer durchs Hirn funken, sondern dorthin gehen, wo sie hinsollen.

Ein besonders wichtiges Fett für unser Gehirn ist die langkettige, mehrfach ungesättigte Fettsäure, das berühmte Omega 3. Genauer gesagt zwei spezielle Formen des Omega 3: Docosahexaensäure (DHA) und Eicosapentaensäure (EPA). Sie machen das menschliche Gehirn erst so leistungsfähig. Dieses Omega 3 ist eine sogenannte essenzielle Fettsäure, die für die Entwicklung des Gehirns schon im Mutterbauch wichtig ist. Sie sorgt für die optimale Reifung der Netzhaut, die gute geistige Entwicklung, den Aufbau der Gehirnstrukturen, sie ist Botenstoff und wirkt bei der Synthese wichtiger Neurotransmitter mit. Doch auch danach, bis wir ins Grab sinken, braucht unser Gehirn diese

Fettsäure dringend. Es ist die Gehirnfettsäure schlechthin. Ein Mangel daran führt zu Funktionsstörungen, das Gehirn entwickelt sich nicht gut und ist auch bei Erwachsenen nicht so leistungsfähig. Auch Auswirkungen auf das geistige Wohlbefinden und die Psyche sind nachgewiesen, etwa bei Depressionen und insbesondere der Alzheimerkrankheit. DHA verringert die Bildung von Beta-Amyloiden, schützt die Nerven und fördert die Bildung von Glutathion, einem Antioxidans im Gehirn. Man könnte sagen, es verhindert, dass unser geliebter Fettklops nicht ranzig wird.

INFOBOX | WO DU OMEGA 3 FINDEST

Omega-3-Fettsäuren sind in **fetten Fischen** aus dem kühlen Meer enthalten, beispielsweise Lachs, Makrele, Hering und Sardine. Auch heimische Kaltwasserfische enthalten Omega-3-Fettsäuren, wenn auch nicht in dem Ausmaß wie die Meeresfische. Forelle, Saibling, Alpenlachs und sogar der altmodische Karpfen haben Minimengen davon.

Es gibt auch **pflanzliche Omega-3-Quellen,** wie das Leinsamenöl, Leindotteröl (Camelina), Chiasamenöl und Hanföl, allerdings liegt hier das Omega 3 in einer anderen Form vor. Es ist die pflanzliche Alpha-Linolensäure, die unser Körper erst in EPA (Eicosapentaensäure) und DHA (Docosahexaensäure) umwandeln muss. Dabei gibt es einige Verluste auf dem Weg. Maximal zehn Prozent der konsumierten Alpha-Linolensäure werden am Ende in EPA und DHA verwandelt. Wenn du die positiven Effekte der Omega-3-Fettsäuren aus pflanzlichen Lebensmitteln nutzen willst, dann setze diese bewusst täglich ein. Für Salate, Aufstriche und Müslis. Wichtig ist: Diese Öle eignen sich nur für die kalte Küche und sollten immer gut verschlossen in einer dunklen Flasche im Kühlschrank aufbewahrt werden. Der Grund dafür ist, dass sie sehr empfindlich gegenüber Licht, Sauerstoff und Temperatur sind. Die wertvollen Fettsäuren zerfallen sehr schnell und nutzen dir dann nichts mehr.

Manche **Nüsse und Samen,** zum Beispiel Walnüsse, enthalten ebenfalls Omega 3. Wenn du nach Lust und Laune dein Müsli, Salate und Suppen mit den knackigen kleinen Dingern pimpst, kannst du ebenfalls Minimengen aufnehmen.

Auch in Form von **Nahrungsergänzungsmitteln** kannst du Omega 3 bekommen. In Ölform oder in Kapselform, aus Fisch oder sogar direkt aus Algen synthetisiert. Achte dabei wie bei allen Nahrungsergänzungen auf die Qualität und das Preis-Leistungs-Verhältnis. Informiere dich gut und achte auf Abo-Fallen!

Mikronährstoffe – immer wichtig

Unser Gehirn – wie im Übrigen unser ganzer Körper – braucht für alle Funktionen viele verschiedene Mikronährstoffe. Das wir davon genug bekommen, ist heutzutage gar nicht so leicht. Die meisten Menschen essen zu wenig Grünzeug, zu wenig hochwertige Lebensmittel, zu viele hochverarbeitete Lebensmittel. Wir sind allerorten diversen (Gehirn)Stressoren ausgesetzt, vom Stress bis zu Mikronährstoffräubern wie Alkohol, Medikamenten, der Anti-Baby-Pille.

Welche Mikronährstoffe braucht unser Gehirn ganz besonders? Wenn ich ehrlich bin: So ziemlich alle, die auch sonst relevant sind. Am besten du blätterst noch einmal zu *Kapitel 2*. Wir kommen also nicht drumherum, uns die Empfehlungen der gesunden Ernährung kräftig hinter die Ohren zu schreiben und sie möglichst gut umzusetzen. Die mindestens drei großen Hände voll buntem Gemüse, die ein bis zwei Hände voll Obst, die sogenannte ausgewogene Ernährung mit unterschiedlichen Eiweißlieferanten von den tierischen Lebensmitteln bis zu den pflanzlichen. Besonders B-Vitamine sind für das gesamte Nervensystem wichtig. Sie sind Katalysatoren, Regulatoren und an allen Stoffwechselprozessen beteiligt. Auch im Gehirn. Quasi Brainbooster! Von B1 bis B12 sorgen sie dafür, dass unser Stoffwechsel funktioniert, Neurotransmitter gebildet werden und unsere Nerven fit bleiben.

Und – nochmals – möglichst wenig prozessiert. Menschen, die häufig hochprozessierte Nahrungsmittel konsumieren, haben ein höheres Risiko, an Alzheimer zu erkranken.[78] Warum? Weil in diesen Nahrungsmitteln weniger Mikronährstoffe enthalten sind und sie die Stoffwechselgesundheit negativ beeinflussen. Je weniger du also auf die Ernährung achtest, je weniger du selbst machst, desto weniger gute Dinge packst du in dich und dein Gehirn hinein. So einfach ist das. Denk wieder an die angenommenen 21 Mahlzeiten pro Woche. Wie viele davon denkst du, sind gut für dein Gehirn?

Zu Beginn dieses Kapitels habe ich zum Thema Alzheimer bereits geschrieben, dass die meisten Menschen, die diese Erkrankungen bekommen, eben nicht nur alzheimerkrank sind, sondern auch noch andere chronische Erkrankungen haben. Diese chronischen Erkrankungen fördern das Risiko, Alzheimerdemenz beziehungsweise eine vaskuläre Demenz zu entwickeln. Es sind die bekannten Stoffwechselerkrankungen aus dem *Kapitel 1*. Da kommen wir wieder zum Zucker.

Dein Gehirn braucht keinen Kaiserschmarrn

Ich sage es drastisch: Eigentlich brauchen wir gar keinen Zucker. Unsere Steinzeitvorfahren hatten auch keine Schaumrolle und keine Zimtschnecken und keinen Teller voll Pasta. Überlebt hat die Menschheit trotzdem, ohne dass das Gehirn abstarb.

Um arbeiten zu können, braucht unser Gehirn verschiedene Nährstoffe. Die Fette und Öle, die Mikronährstoffe, das Protein und ja, auch etwas Zucker. Das Gehirn, wie auch das Mark der Nebennierenrinde und die Erythrozyten brauchen eine gewisse Menge Zucker, um zu funktionieren. Laut Literatur sind das etwa 140 Gramm pro Tag. In unserem Blut zirkuliert daher ständig eine Menge von etwa einem Teelöffel Zucker. Diese Menge müssten wir allerdings nicht zuführen, beispielsweise mittels Zucker im Kaffee oder in der Schokolade. Diese Menge stellt unser Körper ganz einfach aus den Kohlenhydraten her, die wir zu uns nehmen. Dazu reichen schon die drei großen Hände voll Gemüse, eine kleine Beilage und etwas Obst. Wenn es zu wenig sein sollte, baut sich der Körper die paar Zuckermoleküle einfach selbst aus seinen Reserven. Eine 100-Gramm-Tafel Vollmilchschokolade enthält übrigens eine Zuckerlast von etwa 14 Teelöffeln Zucker. Nur so, damit du dir die Relation besser vorstellen kannst.

Der Beweis, dass es funktioniert mit weniger Zucker und Kohlenhydraten zu leben, sind Menschen, die sich stark kohlenhydratreduziert (Low Carb) oder sogar ketogen ernähren. Sie schaffen damit eine Stoffwechselsituation, in der der Körper alternative Energiequellen herstellt, um Gehirn und Körper mit Energie zu versorgen. Die sogenannten Ketonkörper. Damit kann das Gehirn super mit Energie versorgt werden und der Zuckerbedarf sinkt auf etwa 40 Gramm pro Tag.

Faszinierend, nicht wahr? Auch der Höhlenmann ist wohl nicht gleich umgekippt, wenn er kein Marmeladebrot zum Frühstück bekommen hat. Unser Gehirn stellt nicht seine Arbeit ein, nur weil wir Fastenwoche machen.

Das soll jetzt kein Plädoyer für Low Carb oder die ketogene Ernährung sein. Beide Formen haben ihre Vorteile und können sehr heilsam sein, doch sie passen nicht immer und für jeden. Hier wollen wir dir einfach mitgeben, für eine Ernährung zu sorgen, die vernünftig mit Zucker und Kohlenhydraten umgeht.

Warum ist die Sache mit dem Zucker nun so wichtig für das Gehirn? Erinnere dich bitte an die Geschichte mit dem Türsteher, der vollen Disco und der Insulinresistenz in *Kapitel 1*. Die Bauchspeicheldrüse schiebt Extraschichten, um immer mehr Insulin zu produzieren und den Zucker irgendwie am Türsteher vorbei in die Zelle zu schieben. Aber der Türsteher macht einfach dicht. Wird unser Körper insulinresistent, leidet auch das Gehirn darunter. Der Türsteher an der Blut-Hirn-Schranke macht dicht und es gelangt zu wenig Zucker ins Gehirn. Damit kommt alles ins Stocken. Von der Regulierung des Zuckerstoffwechsels im Gehirn bis zur allem, was mit Regeneration, Wachstum, Reifung und Verbindung von Nervenzellen zu tun hat. Das ist bei Demenzpatienten der Fall.

Eine Artikelüberschrift lautet übersetzt etwa „Ungünstige Ernährung und Inaktivität führen zu einem ‚perfekten Sturm‘, der die Pathogenese der Alzheimerkrankheit antreibt".[79] Im Artikel heißt es, dass ein übermäßiger Zuckerkonsum sowie eine Überernährung insgesamt zu Insulinresistenzen sowohl der Leber als auch des Gehirns führen und zudem die Zellen schützende Hormone und Botenstoffe verringern, die vermehrte Produktion von freien Radikalen anregen und zur Verzuckerung von Proteinen führen. All das hat die Ansammlung von Alzheimer fördernden Ablagerungen im Gehirn zur Folge. Das wollen wir alles nicht! Die Botschaft lautet also: Ein stoffwechselgesunder, fitter Körper macht auch ein fittes Oberstübchen.[80]

TIPP | SO ERNÄHRST DU DICH ZUCKERARM

▶ Vermeide gesüßte Getränke aller Art. Wasser, Mineralwasser, Tee und Kaffee ohne Zucker sollten der Standard sein.

▶ Greife bei Müdigkeit, Ärger oder Stress nicht sofort zu Naschereien, sondern mach eine Wasser- und Frischluftpause.

▶ Wenn schon snacken, dann Brainfood: Nüsse, Saaten, Gemüsesticks, Naturjoghurt, Beeren.

▶ Konzentriere dich auf wahren Genuss und besondere Gelegenheiten, wie deinen Geburtstag, den Lieblingskuchen von der Freundin, ein besonderes Dessert im Rahmen eines schönen Abendessens, anstatt jeden Tag zuckerreiche Speisen zu konsumieren.

▶ Iss proteinreich und gemüsereich, um Heißhungerattacken zu vermeiden.

5.3 Krafttraining für das Gehirn

Muskeln und Gehirn

Die Muskeln zu trainieren, richtig zu füttern und zu erhalten ist auf vielerlei Weise wichtig für deine Gehirnfitness. Fakt ist leider, dass Muskeln und kognitive Fähigkeiten mit dem Alter abnehmen (es sei denn, du tust etwas dagegen). Tatsächlich gibt es da einige Zusammenhänge. Da wäre einmal das Thema Stoffwechselgesundheit. Je älter die Menschen sind, desto schlechter ist häufig der Blutzuckerstoffwechsel. Das ist ein großes Risiko für die Entwicklung von Demenzerkrankungen. Diabetiker und Prädiabetiker haben ein besonders stark erhöhtes Risiko zu erkranken, und das auch noch schneller als alle anderen. Je schlechter der Langzeitzucker, desto schneller der kognitive Verfall. Muskeln sind hier unsere beste Möglichkeit, um Zucker aus dem Blut aufzunehmen und zu verarbeiten. Wenn du ein Bein trainierst und das andere nicht und dann schaust, welches Bein mehr Zucker verbraucht, na, dann ist das eindeutig das trainierte Bein. Je mehr Muskelmasse, desto mehr Zucker wird verbraucht.[81]

Dann wäre da das Thema aktive, bewegte Muskelmasse an sich. Es gibt einen positiven Zusammenhang zwischen der Muskelmasse und der Gehirnmasse, fluider Intelligenz.[82] Wie spannend! Je mehr Muskeln, desto besser das Gehirn!

Die Botschaft hier lautet also eindeutig: Schau, dass du deine Muskelmasse aufbaust und erhältst. Am besten schaust du dir *Kapitel 3* über Sport und Bewegung noch einmal genau an und lässt dich inspirieren.

Gehirn und Barfuß gehen

Erinnerst du dich an die Zeiten, in denen du barfüßig durch die Welt gelaufen bist? Auf dem frischen Gras, kichernd und kreischend auf den spitzen Steinen am Weg zum Wasser, auf dem Waldboden, nachdem du die Füße in den eiskalten Bach gesteckt hast? Herrlich war das! Wann immer es geht, hole ich mir das wieder! In der Stadt ist das leider nicht so einfach, aber wenn ich aufs Land fahre, dann wird, wenn möglich, viel barfuß gegangen. Füße in den eiskalten Bach stecken sowieso. Da werde ich wieder Kind. Und wenn dann noch ein Spielplatz mit Schaukeln vorbeikommt, ist das überhaupt klasse. Keine Sorge, ich lasse die Kinder vor und schubse sie nicht von der Schaukel. Viele Kindertummelplätze in den Bergen haben Barfußpfade angelegt. Trau dich ruhig und geh da auch drüber!

Für kleinere Wanderungen habe ich mir Barfußschuhe und Barfußsocken besorgt, auch das klappt ganz wunderbar und ich möchte es nicht mehr missen. Zu Hause unter dem Schreibtisch liegt ein Fußmassageboard, dass große, runde Kieselsteine simuliert.

Das mit dem Barfußgehen hat wieder begonnen, als ich am Fersensporn gelitten habe. Wie eine alte Oma bin ich wegen des Anlaufschmerzes durch die Wohnung gehumpelt. Über die damaligen Recherchen bin ich auf das Wort „Propriorezeptoren" gestoßen und auf einen Zusammenhang mit dem Gehirn. So hatte der Fersensporn doch etwas Gutes.

Propriorezeptoren kannst du dir wie kleine Sensoren in deinem Körper vorstellen, die dir dabei helfen zu wissen, wo sich deine Gliedmaßen befinden, ohne dass du ständig hinschauen musst. Wäre auch mühsam, wenn du immer erst deine Arme und Beine suchen musst, bevor du etwas damit machen kannst. Sie sind wie Nachrichtenübermittler, die deinem Gehirn sagen, in welcher Position sie sich befinden, wie sie sich bewegen und mehr. Diese Sensoren sind in deinen Muskeln, Sehnen und Gelenken zu finden und tragen dazu bei, dass du dich ohne Probleme bewegen kannst, selbst wenn du die Augen geschlossen hast. Es sei denn, du hast zu viel getrunken. Alkohol bringt dieses System ordentlich durcheinander. Zugegeben, auf einem Bein stehend mit geschlossenen Augen Zähneputzen ist auch nicht so leicht. Das lässt sich aber üben und es ist sinnvoll! Denn die Propriorezeptoren spielen eine wichtige Rolle für die Gehirnfitness. Wenn du dich bewegst, barfuß gehst oder balancierst, helfen sie dir dabei, deine Bewegungen zu koordinieren und dein räumliches Bewusstsein zu verbessern. Sie schicken ständig Informationen an dein Gehirn. Wenn du nur auf der Couch sitzt, die Füße hochlegst und sonst nicht viel machst, wird auch das Gehirn nicht stimuliert.

Propriorezeptoren, die du in deinen Füßen und Beinen hast, tragen dazu bei, dein Gehirn agil zu halten, deine Bewegungsfähigkeit zu verbessern und sogar dein Gedächtnis zu unterstützen.

Auch ein Wackelbord und Übungen, bei denen du mit den Zehen versuchst, Gegenstände aufzuheben, tun nicht nur den Füßen und Beinen gut, so wie das Barfußgehen, sondern auch dem Gehirn. Das kannst du ganz einfach zu Hause machen, sogar vor dem Fernseher. Lieber wäre es mir allerdings, du gehst raus in die Natur oder zumindest an die frische Luft. Dein Gehirn braucht Sauerstoff! Insbesondere Bewegung im Freien, sei es nun Radfahren, joggen oder wandern, wirkt sich positiv auf das Gehirn aus. Du atmest tiefer, bewegst dich, die Durchblutung wird angekurbelt. Je mehr Zeit man draußen verbringt, desto größer wird das Volumen der grauen Substanz! Das wurde zumindest in einer kleinen Untersuchung an sechs Testpersonen festgestellt. Die Gehirnstruktur verbessert sich und, wie bereits mehrfach in anderen Untersuchungen dargestellt, es profitiert auch die Psyche.[83]

Jetzt komme ich dir noch mit einem Kinderspiel für die Hände, falls du gerade fußlahm bist: Du lässt jemanden verschiedene Gegenstände aus deinem Alltag in eine Schuhschachtel legen und ein blickdichtes Tuch darüberbreiten. Zur Sicherheit bindest du dir auch noch die Augen zu. Dann greifst du mit einer Hand oder auch beiden in die Schachtel und versuchst, nur durch Tasten zu erraten, was das für ein Gegenstand ist. Das kannst du nicht nur mit den Enkeln spielen, wenn du welche hast, sondern auch mit Erwachsenen. Es macht wirklich Spaß!

5.4 Schlaf und dein Gehirn

Vor einer Weile habe ich Michael Nehls Buch „*Das erschöpfte Gehirn*"[84] gelesen und gelernt, was da eigentlich alles vorgeht im Schlaf. Faszinierend! Ein gesunder Schlaf mit Tief- und REM-Schlaf-Phasen ist wichtig, damit dein Gedächtnis funktioniert. Dabei sind die Tiefschlafphasen für Reparaturen wichtig und die REM-Phasen für die kognitive und psychische Verarbeitung dessen, was du am Tag an Erfahrungen gesammelt und gelernt hast. Denn da wird das Gelernte hochgeladen in dein Langzeitgedächtnis. Außerdem werden in diesen Schlafphasen neue Nervenzellen und Vernetzungen gebildet. Dazu ist es nötig, dass der Spiegel des Stresshormons Cortisol sinkt (merke – mit zu viel Stress kann man nicht lernen) und das Schlafhormon Melatonin steigt. Wenn du also nicht genug und gut genug schläfst, leiden dein Gedächtnis und deine Lernfähigkeit.

Ein weiterer wichtiger Punkt ist der Mechanismus, mit dem das passiert. Damit alte Erinnerungen nicht überschrieben werden, werden Beta-Amyloide freigesetzt. Das sind übrigens die gleichen, die ich oben beim Thema Alzheimer und Demenz erwähnt habe. Diese sammeln sich während des Tages im

Gehirn an und müssen dann auch wieder weg, damit der ganze Prozess am nächsten Tag von vorn beginnen kann. Während des Schlafs, in der REM-Phase, wird das glymphatische System[85] (das ist kein Rechtschreibfehler, das heißt wirklich so) aktiv. Im Ruhezustand schrumpfen die Hirnzellen (keine Panik!) um Platz zwischen den Zellen zu schaffen. Es bilden sich eine Art Abwasserkanäle, um Beta-Amyloide und andere Abfallstoffe mitzunehmen, damit später das Gehirn wieder ordentlich wachsen kann. Übrigens wurde dieses spannende System erst 2013 entdeckt. Nur eine Nacht mit zu wenig oder schlechtem Schlaf lässt bereits die Beta-Amyloide ansteigen. Für guten Schlaf zu sorgen ist also Alzheimerprävention.

TIPP | SO UNTERSTÜTZT DU DEIN GEHIRN BEI DER REGENERATION

▶ Geh immer zur gleichen Zeit schlafen und steh möglichst zur gleichen Zeit auf. Auch am Wochenende, um deinen Körper an regelmäßigen, ausreichenden Schlaf zu gewöhnen.

▶ Achte darauf, vor dem Zu-Bett-Gehen nicht zu schwer zu essen. Ein Abstand von drei Stunden zum Schlafengehen tut gut.

▶ Vermeide grelles Licht und flackernde Bildschirme mindestens ein bis zwei Stunden vor dem Schlafengehen.

▶ Mach eine kleine Entspannungsübung auf der Matte oder creme dir die Füße mit deiner Lieblingscreme ein, bevor du zu Bett gehst.

▶ Halte das Schlafzimmer so weit als möglich kühl und dunkel und frei von Bildschirmen und schnarchenden Zeitgenossen. Ich weiß, das Letztere ist nicht immer so einfach …

Weitere Tipps findest du in *Kapitel 4.*

5.5 Gedächtnis trainieren und die Gehirnwindungen nutzen

Gedächtnistraining, Denksportarten und andere Spielchen

So viel zum Hardware -Pflegen mit Ernährung, Bewegung und Ruhe. Aber da ist ja auch noch die Software, die regelmäßige Updates verlangt. Wenn du denkst, das mit dem Lernen hat sich mit deinem höchsten Schulabschluss erledigt, bist du schief gewickelt. Es ist mir immer wieder ein Rätsel, wie das jemand glauben kann. „Ich brauch nix mehr lernen, ich bin fertig." „Gelernt habe ich in der Schule, jetzt muss ich arbeiten!" Himmel! Was und wo wären wir, wenn wir nicht unser Leben lang lernen und uns weiterentwickeln würden? Also – lernen! Was auch immer, es ist egal!

Eine Statistik belegt, was wir beobachten können: Akademikerinnen leben vier, ihre männlichen Kollegen sogar acht Jahre länger als Pflichtschulabsolventen.[86] Wobei es nicht der Titel an sich ist, der das Leben verlängert. Es geht um den intensiveren Gebrauch der grauen Zellen, der das Hirn länger fit hält. Es ist sehr wahrscheinlich nicht nötig, dass du noch schnell ein Hochschulstudium absolvierst, es sei denn, du willst das gern. Es geht darum, „Lifelong Learning", also lebenslanges Lernen zu praktizieren, damit die grauen Zellen nicht verschrumpeln. Das geht auch mit coolen Kursen der Volkshochschule und lernen mit den Enkeln.

Jede neue Aufgabe, über die du dir den Kopf zerbrichst, hilft deiner Gehirngesundheit. Ja, Kreuzworträtseln zwischendurch ist auch okay, aber das testet eigentlich nur dein Wissen ab. Und irgendwie wiederholt sich auch alles, wenn wir ehrlich sind, oder? Also lass dir was Neues einfallen. Trau dich an das Sudoku! Auch ein neues Kartenspiel, Strategiespiel oder sogar Computerspiele verbessern nachweislich die Leistungsfähigkeit des Oberstübchens. Wenn du allerdings etwas schon gut kannst, suche nach neuen Herausforderungen.

▷ Du könntest dir die gerade gelesene Seite hernehmen und mit einem Leuchtstift alle Wörter anstreichen, die mit -en oder -in enden.

▷ Du könntest sämtliche Artikel so schnell wie möglich zählen und dich dabei mit deiner besten Freundin oder deinem Gatten messen.

▷ Du könntest das Buch auf den Kopf drehen und verkehrt herum lesen.

▷ Du könntest wieder üben, ohne Taschenrechner zu rechnen, und dabei deine Partnerin bestimmen lassen, ob die nächste Zahl dazu- oder weggerechnet werden soll. Wenn du solche Spielchen magst natürlich.

Man nennt diese Form der Aufgaben mentales Aktivierungstraining[87]. Mentales Aktivierungstraining, abgekürzt MAT, ist eine inzwischen fundierte und vor allem wissenschaftlich basierte Trainingsmethode, die Erkenntnisse aus den Bereichen der Intelligenzpsychologie, der Gehirnforschung und der Informationstheorie vereint. Auf der oben verlinkten Seite von Neuronation kannst du das sogar kostenlos üben.

Kennst du die Loci-Methode? Das ist perfekt für dich, wenn du die wichtigsten Überschriften oder Teile eines Vortrages verinnerlichen willst, den du halten sollst. Oder wenn du dir deine Einkaufsliste mal ohne Zettel merken willst. Mit anderen Worten, eine großartige, kreative und wirklich nützliche Übung, um deine Nervenzellen zu aktivieren und zu trainieren.

TIPP | SO WENDEST DU DIE LOCI-METHODE AN

Die Loci-Methode ist eine Gedächtnistechnik, die auf der Verwendung von räumlicher Vorstellung beruht, um Informationen besser zu behalten und abzurufen. Der Name „Loci" leitet sich vom lateinischen Wort für Ort ab, da die Methode eben auf der Verknüpfung von Informationen mit bestimmten Orten basiert. Und so geht das:

1. Wähle einen Ort, den du gut kennst, wie dein Zuhause oder eine andere vertraute Umgebung. Es kann auch eine imaginäre Reise durch einen bekannten Ort sein, zum Beispiel ein Ort, an dem du deinen Traumurlaub verbracht hast. Schließ die Augen und stell dir diesen Ort vor, spaziere im Geiste durch, sieh die Farben, erinnere dich an die Gerüche und die Sonne. Je lebhafter du dir das ausmalst, desto besser!

2. Hol dir die Informationen, die du dir merken willst. Zum Beispiel eine Liste von wichtigen Terminen oder die Teile von besagtem Vortrag.

3. Ordne jede Information, die du lernen möchtest, einem bestimmten Ort in deinem Bild zu. Stelle dir vor, wie du die Information an diesem Ort platzierst und mit dem Ort verbindest. Sei dabei möglichst kreativ, ein bisschen verrückt und schaffe Assoziationen, die so seltsam sind, dass du nicht anders kannst, als sie dir zu merken. Wenn etwas sehr lustig ist, klappt es besonders gut.

4. Um die Informationen abzurufen, stell dir vor, dass du durch den Ort gehst und die Bilder siehst, die du mit den verschiedenen Orten assoziiert hast. Die Orte helfen dir, die Informationen in der richtigen Reihenfolge abzurufen.

5. Gehe mehrmals durch den Ort, um die Informationen zu wiederholen und zu festigen. Je öfter du die Loci-Methode anwendest, desto effektiver wird sie.

Hier ein einfaches Beispiel für deine Einkaufsliste:

Die Körperteile:
1. Kopf
2. Augen
3. Mund
4. Brust
5. Bauch
6. Popo
7. Oberschenkel
8. Knie
9. Füße

Die Einkaufsliste:
1. Milch
2. Butter
3. Salatbesteck aus Holz
4. Karfiol
5. Hühnerbrust
6. Mehl
7. Zahnpasta
8. WC-Papier
9. Schwämme zum Geschirrspülen

Der Ort ist dein Körper und die Einkaufsliste verbindest du mit gewissen Körperteilen. Nun versuchst du, möglichst verrückte Assoziationen zu schaffen.

Kopf: Ich wickle meinen Kopf in Toilettenpapier ein und laufe stöhnend wie eine Mumie aus einem alten Film durch die Gegend.

Augen: Es rieselt mir wie Schuppen von den Augen – das Mehl!

Mund: Das Salatbesteck klemme ich mir zwischen die Zähne und nehme damit den Salat aus der Schüssel.

Brust: Ich habe den größten Karfiolkopf der Gegend selbst gezüchtet und bin immens stolz darauf. Mit stolzgeschwellter Brust präsentiere ich den Monsterkarfiol dem versammelten Publikum.

Du bist dran:

Bauch: ....

Popo: ....

Oberschenkel: ....

Knie: ....

Füße: ....

Denk dran, je verrückter, desto besser!

Lernen und Gehirnfitness

Machen wir noch einen kleinen Ausflug in die Intelligenzforschung. Hier wird unterschieden zwischen einer fluiden und einer kristallinen Intelligenz. Die kristalline Intelligenz ist dein verfügbares Wissen, das, was du bisher gelernt und erfahren hast. Damit du es anwenden kannst, braucht es aber die fluide Intelligenz. Sie stellt die geistige Leistungsfähigkeit dar und hat nichts mit Erfahrungen oder Gelerntem zu tun. Mit der fluiden Intelligenz bist du in der Lage, neue Probleme zu lösen. Zur fluiden Intelligenz gehört der Arbeitsspeicher, der deine Informationsverarbeitungsgeschwindigkeit und Merkspanne bestimmt, also wie schnell und wie lange etwas Gelesenes im Bewusstsein bleibt.

Diese beiden Intelligenzen arbeiten also zusammen und können stimuliert werden. Durch Bewegung (erinnerst du dich noch an weiter oben: Mehr Muskeln und Kraft bedingen mehr fluide Intelligenz?), gesunde Ernährung sowie mentale und kognitive Herausforderungen. Allerdings geht es nicht nur um das Lernen, sondern auch um das Anwenden des neu Gelernten. Nur in Kombination hilft es dem Oberstübchen. Ansonsten ist es wie ein Auto, dass du zwar volltankst, aber nie fährst. Wenn du eine neue Sprache lernst und sie nie sprichst, geht das Gelernte wieder verloren. Tanzen lernt sich auch besser in der Praxis als in der Theorie und stimuliert durch Bewegung diverse Propriorezeptoren (die die Gliedmaßen ansteuern), Endorphine (macht Spaß, ist schön, erotisch …) und zusätzlich die grauen Zellen. So banale Dinge wie eine Bedienungsanleitung zu lesen, zu verstehen (oder auch zu interpretieren in manchen Fällen) und dann tatsächlich umzusetzen, sind immens wichtig! Für deine Selbstständigkeit und als praktisches Gehirnfitnesstraining.

Abgesehen von einem Abfall in der Geschwindigkeit, mit der du Informationen verarbeitest – ein etwas langsamerer Arbeitsspeicher –, ist dein Gehirn mit 80 genauso leistungsfähig wie mit 30. Alles, was die Planung, Analyse und Organisation von Informationen betrifft, läuft gleich ab. Zusätzlich hast du noch den Vorteil des Alters, denn du hast ein viel größeres Vokabular, Erfahrungen und Erinnerungen, die du in Beziehung setzen kannst. Gesetzt den Fall, du pflegst die Hardware und leidest nicht an einer Krankheit oder stößt dir den Kopf zu heftig.

Verkneif es dir besser, sofort deine Kinder und Enkel anzufunken, wenn etwas am Smartphone nicht funktioniert (ich muss dabei immer an eine Werbung denken, wo die Oma den Enkel anruft: „Hilfe, ich habe das Internet gelöscht!"). Viele Fehlerquellen und Antworten auf simple Fragen lassen sich ganz einfach googeln, und wenn du ganz unsicher auf dem Gebiet bist, bietet die Volkshochschule wunderbare „Wischhandy"-Kurse an.

Wenn dein Radio die Sender verloren hat, hol die Bedienungsanleitung heraus, anstatt deinen Mann zu bitten, es wieder einzustellen. Lerne, dir selbst eine Fahrkarte am Automaten am Bahnhof zu ziehen, damit du nicht stundenlang herumfummelst und dann verzweifelt einen Schalter mit Personal suchst. Nichts ist cooler als Omas und Opas, die das alles selbst können. Wenn dir diese zwei Beispiele zu banal sind – ich bin sicher, du findest eine kleine Herausforderung für dich. Ich bin immer wieder begeistert von meinem über 80-jährigen Schwiegervater, der immer das neueste iPhone, Tablet und seit Kurzem sogar eine Apple Watch sein Eigen nennt und eine Riesenfreude daran hat, sämtliche Funktionen zu testen und zu nutzen. Okay, manchmal kommt doch der technikaffine Enkel zum Zug, aber im Grunde beherrscht er die neue Technik als Anwender. Die Gattin (ebenfalls über 80) liebt ihr Tablet, schaut damit Kabarett, Diskussionsrunden und versorgt uns mit den Best-ofs. Glaub mir, die Diskussionen, die dadurch entstehen, haben es manchmal in sich! Außerdem kocht sie Rezepte aus aller Welt nach und lernt dabei neue und exotische Zutaten kennen und kennt garantiert jeden letzten Kitchen Hack und Stretching Move für das etwas steife Kreuz aus YouTube.

Mach dir den Spaß und sprich mit deiner Freundin im Kaffeehaus Englisch oder Französisch, lies Bücher und schau Filme in einer anderen Sprache! Sei offen und gehe mit offenen Augen aufmerksam durch die Welt und sieh dabei bewusst das Schöne, Neue, Wunderbare, die Weiterentwicklung. Weißt du noch, wofür früher, als du noch ein Kind warst, dein Herz geschlagen hat? Für Biologie und Physik? Werken und Technik? Literatur und Sprachen? Die Natur mit allen süßen Schnecken, schönen Raupen und seltsamen Käfern? Wolltest du irgendwann einmal Medizin studieren? Auch wenn du vielleicht kein Medizinstudium beginnen wirst, da gibt es diesen wunderschönen Anatomie-Atlas und da kam doch letztens diese interessante Studie heraus … du könntest lernen, wie man so etwas liest! Die Möglichkeiten, deine Intelligenz und dein Gehirn zu nutzen, sind unendlich.

Was du jetzt sofort machen kannst, ist, eine Mindmap zu diesem Buch anzulegen. Das ist ganz einfach. Du nimmst ein DIN-A4-Blatt und einen Stift. In die Mitte des Blattes schreibst du den Titel des Buches. Vom Buchtitel gehen Pfeile weg zu den Kapiteln. Von den Kapiteln zu den Unterkapiteln. Zu jedem Kapitel und Unterkapitel schreibst du dir die Begriffe und Ideen auf, die dir besonders gefallen, etwas, dass du dir merken willst. So bleibt es dir eher im Gedächtnis.

Außerdem kannst du noch Verbindungen einzeichnen, Assoziationen zu anderen Büchern oder Ideen und Verknüpfungen zwischen den Kapiteln. Vor allem aber kannst du für dich Punkte ableiten, die du umsetzen willst. Nutze Farben und mach kleine Zeichnungen zu den Begriffen. Am Ende des Buches kannst du dir die Mindmap noch einmal anschauen und die wichtigsten Punkte auf der Rückseite des Buches zusammenfassen. Und wenn du es ganz gut machen willst, dann nimmst du die Mindmap und erzählst deiner Freundin oder deinem Mann damit von diesem Buch. Denn wenn du es weitergegeben hast, ist das Wissen noch einmal vertieft. Dazu möchte ich dir dieses Zitat mitgeben:

„The author learns more than the reader.
The speaker learns more than the attendee.
The way to learn is by doing.“
James Clear[88]

Siehst du? Schon wieder die Gehirnwindungen angestrengt und Verknüpfungen geschaffen. Das hat zudem den Vorteil, dass du das Buch nicht noch einmal komplett durchlesen musst, wenn du etwas suchst. Du schaust einfach auf die Mindmap und hast sofort das Kapitel und die groben Inhalte und kannst gezielt blättern. Auch wenn wir uns natürlich sehr freuen, wenn du unser Buch so super findest, dass du es gern noch einmal lesen willst.

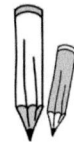

SELBSTEINSCHÄTZUNG

Es ist wieder Zeit, zum Stift zu greifen. Wie gut geht es deinem Oberstübchen?

Ich bin der Typ aufgescheuchtes Huhn. Und ich bin mir nicht ganz sicher, ob das nur Überlastung ist.	1 - 2 - 3 - 4 - 5 - 6 - 7 - 8 - 9 - 10	Ich bin die Konzentration und Gehirnleistungsfähigkeit in Person. Da kann mir keiner was vormachen.
Ich ernähre mich nicht gerade so, dass es meinem Gehirn guttut ...	1 - 2 - 3 - 4 - 5 - 6 - 7 - 8 - 9 - 10	Meine Ernährung ist auch für das Gehirn top!
Mein Bewegungslevel lässt zu wünschen übrig, zu wenig Muskeln, und dass Barfußgehen wichtig für das Gehirn ist, höre ich zum ersten Mal.	1 - 2 - 3 - 4 - 5 - 6 - 7 - 8 - 9 - 10	Ich bewege mich vielseitig und abwechslungsreich und lerne auch immer wieder neue Bewegungsabläufe.
Ich habe Schlafprobleme. Einschlafen, Durchschlafen, tief schlafen ... es hapert!	1 - 2 - 3 - 4 - 5 - 6 - 7 - 8 - 9 - 10	Mein Schlaf ist top und ich werde in der Früh erholt und fit wach.
Gedächtnistraining – was ist das? Nichts aus diesem Kapitel kommt in meinem Alltag vor.	1 - 2 - 3 - 4 - 5 - 6 - 7 - 8 - 9 - 10	Ich liebe Gedächtnistraining! Von Sudoku bis einkaufen gehen ohne Liste: Meinem Gedächtnis kann man nix vormachen. Ich kenne auch die aktuellen Telefonnummern meiner wichtigsten Menschen auswendig.

Gesamtsumme: _____

6

WIND- UND WETTERFEST: DAS IMMUNSYSTEM

Zu den Top-Gesunderhaltern gehören in erster Linie Ernährung und Bewegung – selten aber wird an das Immunsystem gedacht. Inwiefern es weit mehr leistet, als uns vor Schnupfen und Corona zu schützen, und was es zu deiner gesunden Langlebigkeit beitragen kann, erfährst du in diesem Kapitel.

BIRGIT

Vor einigen Jahren, das war eine ganze Weile, bevor ich Diätologin wurde, hatte ich ständig mit diversen Infekten zu kämpfen. Gefühlt habe ich mir jeden Schnupfen eingefangen und auch der Darm war immer wieder mal in einer – nennen wir es stürmischen Phase. Damals habe ich – völlig fokussiert auf meine Arbeit – keinen Gedanken an meine Gesundheit verschwendet, sondern einfach durchgepowert. Sowohl im Geschäft als auch im Privatleben. Gegessen habe ich, was mir in die Finger kam, das waren Panini, Tramezzini, Sandwiches, Käsetoast, Dürüm, Schokoriegel und am Abend mit den Kolleginnen Proseccos und Spritzer beim Um-die-Häuser-Ziehen. Schlaf? Ach, schlafen kann ich, wenn ich im Sarg liege. Sport? Auch Fehlanzeige. Die Folge dieses ungünstigen Lebensstils war eine chronische Sinusitis, die damals immer wieder einmal durch Antibiotika bekämpft werden sollte. Das gab wohl meinem Darm den Rest. Als ich dann doch dachte, na ja, vielleicht wäre ja etwas Bewegung an der frischen Luft förderlich, war es damit auch nicht weit her. Aufgrund der Schmerzen im Darm beim Laufen habe ich die Joggingversuche gleich wieder abgebrochen. Erst als ich meine Ernährung komplett umstellte, erholte sich das System wieder. Auch Bewegung war dann wieder eine Freude und die dauernden Infekte aller Art wurden immer weniger und weniger. Meine Geschichte ist kein Einzelfall. So oder so ähnlich erlebe ich immer wieder Patientinnen. Lebensstil, Darmgesundheit und Immunsystem sind verbunden. Das gilt für das ganze Leben.

6.1 Was ist eigentlich das Immunsystem?

Klären wir zunächst einmal die Basics. Wir Menschen sind offene Systeme, wir sind ständig mittels unserer Oberfläche (Haut, Schleimhäute, Darm) mit der Umwelt verbunden und in einem ständigen Stoffaustausch. Essen, Trinken, Atmen, Ausscheiden. Das bedeutet, dass es auch recht leicht passieren kann, dass wir mit Krankheitserregern konfrontiert sind. Da niest sich einer in der U-Bahn die Seele aus dem Leib und dort essen wir etwas, das nicht mehr ganz sauber war, und dann hüpfen wir ins vermeintlich saubere Wasser und pflügen mit halb offenem Mund durch. Na gut, ich lasse es lieber, da noch weitere ungustiöse Bilder in deinen Kopf zu pflanzen. Ich denke es reicht, um den Punkt klarzumachen: Wir brauchen ein Abwehrsystem. Und zwar von Anfang an. Gegen Bakterien, Viren, Pilze, Parasiten und auch Krebszellen.

Unser Körper hat ein komplexes Abwehrsystem, das aus einer Vielzahl an unterschiedlichen Mechanismen, Zellen und Proteinen besteht. Diese kommen – salopp gesagt – aus unseren Immunorganen:

▷ Da wäre zunächst das Knochenmark, in dem Abwehrzellen heranreifen.

▷ Dann gibt es den Thymus, auch hier reifen Abwehrzellen heran und andere werden darauf trainiert, körpereigene Zellen von Fremden zu unterscheiden und spezialisiert auf Bedrohungen zu reagieren.

▷ Die Leber zählt ebenfalls zu unseren Immunorganen, sie beherbergt eine große Anzahl von Immunzellen, produziert selbst Immunproteine und spielt eine entscheidende Rolle bei der Entgiftung. Die Leber fit statt fett zu halten, ist also schon einmal ein heißer Tipp für dein Immunsystem.

▷ Weiter geht es zu den Lymphknoten und Gefäßen. Diese sind ein wichtiges Transportsystem durch unseren Körper, die Autobahn für die Immunzellen.

▷ Die Milz ist das größte lymphatische Organ und besteht zu einem großen Teil aus Immunzellen, sie filtert Krankheitserreger aus dem Blut.

▷ Unsere Schleimhäute (Mund, Nase, Bronchien, Darm, Vagina …) beherbergen unglaubliche Mengen an Immunzellen, da sie ja den Hauptort des Geschehens schützen müssen.

▷ Außerdem sind wir besiedelt. Jawohl, wir sind nicht allein. Möglicherweise nicht im Weltall (wir wissen es nicht) und schon gar nicht mit uns (das wissen wir ganz sicher). Die Rede ist vom Mikrobiom – der Gesamtheit aller Mikroorganismen, die uns innen und außen besiedeln. Auch das ist Teil unseres Immunsystems und ist fitter oder weniger fit, je nachdem, was und wie wir essen, trinken, uns bewegen und so weiter.

Das ist also das Immunsystem. Es soll dafür sorgen, dass wir gesund und fit durch den Alltag kommen und möglichst wenig krank werden. Und wenn es uns erwischt, sollen und wollen wir uns schnell wieder erholen. Ein Leben lang, bis ins hohe Alter.

6.2 Immunsystem und das Altern

Grundsätzlich ist es so, dass auch unser Immunsystem altert. Wir haben als Baby ein anderes Immunsystem als im Kindesalter und als Erwachsene ein anderes als im fortgeschrittenen Alter. Das ist ein natürlicher Prozess und diese Veränderungen starten schon in den 20ern und 30ern. Beispielsweise nimmt die Funktion des Thymus bereits ab der Kindheit ab. Es gibt also ein gewisses Maß an Alterung, das normal ist. Zusätzlich verlangen wir aber unseren Immunorganen Leber oder Darm im Laufe der Jahre einiges ab und damit auch unserem Immunsystem.

Mit zunehmendem Alter nimmt die Effektivität des Immunsystems ab. Das passiert schon ab etwa 60 Jahren. Ältere Menschen scheinen oft anfälliger für Krankheitserreger zu sein, für Erkältungen, Grippe oder Lungenentzündungen oder auch den Ausbruch von Gürtelrose. Die Verläufe können zudem schwerer sein und länger dauern.

Zudem leiden manche Menschen an chronischen Erkrankungen, die Statistik zeigt das ganz deutlich. Diabetes, Herz-Kreislauf-Erkrankungen, chronische Entzündungen oder auch Krebserkrankungen schwächen das Immunsystem zusätzlich und erhöhen die Anfälligkeit für Infektionen. Es werden oftmals viele unterschiedliche Medikamente eingenommen, die das Immunsystem ebenfalls beeinträchtigen können. Die körperliche Konstitution (Muskelmasse versus Fettmasse, Knochengesundheit) ist nicht mehr das, was sie mal war, und soziale Faktoren wie Einsamkeit, soziale Isolation und finanzielle Probleme können die Situation verschlechtern. Ältere Menschen gelten daher als vulnerable Gruppe. Die gute Nachricht: Du kannst dein Immunsystem kräftig dabei unterstützen, fit zu bleiben!

6.3 Wie du dein Immunsystem stark machst

Die wichtige Frage, die sich stellt, ist: Was braucht das Immunsystem, um gut zu funktionieren?

Alle Immunorgane bestehen aus Körperzellen und benötigen in erster Linie ebenso Nährstoffe wie unser gesamter Körper. Eiweiß, Fett, ein paar Kohlenhydrate und jede Menge Mikronährstoffe. Wenn es an einem davon mangelt, insbesondere an Eiweiß und Mikronährstoffen, und auch einem gewissen Training, dann funktioniert unser Immunsystem nachweislich schlechter.

Noch eine Frage in die andere Richtung, einfach um dein Gehirn aufzuwecken: Was kannst du tun, um dein Immunsystem zu schwächen? Wenn du im Laufe des Buches gut aufgepasst hast, fällt dir da wohl einiges ein. Zum Beispiel eine Mangelversorgung mit den essenziellen Nährstoffen. Damit du das hinbekommst, ist es wichtig, dass du nicht frisch kochst, sondern hauptsächlich von Bestellessen und Fertigprodukten lebst. Vermeide Farben und iss möglichst beige. Außerdem könntest du zum Beispiel dafür sorgen, dass du deinem Körper sehr viel abverlangst, aber keine Erholung gönnst. Schlaf ist ohnehin nur etwas für Loser. Du könntest dich dem chronischen Stress ergeben und alles verweigern, was diesen Stress etwas lindern könnte, und natürlich wäre es auch wichtig, dass du keinesfalls darüber nachdenkst, wie du aus dem Stresshamsterrad rauskommst. Dazu könntest du dir noch, zwecks Entspannung, das eine oder andere Glas Prosecco oder Aperol gönnen und möglichst oft Party machen, anstatt auch mal zu schlafen und Sport zu treiben … Oh. Das war ich vor 20 Jahren! Lassen wir die Don'ts lieber und wenden uns den Dos zu.

Tipps, die wir dir in diesem Buch nahelegen, betreffen fünf große Bereiche und stärken das Immunsystem:

1. gesunde Ernährung und Darmgesundheit
2. Bewegung und Sport
3. Regeneration und Schlaf
4. Stressmanagement
5. gutes Sozialleben

Die gesunde Ernährung und die ausreichende Aufnahme von Mikronährstoffen und Proteinen sind klassische Tipps. Ich wiederhole das hier nicht. Schau doch einfach noch einmal in das *Kapitel 2*. Ich sage an dieser Stelle nur: Iss deine Proteine und Mikronährstoffe. Aber im Zusammenhang mit dem Darm möchte ich dir doch noch ein paar Informationen mitgeben.

Den langen Dünnen und den kurzen Dicken fit halten

Was tut der Darm eigentlich? Fakt ist, dein Darm ist ein echtes Arbeitstier. Im Laufe deines Lebens verarbeitet er rund 30 Tonnen Nahrung und etwa 50.000 Liter Flüssigkeit. Das bedeutet, dass du acht Jahre deines Lebens mit Essen verbringst – und etwa neun Monate auf der Toilette.[89]

Alle zwei bis vier Tage hat dein Magen-Darm-Trakt eine komplett neue Oberfläche. Und wusstest du, dass dein Darm täglich bis zu acht Liter Flüssigkeit zurückgewinnt?[90] Beeindruckend, oder? Kein Wunder also, dass die Zellen deines Verdauungstraktes so stark beansprucht werden – jeden Tag, dein ganzes Leben lang. Da lohnt es sich, deinen Darm ein wenig zu unterstützen, denn zwei Drittel deiner Immunzellen sitzen im Darm.

Dein Immunsystem ist eng mit deiner Darmgesundheit verknüpft. Damit alles gut funktioniert, braucht dein Darm eine gesunde Bakterienvielfalt und dichte Darmwände.

Das Darmmikrobiom ist die Summe der Bakterien und sonstigen Mikroorganismen in deinem Darm. Darin leben mehr Bakterien als Menschen auf der Erde und zehnmal mehr Bakterien, als Zellen in deinem Körper sind. Diese Bakterien – etwa eineinhalb bis zwei Kilogramm an Masse – bilden einen Bakterienrasen, der deine Darmschleimhaut zusätzlich schützt. Diese Bakterien müssen sich in ihrem Wohnzimmer wohlfühlen, damit sie dir helfen können, gesund zu bleiben.

Dein Ziel sollte ein vielfältiges Mikrobiom sein, das aus einer gesunden Mischung von guten und schlechten Bakterien besteht. Eine Dysbiose, also ein Ungleichgewicht deines Darmmikrobioms, kann viele gesundheitliche Probleme verursachen.

Insbesondere die Milchsäurebakterien leisten hinsichtlich Darmfitness großartige Arbeit. Sie säuern den Darminhalt an, verdrängen schädliche Bakterien und stärken die Barrierefunktion der Darmschleimhaut. Sie produzieren sogar wichtige Vitamine wie Vitamin K und kurzkettige Fettsäuren, die deine Darmzellen nähren und gesund halten. Wenn diese guten Bakterien die Wohnzimmerplätze besetzen, haben Krankheitserreger keine Chance. Eine ungünstig veränderte Bakterienbesiedlung im Darm spielt eine Rolle bei vielen Krankheiten wie Diabetes, Übergewicht, Depressionen, multipler Sklerose, Parkinson und Fettleber und bei deinem Immunsystem.

Du kannst deinem Mikrobiom und den unterschiedlichen Milchsäurebakterien im Darm helfen, indem du Präbiotika zu dir nimmst – das ist das Futter für deine Probiotika, also die guten Bakterien. Präbiotika sind nichts anderes als unterschiedliche Ballaststoffe. Diese Lebensmittel sind besonders reich an präbiotischen Ballaststoffen:

▷ Chicorée, Zwiebeln, Knoblauch, Topinambur, Lauch und Spargel – sie enthalten Inulin.

▷ Gekochte und abgekühlte Kartoffeln, Nudeln, Reis sowie grüne Bananen – sie enthalten resistente Stärke.

▷ Unterschiedliches Gemüse und Obst, insbesondere Beta-Glucane aus Pilzen, Hafer und Gerste sowie Pektine aus Beeren und Zitrusfrüchten.

▷ Fermentierte Lebensmittel wie Sauerkraut, Kimchi und milchsauer eingelegtes Gemüse fördern zusätzlich die Bakterienvielfalt in deinem Darm.

Um zusätzlich für einen fitten Darm zu sorgen und damit für ein gutes Immunsystem, solltest du unbedingt schädliche Einflüsse meiden, die ihn löchrig oder zu durchlässig machen. „Leaky Gut", ein Zustand, bei dem die Darmbarriere zu durchlässig wird, kann durch folgende Faktoren gefördert werden:

▷ Alkohol: Jede, auch nur kleine Menge Alkohol schwächt die Darmbarriere.

▷ Stress: Chronischer Stress setzt deinem Darm zu.

▷ Umweltgifte auf oder in Lebensmitteln: Diese können ebenfalls die Darmgesundheit beeinträchtigen.

▷ Übermäßiger Glutenkonsum: Gluten ist nicht per se schlecht, es sei denn, du hast Zöliakie oder eine andere Form der Glutenunverträglichkeit. Große Mengen jedoch, besonders in hochverarbeiteten Lebensmitteln, sind für viele Menschen problematisch. Achte daher auf eine ausgewogene Ernährung und kläre Unverträglichkeiten und Allergien mit deinem Arzt ab.

Bewegung und Sport

Schon wieder Sport! Die Zusammenhänge sind auch hier klar – fitte Menschen werden in der Regel seltener krank und erholen sich auch schneller, wenn sie doch einmal krank werden. Die Muskulatur ist auch ein Immunorgan. Denn bei körperlichem Training produzieren die Muskeln eine Art Medizin, die man Myokine nennt. Diese Medizin verbreitet sich im ganzen Körper, wirkt entzündungshemmend und stimuliert die Bildung neuer Abwehrzellen. Es gibt unterschiedliche Myokine, die auf unterschiedliche Weise wirken. Manche stärken das Herz, manche greifen Tumorzellen an und manche helfen dem Gehirn und den Nerven dabei, fit zu bleiben.[91] Bewegung und Sport sind Gratismedizin ohne Nebenwirkungen. Pass nur auf, dass du dir im „Open Window" nach einer intensiven Sporteinheit keinen Infekt einfängst. Aber da sprechen wir wirklich von einer intensiven Einheit à la Halbmarathon oder Ähnlichem. Mehr zum Sport liest du in *Kapitel 3*.

Regeneration und Schlaf

Auch die Regeneration und der Schlaf spielen eine wichtige Rolle, um dein Immunsystem fit zu halten. Während des Schlafs wird unser Immunsystem besonders aktiv, denn es werden Botenstoffe produziert, die Entzündungen regulieren und helfen, Infektionen zu bekämpfen. Guter Schlaf erhöht die Produktion dieser sogenannten Zytokine und hilft damit dem Körper, besser auf Infektionen zu reagieren. Auch die Effizienz der T-Zellen, die Erreger erkennen und gezielt bekämpfen, wird im Schlaf gefördert. Gleichzeitig unterstützt Schlaf die Bildung von Gedächtniszellen, die dem Körper helfen, bekannte Krankheitserreger schneller zu bekämpfen. Chronischer Schlafmangel kann hingegen zu einem Anstieg von Entzündungen führen und die Immunantwort schwächen. Hole dir eine Wiederholung zum Thema Regeneration und Schlaf in *Kapitel 4*.

Stress und Stressmanagement

Wie immer spielt auch das leidige Thema Stress mit. Chronischer Stress erhöht die Ausschüttung von Stresshormonen wie Cortisol. Während Cortisol kurzfristig Entzündungen unterdrückt, führt eine dauerhafte Erhöhung zu einem Ungleichgewicht im Immunsystem. Die Produktion von wichtigen Immunzellen, wie den T-Zellen und natürlichen Killerzellen, wird reduziert. Dadurch ist der Körper anfälliger für Infektionen und Krankheiten. Hast du das schon einmal erlebt, dass du nach einer langen Stressphase im Urlaub danach krank wirst? Genau daran liegt es. Gleichzeitig führt chronischer Stress dazu, dass entzündliche Prozesse im Körper verstärkt werden. Entzündungen, die eigentlich Teil der Immunabwehr sind, können chronisch werden und das Risiko für Erkrankungen wie Herz-Kreislauf-Probleme oder Autoimmunerkrankungen erhöhen. Im *Kapitel 7* geben wir dir dazu und zum weiteren Seelenleben einiges mit.

Da Stress aber nicht nur negativ ist, sondern uns und unseren Körper auch stärker macht, gibt es noch ein paar Dinge, die du ausprobieren kannst, um dein Immunsystem ein klitzekleines bisschen zu stressen und damit zu stärken. Dazu kommen wir gleich.

Das Herdentier

Auch dein Sozialleben hat etwas mit dem Immunsystem zu tun. Nicht nur, dass du mit verschiedenen Bakterien und Viren in Kontakt kommst und so dein Immunsystem trainierst, sondern der soziale Aspekt selbst ist es, der für unsere Gesundheit wichtig ist. Hier geht es schlicht und doch so bedeutungsvoll um die Reduktion von Stress. Denn soziale Unterstützung hilft einerseits, chronischen Stress zu bewältigen, der das Immunsystem schwächen kann, und andererseits sind wir Herdentiere, wie in *Kapitel 9* noch erklärt wird. Einsamkeit und Isolation bedeuten Stress. Es passiert auch etwas Spannendes mit unserer Gehirnchemie. Bei positiven sozialen Interaktionen werden Neurotransmitter wie Oxytocin, Serotonin und Dopamin freigesetzt.[92] Diese Hormone fördern nicht nur das Glücksgefühl, sondern haben auch eine stressregulierende Wirkung. Dich mit deinen Freunden zu treffen ist also auf eine Weise Medizin.

INFOBOX | SOZIALE, PSYCHOSOZIALE UND ÖKONOMISCHE FAKTOREN UND DAS IMMUNSYSTEM

Ein starkes soziales Netzwerk und eine unterstützende Umgebung können unser psychisches Wohlbefinden fördern. Positive soziale Interaktionen und Unterstützung können nachweislich Stress reduzieren, und das ist gut für das Immunsystem. Einsamkeit und soziale Isolation führen (nicht nur) bei älteren Menschen zu psychischem Stress. Das funktioniert so:

Stresshormone wie Cortisol werden während einer Stressreaktion vermehrt ausgeschüttet. Während kurzfristiger Stress die Immunabwehr vorübergehend verstärken kann, schließlich könnte man beim Kampf gegen den Säbelzahntiger oder bei der Flucht vor dem Feind verletzt werden, kann chronischer Stress die Immunfunktion unterdrücken. Vielleicht hast du das schon mal erlebt: Du wirst erst im Urlaub krank, wenn der Stress langsam abklingt. Stress kann die Produktion von entzündungsfördernden Botenstoffen erhöhen, die die Entzündungsreaktionen im Körper verstärken. Eine chronische Entzündung kann das Immunsystem belasten und zu einer gestörten Immunantwort führen. Auch die Funktion bestimmter Immunzellen wird durch – vor allem chronischen – Stress beeinträchtigt. Zum Beispiel kann chronischer Stress die Anzahl und Aktivität von T-Zellen reduzieren, die für die Bekämpfung von Infektionen und die Erkennung von Krebszellen wichtig sind.[93] Unser Darmmikrobiom verändert sich auch durch Stress. Und du weißt schon, dass ein großer Teil unseres Immunsystems im Darm sitzt.

Ein niedriges Einkommens- und Bildungsniveau kann den Zugang zu Gesundheitsversorgung, gesunden Lebensmitteln und anderen Ressourcen einschränken, die für ein starkes Immunsystem wichtig sind. Menschen mit begrenzten finanziellen Mitteln können daher ein erhöhtes Risiko für Gesundheitsprobleme haben, die mit einer geschwächten Immunfunktion verbunden sind. Allein die Wohnverhältnisse benachteiligter Menschen können das Immunsystem beeinflussen. Überfüllte oder unhygienische Wohnbedingungen können das Risiko für Infektionen erhöhen, während ein sicheres und gesundes Wohnumfeld die Immunfunktion unterstützen kann.[94]

Jetzt komme ich zu zwei Spezialitäten, die du zusätzlich anwenden kannst, beide aus der Kategorie „raus aus der Komfortzone".

Kälte aushalten

Es gibt Menschen, die schüttelt es schon, wenn sie von 23 Grad im Schwimmbecken hören. Daniela hat sich nach vielen Jahren mit diesem schönen Sport schon längst daran gewöhnt und hüpft ohne zu zögern ins Becken. Wenn ich allerdings dann vorschlage, im Anschluss noch kräftig kalt zu duschen oder überhaupt nach der täglichen warmen Dusche das Wasser auf kalt zu stellen, dann bekommt sie schon bei der Vorstellung Gänsehaut! Ich meinerseits liebe meine tägliche kalte Dusche und nutze auch bei jeder Gelegenheit kalte Gebirgsbäche und Seen, um zumindest bis zu den Knien darin zu waten.

An Kälte kann man sich gewöhnen, und das ist auch eine gute Idee. Fang also einfach mit einer kleinen Dosis an und steigere dich. Für deine Kälte-Abhärtung gibt es mehrere Möglichkeiten:

▷ Geh bei jedem Wetter raus. Auch im Winter, bei klirrender Kälte, wenn ein kalter Nebel dir in die Glieder kriecht, und auch, wenn der Regen dir waagrecht ins Gesicht peitscht. Zieh dich so an, dass du dir nicht gleich eine Erkältung einfängst, aber auch nicht zu warm. So, dass du mit Bewegung warm bleibst, ist es optimal.

▷ Auch Sport lässt sich bei jedem Wetter aushalten. Ich stelle jedes Jahr im Herbst fest, wie die Laufbänder im Fitnesscenter immer voller werden. Das kannst du natürlich machen, aber abgesehen davon, dass gerade Ausdauersport im Freien doch viel schöner und gesünder ist, bringt es dir auch gesundheitlich viel mehr, draußen zu sporteln. Auch hier gilt: Nicht zu warm anziehen und mit der Zeit eine Schicht weniger versuchen.

▷ Für Kältetraining im Badezimmer kannst du das Waschbecken oder eine Schüssel mit kaltem Wasser füllen und, wenn du mutig bist, auch noch Eiswürfel dazugeben. Tauche mit deinem Gesicht für einige Sekunden unter und steigere dich langsam, von Mal zu Mal auf 30 Sekunden. Wenn du vorher noch nicht so richtig munter warst, bist du es danach bestimmt! Praktiziere das möglichst täglich, du brauchst das auch nicht endlos zu steigern. Es sei denn, du willst auch das Luftanhalten trainieren. Zur Steigerung kannst du stattdessen deine Arme bis über die Ellenbogen eintauchen.

▷ Deine Dusche kannst du mit kaltem Wasser abschließen. Starte zum Beispiel mit den Waden, dann steigere dich bis zum Knie und arbeite dich langsam hoch. Wenn du den Kopf auch geschafft hast, hast du meine volle Bewunderung. Schon ein bis zwei Minuten haben eine tolle Wirkung auf das Immunsystem. Aber es gibt noch ein Level darüber!

▷ Eisbaden in der Wanne: Wim Hof, auch bekannt als „The Iceman", lässt grüßen! Wenn du interessiert bist, empfehle ich dir, dich in deiner Nähe nach einem zertifizierten Trainer der Wim-Hof-Methode umzusehen. Diese bieten immer wieder sehr feine Workshops an, in denen man zuerst die richtige Atmung übt, sich damit auch geistig auf die Eisbadewanne vorbereitet und dann begleitet für zwei bis drei Minuten eisbadet. Grandios! Der Endorphinschub hat was und das Immunsystem wird gestärkt. Noch ein Level höher? Bitte schön.

▷ Eisbaden in der Natur: Die Skandinavier, Russen und Kanadier machen es uns vor. Die scheinen es zu mögen, sich den zugefrorenen See erst aufhacken zu müssen, damit sie mal ordentlich Eisbaden können. Mittlerweile bekommt Schwimmen im Winter fast schon Trendcharakter. Nicht nur verrückte Triathleten, auch ganz normale Menschen schwimmen in der kühlen Jahreszeit. Auch wenn das Schwimmen im Winter eher nur ein kurzes Eintauchen ist: Gesund ist das allemal. Aber bitte sprich vorher mit deinem Arzt, denn das kann deinen Kreislauf schon ziemlich herausfordern! Wenn du dann die Freigabe von deinem Arzt hast, dann wende dich bitte unbedingt an einen zertifizierten Trainer, der dir die Dos and Don'ts nahebringt.

▷ Kryokammer: Eine Kryo- oder Kältekammer ist eine Zelle, die auf etwa minus 90 Grad gekühlt ist. In die darfst du – bekleidet mit Unterwäsche, warmen Schuhen und Handschuhen und einer Haube auf dem Kopf – hineinspazieren und drei Minuten ausharren. Kalt, sehr kalt! Aber drei Minuten sind schnell vorbei – und der Effekt der Hormesis ist dennoch gegeben. Kryokammern werden manchmal im Profisport eingesetzt, damit die geschundenen Athletinnen und Athleten nach dem Wettbewerb schneller und besser regenerieren können. Auch gegen Schmerzen hilft das.

Ein Tipp zum Schluss: Halte deine Wohnungstemperatur möglichst unten. Nicht nur, dass überheizte Räume schlecht für deine Schleimhäute und deine Haut sind, sind sie der Klassiker in Sachen Verweichlichung und Bequemlichkeit. Sorge lieber dafür, dass du dich immer wieder bewegst, um warm zu werden.

In der Hitze schwitzen

Herrlich, so eine gemütliche Runde schwitzen in der Sauna. Besonders nach einem aktiven Tag in der Kälte! Ich liebe es, nach dem Wandern oder einem anstrengenden Schi- oder Langlauftag in die Sauna zu gehen. Unmittelbar danach bin ich herrlich müde und entspannt und der Muskelkater am nächsten Tag ist halb so wild. Für das Immunsystem tut die Sauna auch etwas. Die Hitze der Sauna verursacht im Körper eine Art Alarmzustand, der die Produktion von weißen Blutkörperchen anregt. Diese Zellen spielen eine zentrale Rolle bei der Bekämpfung von Infektionen und Krankheitserregern. Regelmäßige Saunagänge können die Anzahl dieser Zellen erhöhen und somit die Immunabwehr stärken.

Der Hitzestress der Sauna kann auch helfen, chronische Entzündungen zu lindern. Durch den Wechsel von Hitze und Abkühlung wird der Körper dazu angeregt, entzündliche Prozesse zu regulieren und die Durchblutung zu verbessern. Das unterstützt die Regeneration von Muskeln und Gewebe.

Ja, und dann wäre da noch der Gemütlichkeits- und Entspannungsfaktor! Die Sauna wirkt wie ein Mini-Wellness-Urlaub und du entkommst dem alltäglichen Stress. Dem ist es in der Sauna einfach viel zu heiß und der bleibt draußen oder verpufft sogar gänzlich. Das bedeutet wiederum, dass dein Immunsystem weniger durch chronisch erhöhte Stresshormone belastet wird und besser funktionieren kann. Das anschließende Eintauchen im Kaltwasserbecken oder das Waten im Schnee sorgt für einen wunderbaren Kreisch- und Kneipp-Effekt.

Bitte sei auch hier vernünftig und vorsichtig und wende unsere Tipps mit Bedacht an, so wie du es verträgst, und sprich vorher mit deinem Arzt darüber.

TIPP | **SO STÄRKST DU DEIN IMMUNSYSTEM**

▶ Ernährung: proteinreich, mikronährstoffreich, möglichst zuckerarm essen, Essenspausen einlegen, hin und wieder eine Runde Fasten, Superfoods oder Sirtfoods einbauen, regional, saisonal und bio im Rahmen der Möglichkeiten

▶ Darmgesundheit: Ernährung, Bewegung und Lebensstil so tunen, dass auch dein Darm fit bleibt

▶ Bewegung: regelmäßiges Krafttraining, Ausdauertraining, die Mobilität und Stabilität trainieren, die Muskeln stimulieren, dich auch hin und wieder auspowern

▶ Lebensstil: Alkohol und Zigaretten vermeiden, Stressmanagement betreiben, regelmäßige Gesundheitschecks machen

▶ Psychologie und Soziales: dein Netzwerk pflegen, Freunde treffen, dein Umfeld bewusst gestalten, dir Unterstützung holen, wenn du sie brauchst

Dein Immunsystem wird es dir danken!

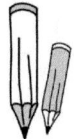

Auch hier gibt es wieder Gelegenheit zu reflektieren. Wie fit ist dein Immunsystem?
Nimm bitte einen Stift zur Hand und überlege: Wo siehst du dich auf einer Skala von 1 bis 10?

Ich fange mir gefühlt jeden Infekt ein, es ist wirklich mühsam.

1 - 2 - 3 - 4 - 5 - 6 - 7 - 8 - 9 - 10

Ich bin recht robust, und wenn es mich mal erwischt, erhole ich mich relativ schnell wieder.

Mein Darm ist sehr empfindlich geworden in den letzten Jahren.

1 - 2 - 3 - 4 - 5 - 6 - 7 - 8 - 9 - 10

Ich habe einen fitten Darm und auch bei der Verdauung ist alles im grünen Bereich.

Ich wusste gar nicht, dass ich mein Immunsystem aktiv stärken kann!

1 - 2 - 3 - 4 - 5 - 6 - 7 - 8 - 9 - 10

Einige der Tipps kenne ich und wende sie auch regelmäßig an, das tut gut!

Ich achte zu wenig auf Ernährung und Bewegung an der frischen Luft, das ist mir klar.

1 - 2 - 3 - 4 - 5 - 6 - 7 - 8 - 9 - 10

Ich ernähre mich gesund und bin viel draußen, das tut meiner Immun-Fitness merklich gut!

Ich habe im Laufe meines Lebens viele Antibiotika eingenommen.

1 - 2 - 3 - 4 - 5 - 6 - 7 - 8 - 9 - 10

Ich habe im Laufe meines Lebens nur selten Antibiotika eingenommen.

Gesamtsumme: _____

7

MENS SANA: DEIN SEELENLEBEN

Die psychische Gesundheit trägt wesentlich zu deinem Wohlbefinden bei – und auch zu einem gesünderen, längeren Leben, wie Studien beweisen. Was hinter dieser Tatsache steckt und welche Hebel du zur Verfügung hast, um sie herzustellen, zu hegen und zu pflegen, erfährst du in diesem Kapitel.

DANIELA

Wer an Gesundheit und Langlebigkeit denkt, konzentriert sich üblicherweise auf die körperliche Gesundheit. Dabei spielt die psychische Gesundheit eine ebenso große Rolle. Doch irgendwie spricht keiner darüber. Das wollen wir ändern. Reden wir über dein Seelenleben!

Stell dir vor, du bist körperlich gesund, aber psychisch instabil: Dein Selbstwert ist im Keller, du findest keinen Sinn in deinem Dasein oder hast vielleicht sogar eine psychische Beeinträchtigung wie Depressionen oder eine Angststörung. Vielleicht hast du auch viel zu oft Stress – im Beruf und/oder im Privatleben: der Haussegen hängt schief, die Beziehung zu deinen Eltern ist schwierig und anstrengend, du bist eingespannt zwischen Kindern, Familie und Beruf und willst es allen recht machen. Dann hast du zwar eine intakte Hardware, aber deine Software funktioniert nicht so recht. Theoretisch kannst du dank intakter Hardware natürlich auch alt werden – aber erstens kann man bezweifeln, ob du dann trotzdem das Leben genießen kannst, und zweitens: Es gibt Langzeitstudien, die beweisen, dass du mit gesunder Psyche deutlich länger leben kannst als mit kranker. Drittens gibt es einen direkten Zusammenhang zwischen körperlicher und psychischer Gesundheit, der sich mit dem Begriff der Psychosomatik auch in der Medizin einen seriösen Namen gemacht hat.

7.1 Die Wechselwirkung von Körper und Psyche

Psychische Gesundheit verlängert deine Lebenserwartung, das ist mittlerweile erwiesen. In einer Langzeitstudie der Universitäten Toronto und Texas wurde bei psychisch nicht Gesunden ein um 14 Prozent höheres Risiko für die Sterblichkeit festgestellt im Vergleich zu psychisch Gesunden. Warum das so ist? Eindeutige Studienergebnisse gibt es dazu noch nicht, aber man geht davon aus, dass eine gesunde Psyche zu einem geringeren Cortisolspiegel (wegen des niedrigeren Stresslevels), weniger Entzündungen im Körper und einer besseren Herz-Kreislauf-Aktivität führt.

Psychische Gesundheit erhöht auch deine Immunabwehr. Der Mediziner Christian Schubert forscht an der Universität Innsbruck über den Zusammenhang zwischen Psyche und Immunsystem.[95] Ihm zufolge können Angst, Trauer,

Isolation und die Unterdrückung von Gefühlen die körpereigene Abwehr hemmen. Bei Studierenden im Prüfungsstress beispielsweise heilen Wunden deutlich langsamer, auch das ein Indiz für die Schwächung des Immunsystems. Umgekehrt wirken positive Emotionen wie Freude, Dankbarkeit und Gemeinschaftsgefühl wiederum stärkend. Und erst recht die Liebe – in der Verliebtheit sind wir stark wie eine steirische Eiche.

Weitere Studien zeigen, dass Depressionen etwa das Risiko verdoppeln, herzkrank zu werden, sie sind also ähnlich kritisch wie Rauchen. Wenn du an Depressionen leidest, hast du auch ein höheres Schmerzempfinden. Du nimmst etwa Rückenschmerzen drastischer wahr – und leidest mehr, was vermutlich deine Depression noch zusätzlich verstärkt. Ein Teufelskreis.

Wieder andersrum betrachtet, können körperliche Phänomene die Psyche beeinträchtigen. Diabetes ist beispielsweise nicht nur eine mögliche Folge von Depressionen, es erhöht auch umgekehrt das Risiko, depressiv zu werden. Man nimmt an, dass der Diabetes das Gehirn verändert. Erwähnenswert hier auch die noch junge Disziplin der Neurogastroenterologie, die das Zusammenwirken von Darm und Gehirn untersucht. In Tierversuchen konnte man bereits feststellen, dass Darmentzündungen die Tiere ängstlicher sein lassen oder das Ausschalten bestimmter Darmhormone sie depressiv werden ließ. Wäre doch cool, wenn man bald einen Joghurtdrink erfände, mit dem man Depressionen ausschalten könnte, oder?

Über die psychische Wirkung von Bewegung und Sport haben wir in *Kapitel 3* schon gesprochen. Damit du nicht zurückblättern musst, eine Zusammenfassung: Deine Gefühle und Gedanken im Kopf sind das Ergebnis des Körpers, auf dem er sitzt. Wer sich regelmäßig bewegt und Sport treibt, hat ein geringeres Risiko, einmal an einer Zivilisationskrankheit zu leiden. Klare, positive Wirkungen von Sport und Bewegung haben Forschungen in Richtung Depressionen und auch Angststörungen ergeben. Wer regelmäßig tanzt, läuft, hopst und planscht, tut sich und seinem Wohlbefinden immer etwas Gutes.

Auch die Ernährung wirkt auf deine Psyche. Birgit hat hier ein paar spannende und ziemlich eindeutige Zusammenhänge in *Kapitel 2* dargestellt. So senkt die sogenannte Mittelmeer-Diät nachweislich das Risiko einer depressiven Erkrankung, unter anderem wegen ihres hohen Anteils an Antioxidan-zien.[96] In einer Vergleichsstudie stellte man fest, dass Menschen, die viel Obst und Gemüse essen, ein geringeres Risiko für Angststörungen aufweisen als jene, die täglich weniger als drei Obst- und Gemüsesorten am Tag essen.[97] Du erinnerst dich vielleicht an Birgits Ausführungen über die schädliche Wir-kung von hochprozessierten Nahrungsmitteln. Diese Fertigprodukte erhöhen ebenfalls das Risiko für Depressionen und Angststörungen. Und auch, wenn ich dir jetzt den Appetit auf ein höchst beliebtes Produkt verderbe: Pommes machen depressiv![98]

Umgekehrt wirkt der Zusammenhang zwischen Ernährung und Seele auch: Wenn du dich psychisch wohlfühlst, ist die Wahrscheinlichkeit höher, dass du dich gesünder ernährst (hallo Frust- und Stressesser, hallo Gute-Laune-Alko-hol- und Drogenkonsum, hallo Beruhigungszigarette), soziale Bindungen besser aufrechterhalten kannst und eine bessere Schlafqualität hast. Somit reduzierst du das Risiko für Herz-Kreislauf-Krankheiten, Diabetes, Krebs etc. gleich doppelt.

Das Fachgebiet der Psychosomatik zeigt beeindruckende Ergebnisse in Sachen seelisch-körperlicher Zusammenhänge. Diesen Begriff gibt es zwar schon seit dem 19. Jahrhundert. Sogar schon in der Antike hat man über den Zusammenhang zwischen Psyche und Körper nachgedacht. Und doch bezie-hen viele Mediziner bei der Behandlung von Menschen diesen Aspekt viel zu wenig mit ein. So berichtet die „ZEIT" von einem Patienten, der dreimal wegen massiven Herzinfarktsymptomen den Notarzt rief und jedes Mal stellte man fest: falscher Alarm! Bis man schließlich in seinem viele Jahre schwelenden Ärger und Groll den Grund erkannte. Erst als er sechs Wochen in einer psycho-kardiologischen Klinik verbrachte und er Wege fand, mit seinem Ärger umzu-gehen, konnte er wieder ein normales Leben aufnehmen.[99]

7.2 Psychisch gesund: Der Zustand des Wohlbefindens

Wann, meinst du, bist du psychisch gesund? Wenn du tagein, tagaus auf Wolke sieben schwebst? Für jedes Problem eine Lösung weißt? Wenn du den schwarzen Gürtel im Stressmanagement hast? Nein, gar nicht. Jeder Mensch hat einmal Höhen, einmal Tiefen und dementsprechend schwanken auch Gefühle und das Wohlbefinden.

Umgekehrt: Bist du auch dann psychisch gesund, wenn du wochenlang frustriert zu Hause hockst, weil man dir den Job gekündigt hat und du keinen neuen findest? Wenn du wegen Zoff mit dem Liebsten grantig bist und bei jeder Kleinigkeit hochgehst, als würde man dir nach dem Leben trachten? Ist deine Seele gesund, auch wenn du bei bestimmten Dingen regelmäßig ausrastest und dein Umfeld mit Wutanfällen traktierst? Wenn du nahe am Wasser gebaut hast und bei jeder Kleinigkeit heulst?

Die WHO hat für die psychische Gesundheit eine Definition parat: Psychisch gesund bist du, wenn du in einem Zustand des Wohlbefindens bist, in dem du deine Fähigkeiten verwirklichst, mit den normalen Belastungen des Lebens fertig wirst, produktiv und erfolgreich arbeiten und einen Beitrag für die Gemeinschaft leisten kannst.[100]

Psychische Gesundheit ist also keine objektive, sondern eine subjektive Bewertung. Wie sollte man Wohlbefinden auch objektiv messen, wo es doch so viele Wohlfühlzustände wie Menschen auf diesem Planeten gibt! Klar ist jedenfalls: Sich von der Wiege bis zur Bahre permanent wohlzufühlen ist eine Utopie. Wir haben ständig mal bessere, mal schlechtere Zeiten. Niemand wird behaupten, psychisch krank zu sein, nur weil er nach dem Tod eines geliebten Menschen in Trauer ist. Wohlfühlen wird er sich in der Zeit aber bestimmt auch nicht. Ähnlich ist es, wenn du deinen Job verlierst: Du wirst vermutlich nicht gerade Freudensprünge machen und dich nicht unbedingt wohlfühlen, bis du wieder einen Job gefunden hast, der dir Spaß macht und dein Bankkonto regelmäßig füttert. Wenn du nicht schon psychisch vorbelastet bist, wird das deiner psychischen Gesundheit trotzdem keinen Abbruch tun. Wie gut du diese schwierigen Phasen durchstehst, wird außerdem von deiner Resilienz abhängen – dazu später mehr.

Anders sieht die Sache aus, wenn du andauernd deinen Job verlierst. Weil es niemand mit dir länger aushält oder du es nirgendwo länger aushältst. Weil du an einer Art Kellermeistersyndrom leidest: Ich bin von lauter Flaschen umgeben, das halte ich nicht aus! Vielleicht liegt es jedoch weniger an den anderen, sondern eher an dir: Du hast Probleme, gesunde Beziehungen aufzubauen, oder du legst gewisse Verhaltensweisen an den Tag, mit denen du permanent aneckst. Dann empfehle ich dir, einmal über ein Coaching oder eine Psychotherapie nachzudenken. Auch das Beispiel mit der Trauer hat eine ungesunde Kehrseite: Es ist wichtig, dass du dir für Trauer viel Zeit nimmst – sie wegzudrücken kann zu Depressionen führen. Wenn du aber in der Trauer über Jahre hängen bleibst, wirst du vielleicht deinen Alltag bewältigen können – mit Wohlbefinden und Lebensfreude wird es aber nicht weit her sein. Es soll auch Menschen geben, die statt zu trauern ins Gegenteil kippen, mit viel Aufwand ständig Party machen und anderen Trauernden kichernd ins Gesicht lachen und sie damit vor den Kopf stoßen. Klingt schräg und ist es wohl auch und daher ein Fall, dessen Hintergründe beleuchtet gehören.

Wie sieht es also aus: Ist dein Leben eine normale Abfolge von guten und schlechten Zeiten und kannst du die schlechten Zeiten gut bewältigen? Oder machen dir die unglücklichen Phasen übermäßig zu schaffen? Wiederholen sich immer wieder dieselben psychischen Katastrophen? Gibt es Dinge, bei denen dir jedes Mal die Hutschnur hochgeht? Dann denk an den Stress, den du dir damit selbst antust. Ja, ja, schon klar, deine Mutter ist schuld, weil sie immer alles besser weiß und dich das regelmäßig aufregt. Nur: Schuldzuweisungen bringen dir kein Sekündchen längere gesunde Lebenszeit, im Gegenteil. Sie verstärken deinen Dauerstress nur.

Weil psychische Probleme leider immer noch ein stiefkindliches Dasein fristen und demnach das Wissen darüber nur wenigen Ausgebildeten zugänglich ist, kursieren ziemlich viele Vorurteile, blöde Witze und sogar zweifelhafte Floskeln in unserer Alltagssprache. „Bist du wahnsinnig!", rufen wir etwa entsetzt, wenn jemand etwas tut, das wir absurd finden. Dass diese Person höchstwahrscheinlich nicht wirklich wahnsinnig ist und der Wahn als Krankheit so schlimm ist, dass man es dem ärgsten Feind nicht wünschen würde, darüber denkt man bei dieser Aussage nicht nach. Es ist auch nicht jeder an einer Depression erkrankt, nur weil er depressiv verstimmt ist. Und es leidet nicht jeder, der sich die Haut ritzt, gleich an einer Borderline-Störung.

Lass mich dir kurz das Wesentliche erklären. Psychische Störungen lassen sich in vier Schweregrade unterteilen. Beginnen wir am unteren, harmlosen Ende der Skala:

Stufe 1, die sogenannten psychogenen Störungen. Das sind Störungen des psychischen Gleichgewichts, die dadurch entstehen, dass bestimmte Belastungen nicht gleich gelöst werden können. Der Tod eines geliebten Menschen, ein Autounfall, eine Krankheit können solche Belastungen sein. Alles also zwar nicht lustig, aber ganz normal so weit. Die Mehrheit dieser Störungen lösen sich oft von selbst, in jedem Fall mithilfe eines Coachs oder einer Psychotherapeutin.

In **Stufe 2** spricht man von Neurosen. Sie haben ihre Ursache bei einem bestimmten Ereignis – die Trauer über den frühen Tod der Eltern beispielsweise –, doch dann verselbstständigt sich das ursprünglich nachvollziehbare Verhalten. Man überreagiert dann in bestimmten Situationen. Mit Neurosen kann man mitunter leben, manche lösen sich sogar von selbst auf. Weil sie einen jedoch im Alltag belasten, suchen viele fachliche Hilfe, um sich davon befreien zu können.

Stufe 3: die Persönlichkeitsstörungen, zu denen die Zwangsstörung, die depressive, extrovertierte oder paranoide Persönlichkeitsstörung gehört. Sie machen allesamt den Betroffenen und meist auch den Angehörigen das Leben schwer. Narzissten und Borderliner sind bekannte Beispiele. Es handelt sich in solchen Fällen um tief verwurzelte Verhaltensmuster, die sich nur mithilfe vieler Jahre Therapie bewältigen lassen, manchmal auch gar nicht.

Stufe 4: die Psychosen, zu denen die Schizophrenie (Wahn, Halluzinationen, Denkstörungen etc.), die bipolare Störung (du kennst sie unter dem Begriff „manisch-depressiv") und die Paranoia gehören. Sie lassen sich mittlerweile medikamentös ganz gut in den Griff bekommen. Der Besuch eines Psychiaters ist daher unumgänglich. Abgesehen davon, dass Psychosen für Betroffene und Angehörige die Hölle sind, kann das Verhalten lebensgefährlich (man wirft im Wahn mit Messern um sich) oder existenzgefährdend sein (man stürzt sich bei der bipolaren Störung heillos in Schulden, die man nie im Leben wieder abbezahlen kann) und zu schwerer Demenz und frühzeitigem Tod führen.

Du siehst, die Psyche spielt die Klaviatur rauf und runter, vom Kontra-C bis zum viergestrichenen A. Von normalen Stimmungsschwankungen bis zur bipolaren Störung, von der vorübergehenden depressiven Verstimmung bis zur schweren Depression mit Selbstmordgedanken, vom harmlosen, wenn auch seltsam distanzierten Verhalten bis zum Narzissmus und zur Paranoia.

7.3 Resilienz

Wenn es einen Zaubertrank gibt, der dich psychisch stabil bleiben lässt, sodass du auch schwere Schicksalsschläge gut überstehen kannst, dann heißt der wohl Resilienz. Damit ist die emotionale Widerstandskraft gemeint. Wenn du resilient bist, schaffst du nicht nur, trotz widriger Umstände, mit Schicksalsschlägen gut umzugehen, vielleicht gehst du sogar gestärkt aus dieser schrecklichen Zeit hervor.

Das Gute an der Resilienz: Du musst sie nicht mit der Muttermilch aufgesaugt haben, sondern kannst sie lernen. Was auch eine gute Idee ist. Denn je älter du wirst, desto häufiger gibt es Einschläge um dich herum. Die Eltern werden krank und sterben, deine Kinder müssen durch unschöne Krisen, jemand wird krank, du hast einen schweren Unfall mit nachhaltigen gesundheitlichen Einschränkungen, wenn du selbst alt bist, sterben liebe Menschen – es gibt viele Gründe, resilient sein zu wollen.

Du möchtest deinen eigenen Resilienz-Zaubertrank brauen? Hier sind die Ingredienzien:

1. Akzeptanz. Hier passt der Weisheitsspruch: „Gib mir die Gelassenheit, Dinge hinzunehmen, die ich nicht ändern kann, den Mut, Dinge zu ändern, die ich ändern kann, und die Weisheit, das eine vom anderen zu unterscheiden."

2. Optimismus. Nicht zu verwechseln mit Naivität. Wer ständig negativ denkt, kann nicht erwarten, dass am Ende etwas Positives herauskommt. Und das wollen wir doch schließlich. Wir sprechen im nächsten *Kapitel 8* zum Thema Mindset genauer darüber.

3. Selbstwirksamkeit. Auch darüber werden wir noch sprechen, hier nur so viel: Wer nicht daran glaubt, dass er mit seinem Handeln etwas bewirken kann, der wird gar nicht erst anfangen und kommt somit nicht raus aus der schwierigen Situation. Es sei denn, der Zufall will es.

4. Selbstverantwortung. Es nützt nun mal nichts, anderen die Schuld und damit die Verantwortung umzuhängen, denn du kannst niemanden zwingen, etwas in deinem Sinne zu unternehmen. Das kannst nur du selbst!

5. Soziale Beziehungen. Resilienz heißt nicht, dass du alles allein durchstehen musst. Wer gut eingebettet ist in ein soziales Netzwerk, tut sich leichter. Lies mehr dazu in *Kapitel 9*.

6. Lösungsorientierung. Im Gegensatz zur Problemorientierung kreist du nicht ständig nur ums Problem. Das zeigt sich oft dadurch, dass man nur jammert. Besser ist: Einmal oder zweimal jammern, das tut gut, aber dann heißt es, Wege heraus zu finden.

7. Zukunftsorientierung. Auch wenn ein bekannter Politiker einmal gesagt hat, Visionen wären etwas für den Psychotherapeuten – eine klare Vision und ein gutes, realistisches, sinnvolles Ziel sind Magneten, die dich aus einer schwierigen Situation rausziehen.

7.4 Persönliche Entwicklung

Unser Verhalten, unsere Denkweisen, unsere Glaubenssätze werden nirgends so sehr geprägt wie in unserer Kindheit. Eltern oder auch andere nahe Bezugspersonen sind ein besonders prägendes Vorbild: worüber man spricht und worüber man schweigen muss, ob man Emotionen in der Öffentlichkeit zeigen darf, welches Ausmaß an Disziplin man an den Tag legt, welchen Stellenwert die Familie hat und nicht zuletzt, wie man Beziehungen pflegt. Ob man sich große Ziele stecken darf oder besser bescheiden bleibt, ob man auf den Tisch hauen darf, wenn einem etwas nicht passt, und Millionen anderer großer und kleiner Dinge – in all diesen Dingen waren unsere Eltern unsere ersten und wichtigsten Vorbilder. Wir entkommen diesen Verhaltens- und Denkweisen nicht so einfach, weil sie im Unbewussten regieren. Selbst wenn wir irgendwann in der Pubertät beschlossen haben: „Ha, aber ich mache es bestimmt ganz anders", so wechseln wir ja doch nur von einem Extrem ins andere. Gesund ist das vermutlich auch nicht.

Ich habe vor einigen Jahren zwei der erfolgreichsten Paartherapeuten Österreichs, Sabine und Roland Bösel, geholfen, einen Beziehungsratgeber mit dem hübschen Titel „Warum haben Eltern keinen Beipackzettel?"[101] zu schreiben. Darin stehen viele der typischen verschlungenen, seltsamen Verhaltensweisen, die wir in unserer Kindheit entwickelt haben und die uns im Erwachsenenleben plagen: von verdeckten Aufträgen über das Tragen fremder Schuld bis zum schwierigen Thema Tabus. Allen ist gemeinsam, dass unser seltsames Verhalten (in der Regel eine Überreaktion) andere irritiert, oft genug zu Konflikten führt (erst recht, wenn der oder die andere ebenfalls seltsam reagiert) – und wir selbst machen uns damit Stress.

So veränderst du ungesunde Verhaltensweisen:

Schritt 1: Werde dir dieser seltsamen Verhaltens- und Denkweise bewusst. Sammle über einen längeren Zeitraum Situationen, die dich stressen, in denen du dich komisch verhältst. Auch Konflikte sind ein guter Indikator. Kannst du Muster erkennen, die sich wiederholen? Hast du eine Idee, wie dieses inadäquate Verhalten entstanden ist?

Schritt 2: Frage dich, ob du an diesem Verhalten noch weiterhin festhalten willst. Wie gesagt: Weder ins Gegenteil zu verfallen noch anderen die Schuld zu geben hilft weiter. Und um kein Missverständnis aufkommen zu lassen: Die Ursache im Eltern-haus zu suchen, hat nichts damit zu tun, den Eltern die Schuld zuzuschieben. Unsere Eltern haben im Normalfall in Liebe gehandelt und ihr Bestes gegeben. Wir sind mitt-lerweile erwachsen geworden und haben Selbstverantwortung zu übernehmen. Als erwachsener Mensch liegt es an dir, ob du dein unglückliches Verhalten beibehältst oder veränderst. Der Blick in deine frühe Vergangenheit hat also nur ein Ziel: wichtige Erkenntnisse gewinnen, die dir weiterhelfen.

Schritt 3: Suche nach Alternativen. Welches andere Verhalten oder Denken wäre pas-sender? Wie kann ich es anstellen, dass mir diese Verhaltens- oder Denkänderung ge-lingt? Ich empfehle dir, dafür Hilfe von einer Psychotherapeutin oder einem Coach zu holen, dann läuft so ein Prozess leichter ab.

Man nennt es persönliche Entwicklung, wenn man lernt zu verstehen, warum man so ist, wie man ist. Wie es zu den Ecken und Kanten gekommen ist – und zwar sowohl zu jenen, die dich auszeichnen und stark sein lassen, wie auch zu jenen, die dich plagen und dir das Leben schwer machen. Erstere helfen dir, selbstbewusster zu leben, Zweitere, um besser mit Konflikten und stressigen Situationen umzugehen, sodass sie dich nicht so sehr belasten. Es tut gut, be-wusst zu entscheiden: Ja, diese Denkweise verändere ich besser, jene behalte ich aber als eine Marotte bei, die ich liebevoll pflege, weil ich damit weder mir noch anderen wehtue. Ecken und Kanten sind schließlich die Konturen, an denen man eine Persönlichkeit erkennt, oder?

7.5 Die vier Bereiche eines sinnerfüllten Lebens

Wie bereits zu Beginn des Kapitels erwähnt, reduzierst du Stress und dessen schädliche körperliche Auswirkungen, wenn du für dein psychisches Wohlbefinden sorgst. Gleichzeitig erhöhst du deine Lebensqualität – und auch das zahlt in deine gesunden Lebensjahre ein: Wer positiv in die Zukunft schaut, der lebt auch länger. Dich in all deinen seelischen Ausprägungen zu erkennen und dort weiterzuentwickeln, wo sie dir nicht guttun, ist also ein psychischer Gesundungsprozess, der dir gleich doppelt nützt: der Gesundheit und auch dem Lebensgenuss.

Die Seele ist ein weites Land, wie wir seit Arthur Schnitzler wissen, und komplex ist sie auch. Doch es lassen sich ein paar Dimensionen ausmachen, die dich durch deinen Alltag tragen. Der Psychotherapeut und Arzt Dr. Alfried Längle identifiziert vier Grundmotivationen für ein sinnerfülltes Leben und psychisches Wohlbefinden:[102]

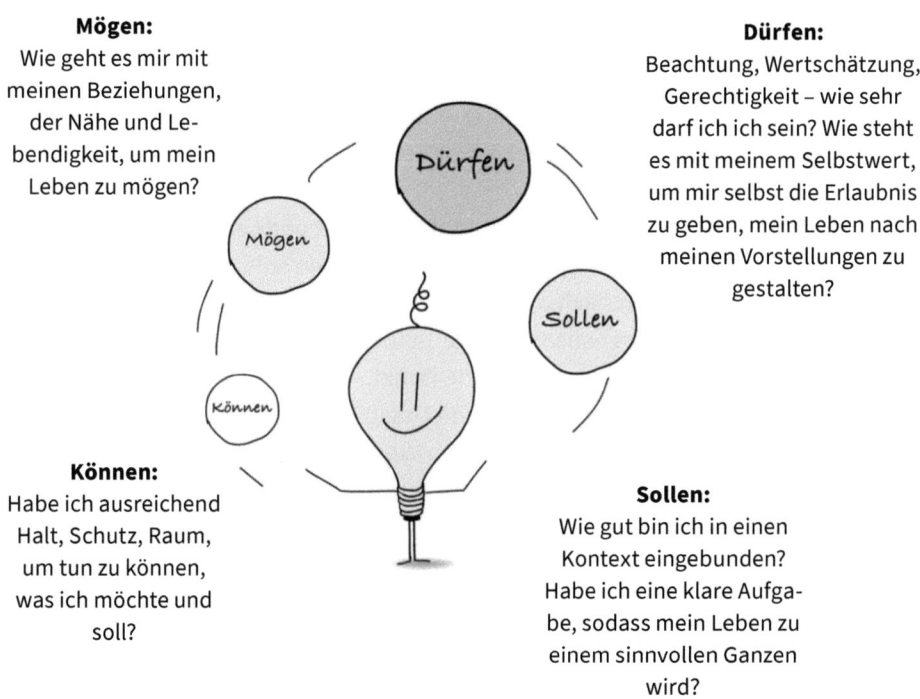

Mögen:
Wie geht es mir mit meinen Beziehungen, der Nähe und Lebendigkeit, um mein Leben zu mögen?

Dürfen:
Beachtung, Wertschätzung, Gerechtigkeit – wie sehr darf ich ich sein? Wie steht es mit meinem Selbstwert, um mir selbst die Erlaubnis zu geben, mein Leben nach meinen Vorstellungen zu gestalten?

Können:
Habe ich ausreichend Halt, Schutz, Raum, um tun zu können, was ich möchte und soll?

Sollen:
Wie gut bin ich in einen Kontext eingebunden? Habe ich eine klare Aufgabe, sodass mein Leben zu einem sinnvollen Ganzen wird?

Tun können, was dir wichtig ist

Es gibt kaum etwas Schlimmeres als das Gefühl, nichts tun, nichts bewirken zu können. Ohnmacht macht so hilflos! Du kannst noch so überzeugt davon sein, dass deine Firma dringend eine Neuausrichtung braucht, um zu überleben und alle Arbeitsplätze zu sichern – wenn dir niemand zuhört und du keine Hebel zur Hand hast, kannst du nichts tun. Oder du wirst gemobbt und weißt nicht, warum und vom wem genau, sodass du keinen Angriffspunkt findest, um die Sache aus der Welt zu schaffen. Auch eine schwere Krankheit oder wenn du vom Partner verlassen wirst, erleben wir oft als hilflos. Ja selbst das Älterwerden, der Verlust der Jugend, empfinden manche als Ohnmacht, oft in Form des Verlusts von Fähigkeiten oder weil man sich zunehmend auf dem Abstellgleis sieht und findet, nichts dagegen tun zu können.

Diesen Zustand gibt es natürlich auch ganz harmlos im Alltag: Du redest dir den Mund fusselig, dass dein Mann seine gebrauchten Socken nicht einfach fallenlassen, sondern zur Schmutzwäsche geben soll – allein, es nützt nichts. Die Nachbarin stellt ihren Mülleimer immer vor die Aufzugstür, was dich rasend macht – doch jeder anfangs freundliche, später grantige Hinweis perlt an ihr ab wie Regen am Fenster.

Machtlosigkeit ist oft mit Angst, Wut und Frust verbunden – lauter Stressmacher also, die uns nicht guttun. Was nicht heißen soll, dass wir immer alles im Griff haben müssen. Sich auch einmal fallenzulassen, sich widerstandslos treiben zu lassen, ist genauso wichtig. Jedoch nur dann, wenn wir das selbst so entscheiden. Das ist der springende Punkt.

Halt, Schutz und Raum sind die Voraussetzungen, die du brauchst, um tun zu können, was dir wichtig ist. Mit einem Wort: Sicherheit. Die Familie sollte einem Sicherheit geben, der liebende Partner, loyale Freunde, ein Dach über dem Kopf, wenigstens ein bisschen Geld auf dem Konto, ein Job, bei dem man hoffen kann, ihn auch morgen noch ausüben zu können. Oder auch ein Körper, auf den man sich verlassen kann – ein Punkt, den manche alte Menschen vermissen.

Der Alltag konfrontiert uns immer wieder mit der Begrenzung unserer Mächtigkeit: Wir würden gern Klavier spielen und können das auch, allein es ist weit und breit kein Klavier zu finden. Du würdest gern als Content Manager in einem Unternehmen arbeiten, aber es gibt keinen freien Arbeitsplatz. Die Begrenzung kann auch in dir selbst liegen: Du träumst davon, Profi-Basketballerin zu werden, doch du bist nur 1,60 Meter groß. Oder du wärst gern Schauspieler, hast aber Angst vor dem Rampenlicht.

Entscheidend für ein gelungenes Leben ist, wie du mit all den Einschränkungen umgehst. Wobei es darauf ankommt, wie sehr du Begrenzungen verändern kannst – oder ob du glaubst, dass du sie verändern kannst. Wir werden in *Kapitel 8* noch über die Selbstwirksamkeit sprechen, die hier eine wichtige Rolle spielt. Wenn es dein Traum ist, Schauspieler zu werden, kannst du entweder ewig träumen und immer frustrierter dem „vernünftigen" Job nachgehen. „Ach", seufzt du dann in regelmäßigen Abständen, „ich würde so gern, aber ich traue mich nicht." Oder du fasst dir ein Herz und lernst, deine Angst vor dem Rampenlicht zu überwinden. Oder du akzeptierst deine Angst und entscheidest, dass du sehr gut damit leben kannst, kein Schauspieler zu sein, und findest ein anderes künstlerisches Metier.

Anders ist es, wenn du wenig Einfluss auf vorhandene Begrenzungen hast. Mit 1,60 Metern Körpergröße wirst du es wohl nicht in die Profiliga schaffen, aber vielleicht findest du ja andere normalgewachsene Menschen, mit denen du hobbymäßig spielen kannst. Das wäre eine Modifizierung deines Traums. Dafür braucht es nur ein bisschen Flexibilität und Kreativität.

Doch was machst du, wenn du einen unerträglichen, cholerischen Chef hast, der dir täglich Magenschmerzen beschert, oder eine Krankheit, die dich auf Dauer einschränkt? Die wenig gesunde Möglichkeit ist die Vermeidung: Du bist so oft wie möglich krank oder findest andere Möglichkeiten, deinen Chef so selten wie möglich zu sehen. Oder du entwickelst Hass. Du würdest deinen Chef am liebsten umbringen. Du schreist, fluchst und tobst gegen die Krankheit. In letzter Konsequenz, wenn das alles nichts hilft, bleibt nur noch eine Art Totstellreflex: Du erstarrst, tust gar nichts. All diese Reaktionen können wir gut nachvollziehen, oder? Doch sie bringen uns nicht weiter, nicht zu dem, was wir unter einem gelungenen, gesunden Leben verstehen.

Was uns in solchen Situationen sehr wohl weiterhilft, ist die Fähigkeit, es sein lassen zu können – indem wir die Situation aushalten oder annehmen können. Das sind also Schlüsselkompetenzen, mit denen dein Alltag besser gelingt. Das erfordert, dass du dich mit der Situation auseinandersetzt und reflektierst.

TIPP | SO LERNST DU, BESSER MIT DER REALITÄT UMZUGEHEN

▸ Du stellst fest, dass da etwas ist, das dich behindert, dich nicht so sein lässt, wie du gern möchtest.

▸ Du hast zwei Möglichkeiten: Die eine ist, dass du die Situation änderst. Kündigst, deine Ideen durchzusetzen versuchst, dich trennst, weil du keine Weiterentwicklung für dich siehst.

▸ Oder du entscheidest, dass du standhalten willst. „Ich kann damit leben", sagst du. Du hältst es aus, du hast die Kraft dazu. Vielleicht gehst du noch einen Schritt weiter und sagst: „Ich kann es auch annehmen." Wenn du eine chronische Krankheit aushältst, dann beißt du die Zähne zusammen. Augen zu und durch sozusagen. Wenn du sie annimmst, akzeptierst du sie als Teil deines Lebens und nimmst auf sie Rücksicht. Das fühlt sich doch gleich entspannter an, oder?

▸ Leichter gesagt als getan natürlich. Was dir hilft: Orte, Rückzugsmöglichkeiten, wo du dich sicher und geschützt fühlst. Raum für möglichst viele andere Dinge, die dir wichtig sind, wo du dich entfalten kannst. Tankstellen für deine Seele sozusagen. Ein Auffangnetz, das dir Halt gibt, das dir das Gefühl gibt, nicht auf dich allein gestellt zu sein.

Lebendigkeit und Beziehungen

Vielleicht steckst du in einem ungeliebten Job fest oder in einer lieblosen Beziehung und betrachtest das als unausweichliches Schicksal. „Augen zu und durch", sagst du und fügst dich. Das Leben ist schließlich kein Ponyhof. Vielleicht ist es ja auch okay für dich, diesem ungeliebten Job nachzugehen, schließlich sichert er dich finanziell ab. Wir haben über das Sein-Lassen und Annehmen gerade gesprochen.

Möglicherweise kommst du auch aus einer Familie, in der Arbeit und Pflichterfüllung oberstes Prinzip sind. Oder es als selbstverständlich gesehen wird, dass man sich für andere aufopfernd einsetzt und sich um sie kümmert. In beiden Fällen erlaubst du es dir gar nicht erst, darüber nachzudenken, ob du das auch wirklich magst. Etwas Unangenehmes aushalten zu können, ist ja nur dann gesund, wenn du dich frei dafür entscheidest!

Nicht, dass das alles eine schlechte Idee wäre. Es ist gut, für sein finanzielles Auslangen zu sorgen, loyal dem Menschen gegenüber zu sein, dem man einst das Ja-Wort gegeben hat, oder anderen zu helfen. Und doch kann uns manchmal das Gefühl beschleichen, nicht im richtigen Leben zu stehen. Zu kurz zu kommen. Enttäuscht zu sein vom Dasein. Dann liegt es womöglich daran, dass wir uns eine entscheidende Frage nicht ausreichend beantworten: Mag ich mein Leben, so wie es ist?

Wie sieht deine Antwort aus? Ich wünsche dir, dass du zumindest in Teilen Ja sagen kannst. Doch schau noch ein bisschen genauer: Wie viel Genuss, wie viel Schönes erlebst du? Wie viel lustvollen Ausgleich kannst du schaffen zum sonst so pflichtbewussten Leben? Wie viel Zeit deines Tages verbringst du mit weniger schönen Dingen und solchen, die dir wertvoll sind und Spaß machen? Hält sich das die Waage? Wenn du auf dein Leben schaust: Du bist in einem unaufhörlichen Prozess des Wachsens, Reifens und Alterns eingebunden – wie viel davon kannst du so gestalten, dass es deinem Gusto, deinen Vorlieben und Werten entspricht?

Wenn wir etwas mögen, dann hat das entweder eine lustbetonte Seite: Ich mag Sushi. Ich mag es, lange auszuschlafen und im Bett zu frühstücken. Ich mag es, wenn ich die Zeit finde, nach dem Büro gemütlich nach Hause zu schlendern. Oder das Mögen bezieht sich auf ein persönliches Anliegen: Es ist mir wichtig, für den Umweltschutz einzutreten. Es ist mir ein Anliegen, guten Kontakt mit meinen Eltern zu halten. Ich denke, es ist hilfreich, das zu unterscheiden und auch zu wissen: Beide Seiten sind ebenbürtig. Sich von Zeit zu Zeit einen Sonntag im Bett zu gönnen, solltest du ebenso ernst nehmen wie dein Anliegen, für ein gutes Auskommen mit den schwierigen Eltern zu sorgen.

Du erkennst an diesen Beispielen vielleicht schon: Dass ich etwas mag, heißt nicht automatisch, dass ich es auch tue. Du wirst dir das Stück Sachertorte verkneifen, wenn es dein Anliegen ist, für einen gesunden Lebensstil zu sorgen. Und noch ein Aspekt: Dass du etwas magst, heißt auch nicht immer, dass es dir Spaß macht. Es nervt dich vielleicht, regelmäßig mit den Eltern zu telefonieren oder mit den Nachbarn anstrengende Gespräche zu führen. Aber du tust es trotzdem, weil dein Anliegen einen wichtigen Wert von dir berührt: Verbundenheit vielleicht oder Respekt oder Dankbarkeit.

Menschen, die bestimmte Bereiche ihres Lebens nicht mögen und das auch nicht reflektieren, sich diesem Nicht-Mögen nicht stellen, ziehen sich zurück, verkriechen sich in ihr Schneckenhaus. „Ich mag es nicht, Knieschmerzen zu haben, also bewege ich mich ab jetzt gar nicht mehr", sagen sie (und wundern sich, dass die Schmerzen nicht weniger werden). Oder sie schlagen sich ausgerechnet auf jene Seite, die sie nicht mögen, und verschreiben sich dem Leistungsdrang oder werden überfürsorglich und klammern dabei das eigene Nicht-Mögen aus. Ich kannte einmal ein Ehepaar, wo die Frau sich überfürsorglich um den schwierigen Mann kümmerte. Er ließ sich schließlich scheiden – und sie stand da und haderte natürlich. Was für ein undankbarer Mann! Es wäre bestimmt besser gewesen, sie hätte sich beizeiten gefragt, wie viel Fürsorge sie wirklich in die Beziehung stecken will. Wenn dieses Nicht-Mögen schließlich zu viel wird, wird man schließlich wütend oder kapselt seine Emotionen komplett ab. Die Situation verändert sich dadurch nicht.

Ein sinnvoller Umgang mit Situationen und ungeliebten Lebenslagen erfordert, dass du sie dir zunächst einmal bewusst machst: Mag ich das eigentlich? Und dazu kannst du dann Stellung beziehen und entscheiden, ob du dich ihr zuwendest oder dich von ihr verabschiedest.

TIPP | MIT DIESEN FRAGEN SORGST DU FÜR MEHR LEBENDIGKEIT UND GUTE BEZIEHUNGEN

▶ Wofür bringe ich Zeit auf? Was davon erfüllt mich? Habe ich Zeit für die Dinge, die mir wichtig sind?

▶ Wie stehe ich in Beziehung mit Menschen und auch mit den Dingen, die ich tue? Wie lebendig sind diese Beziehungen? Wie viel Zuneigung empfinde ich zu meinem Beruf, zu dem, womit ich mich täglich beschäftige?

▶ Wie viel Nähe lasse ich zu? Wovon habe ich mich heute schon berühren lassen? Was hat mich bewegt?

▶ Wie gehe ich mit den Dingen um, die ich nicht mag? Wende ich mich ihnen trotzdem zu und finde eine gesunde Beziehung dazu? Wenn ich mich von ihnen verabschiede: Verabschiede ich mich richtig oder schiebe ich es nur weg? Kann ich Trauer zulassen?

Weil es mit dem Älterwerden unweigerlich einmal ein Thema sein wird: Es gibt auch Dinge, von denen man sich verabschieden muss und man dabei keine Wahl hat. Eine Krankheit mit Dauerfolgen beispielsweise stellt so eine Herausforderung dar. Wenn du ein Bein verlierst oder wegen chronischer Schmerzen gewisse Dinge einfach nicht mehr machen kannst, dann ist die Trauer ein sehr wichtiger Hebel, um wieder in die Lebendigkeit zu kommen. Ja, es ist schlimm, dass ich ab nun nicht mehr laufen, springen, tanzen kann, wie ich das gern wollte. Ich trauere um diesen Teil meines Lebens. Und ich bringe die Kraft und Kreativität auf, andere Dinge zu finden, die mir wichtig sind, mit denen ich mein Leben ausreichend füllen kann.

Selbstwert und Grenzen ziehen

Wenn ich nicht gerade selbst ein Buch schreibe, coache ich Autorinnen und Autoren beim Schreiben ihrer Sachbücher. Dabei stoße ich relativ oft auf Schreibprobleme. Da arbeiten kluge Menschen an ihrem Buch, und wenn sie fertig sind, überarbeiten sie ihr Manuskript. Und dann noch einmal und noch einmal … Und so werden sie nicht fertig und das Buch erblickt nie das Licht der Welt respektive der Buchhandlungen. Es gibt auch Menschen, die gar nicht erst anfangen. „Ich würde schon gern ein Buch schreiben. Seit Jahren träume ich davon", sagen sie sehnsuchtsvoll – und tun es nie.

Man kann das im einen Fall Perfektionismus nennen, im anderen Fall Bescheidenheit oder Prokrastination – und es ist egal, ob es sich um ein Buch oder irgendein anderes Vorhaben handelt, das du nicht wagst, anzufangen oder zu beenden. Dein Projekt „Langlebigkeit" zum Beispiel oder Projekt „regelmäßiger Sport". Im Grunde geht es um die Frage: Darf ich mich zeigen, so wie ich bin – mit all meinen Überzeugungen und meinem Wissen, auch meinen Schwächen und Irrtümern? Darf ich mich in den Vordergrund drängeln? Darf ich mich um mich kümmern, meine Bedürfnisse äußern, sodass andere auf mich Rücksicht nehmen? Und anders herum gefragt: Wie würdest du leben, wenn es ganz nach dir ginge?

Selbstsabotage hat viele Gesichter. Von fehlleitenden Überzeugungen („Meine Familie hat es nicht in den Genen, unternehmerisch zu sein, also wäre ich als Selbstständige bestimmt nicht erfolgreich.") über Opferdenken („Ich würde ja, aber man lässt mich nicht.") bis zum mangelnden Selbstvertrauen („Ich bin so ungeschickt, da brauche ich mit Sport gar nicht erst anfangen.") stellt uns der Selbstwert gern ein Bein.

Da sind wir, beim Thema Selbstwert. Wenn er nicht ausreichend ausgeprägt ist, erlaubt er dir nicht, erfolgreich zu sein, wo es dir wichtig wäre. Ich denke, es gibt kaum jemanden, der in wirklich allen Lebensbereichen mit sattem Selbstwert auftreten kann. Manche gehen gut ausgestattet ins Erwachsenenleben, andere wirken vielleicht nur so, weil sie gelernt haben, mit ihrer Unsicherheit umzugehen. Doch der Selbstwert ist nichts, was nur einmal ordentlich modelliert werden muss, und dann ist er für alle Ewigkeiten da. Wir lernen schließlich immer Neues dazu, werden mit Situationen konfrontiert, die wir noch nie erlebt haben und für die wir daher auch kein Rezept für die Lösung haben. Höchstens ähnliche Erfahrungen. Dementsprechend gilt es, den Selbstwert immer wieder auszutarieren, aufs Neue wiederherzustellen. Denk nur an Schauspieler und deren Lampenfieber, das selbst bei den alten Hasen noch vorhanden ist – weil jede Vorstellung und jedes Publikum nun einmal neu ist. Das führt zu Unsicherheit, der kleinen Schwester des Selbstwerts.

Darin steckt eine wunderschöne gute Nachricht, nicht wahr? Wenn es dir an Selbstwert fehlt, kannst du ihn herstellen. Das ist vielleicht nicht immer einfach, aber es ist möglich! Ein unachtsames, vielleicht sogar respektloses Elternhaus ist schlimm und entlässt dich vermutlich nicht gerade mit vollem Selbstwert ins Erwachsenenleben. Doch du tust dir selbst keinen Gefallen, wenn du diesen Umstand als Argument hernimmst, weshalb du dies oder jenes nicht tun oder sein kannst. Hole dir professionelle Hilfe – Psychologinnen, Psychotherapeuten –, damit du dein Leben in Fülle gestalten kannst.

Die Fähigkeit, Grenzen zu ziehen, Nein sagen zu können, ist ebenfalls mit dem Selbstwert verknüpft. Wenn du deinen Wert nicht ausreichend kennst und schätzt, gibt es schließlich wenig Grund, ihn zu schützen. Ich selbst war auch so eine Kandidatin – na gut, ich bin es zum Teil immer noch. „Hilfe", kam es kürzlich von einem Kunden per E-Mail, „ich stecke fest. Ich brauche dringend einen Coaching-Termin. Nur ganz kurz!" Sofort werfe ich in gefühlter

Habachtstellung ein Blick in den überquellenden Terminkalender. Ich könnte ihm einen Abendtermin noch anbieten. Doch dann fällt mir ein, dass ich in letzter Zeit zu viel vorm Bildschirm gesessen bin und dringend Zeit für mich brauche. Ich weiß, dass mein Rücken dann protestiert und ich grantig werde. Und so gelingt es mir gerade noch, den Kunden auf nächste Woche zu vertrösten (was dieser übrigens trotzdem dankbar akzeptiert hat).

Wir müssen eigentlich nicht Nein sagen lernen, sagt Alfried Längle, sondern Ja sagen zu dem, was uns wirklich wichtig ist. Also nicht Nein zum Kunden, sondern Ja zu meiner Gesundheit und meiner Lebensfreude. Das hat nichts mit Egoismus zu tun. Du kennst vielleicht die Anweisung in den Flugzeugen, bei Sauerstoffabfall in der Kabine zuerst sich selbst die Maske überzuziehen und dann erst dem Nachbarn, auch wenn der Nachbar dein Kind ist. Aus gutem Grund: Nur wenn es mir gut geht, kann ich gut für andere sorgen.

Deine Grenzen zu schützen setzt natürlich eine entscheidende Sache voraus: dass du weißt, was du konkret zu schützen hast. Und dass du weißt, wo die Grenze verläuft. Beachtung, Gerechtigkeit und Wertschätzung sind die drei Zauberwörter, die dir helfen, wenn dein Selbstwert gerade wieder untertauchen möchte. „Ich soll was? Einen Vortrag halten? Nie im Leben!" – und weg ist er. „Ich muss mindestens zehn Kilo abnehmen, sonst finde ich nie einen Partner" – gluckgluck, untergetaucht. Also, was tun?

TIPP | **SO LEBST DU AUTHENTISCH UND MIT SELBSTRESPEKT**

▶ Beachte deine Wünsche, Bedürfnisse und Grenzen. Wenn du sie nicht ausreichend kennst, dann hole dir bitte Hilfe, um dich selbst besser kennenzulernen. Weißt du, was dir wichtig ist, und erlaubst du dir, dein Leben danach auszurichten? Deine Wünsche und Bedürfnisse sind genauso wichtig wie die der anderen!

▶ Wertschätze dich für das, was du kannst und bist, was du leistest. Wie sehr bist du darauf angewiesen, von anderen Lob und Wertschätzung zu bekommen? Wie gut kannst du auch zu deinen Schwächen stehen?

▶ Sei gerecht zu dir selbst. Niemand kann perfekt kochen, einparken oder handwerken, niemand kann alles wissen, niemand kann immer und überall gute Laune versprühen. Also verlange das auch nicht von dir!

▶ Übe dich darin, Stellung zu beziehen: Das war gut, was ich gerade getan habe! Oder auch: Das war jetzt keine Glanzleistung. Eigentlich passt das gar nicht zu mir, so ungenau zu arbeiten. Beim nächsten Mal gelingt es besser.

Wer hat das Zepter deines Lebens in der Hand?

Du sitzt morgens im Bus auf dem Weg zur Arbeit und seufzt. „Schon wieder in diese Tretmühle. Wofür das alles? Es interessiert mich doch gar nicht, ob meine Firma Gewinn macht oder ob unsere Kunden zufrieden sind." Einzig die Tatsache, dass du ausreichend Geld verdienst, um dein Leben zu finanzieren, hält dich in diesem Job. Trotzdem hast du Zweifel. Das kann es doch nicht sein, täglich acht Stunden Lebenszeit reinzustecken in eine Aufgabe, die so sinnlos scheint!

Ich war vor vielen Jahren in so einer Situation. Eine Zeit lang hielt ich es aus – ganz nach dem „Aushalten-Können", über das du weiter oben lesen konntest. Doch irgendwann war das Fass am Überlaufen. Auch mein Körper sendete eindeutige Signale. Ich kündigte und erfand mich neu als selbstständiger Schreibprofi. Bücher waren seit meiner Kindheit schon mein Leben – selbst Bücher zu schreiben und damit Wissen verständlich für andere aufzubereiten, war genau das, wofür ich meine Zeit gern verwenden wollte. Das ist bis heute so.

Als ich kündigte, ließ ich bestimmt die eine oder den anderen Kollegen zurück, der den Job auch gern hingeschmissen hätte, aber in einem der drei oben beschriebenen Bereiche ein Hindernis hatte: Vielleicht konnte er nicht, weil er eine Familie zu ernähren hatte. Vielleicht mochte er sich den Aufwand eines Jobwechsels nicht antun. Vielleicht hatte er es sich auch nicht erlaubt – weil es sich nicht gehört, einen guten Job aufzugeben, oder weil er nicht genug Selbstwert hatte, um sich diesen Schritt zuzutrauen.

So stecken wir wohl alle irgendwann in einer Situation, die uns sinnlos erscheint. Das muss nicht nur der falsche Beruf sein – im Grunde geht es um jeden Zustand, in dem wir uns nicht wohlfühlen. Dein Vater nötigt dich zum hundertsten Mal, mit ihm in ein klassisches Konzert zu gehen, weil er dich vom seiner Meinung nach schrecklichen Hardrock abbringen will. Deine bessere Hälfte ist zu einem langweiligen Couch-Potato mutiert, während du am liebsten jeden Abend auf Achse wärst. Du hast eine chronische Krankheit, die dich daran hindert, auf Reisen zu gehen und deine Neugier auf fremde Kulturen zu stillen.

Wie gehst du damit um? Das ist die entscheidende Frage. Vielleicht flüchtest du in die Gleichgültigkeit – du arbeitest im Job ohne jegliches Engagement – oder du flüchtest in Tagträume, die viel schöner sind als die Realität. Wenn das das Wohlbefinden nicht verbessert, beginnen manche Menschen zu klagen oder sie holen sich vermeintliche Befriedigung beim exzessiven Shoppen. In weiterer Folge werden sie zynisch und sarkastisch. Auch Vandalismus ist ein Ventil, sinnloses Leben besser auszuhalten. In letzter Konsequenz kann Sinnlosigkeit zu Hoffnungslosigkeit, Verzweiflung und Suchtverhalten führen.

So weit wollen wir es nicht kommen lassen, nicht wahr? Was dir wirklich seelisches (und damit auch körperliches) Wohlbefinden bringt, ist, dass du das Zepter suchst, mit dem du in deinem Leben die Regie übernimmst.

Gestalter deines Lebens sein, das ist das Ziel. Im Zusammenspiel zwischen dem, was du bereits erlebt hast, und dem, was oder wie du in Zukunft sein und leben willst, fällst du Entscheidungen. Letztlich geht es genau um diese Entscheidungen, die du frei und deiner Persönlichkeit entsprechend treffen kannst. Das geht natürlich nicht ohne die Bereitschaft, Selbstverantwortung für deine Zukunft zu übernehmen – du kannst in *Kapitel 8* mehr darüber lesen.

Nehmen wir eines der oben genannten Beispiele – das mit dem Vater, der dich dauernd mit Konzertkarten nervt, obwohl du doch so gar nichts mit klassischer Musik am Hut hast. Nehmen wir weiters an, dass du deinen Vater liebst und nicht mit ihm streiten willst, weil du ein klitzekleines bisschen konfliktscheu bist. Also wirst du es auf dich nehmen und die drei Stunden aushalten, die du eingezwängt in einen unbequemen Sessel Sinfonien, Opern, Kantaten und Messen über dich ergehen lässt, obwohl du mit dieser Art von Musik nichts anfangen kannst, ja auch gar nicht willst. Über Geschmack lässt sich bekanntlich nicht streiten.

Das kann die richtige Entscheidung sein, wenn die Liebe zu deinem Vater an oberster Stelle steht – du erinnerst dich, wir entscheiden dann richtig, wenn wir unseren Werten entsprechend handeln. Was aber, wenn du Rückenschmerzen hast, die es dich nur schwer aushalten lassen, so lange reglos zu sitzen? Wenn du dann auch noch gute Miene machst, missachtest du dich selbst.

Oder was, wenn du feststellst, dass du diese Musik wirklich sehr schlecht aus-hältst? Ist ja nicht so, dass man im Konzertsaal einfach weghören könnte. In solchen Fällen hast du das Zepter deines Lebens dann in der Hand, wenn du mit deinem Vater einen Konsens findest. Ihr hört ein nicht gar so langes Stück gemeinsam, aber zu Hause, weil du da deinen Rücken jederzeit durchstrecken kannst. Oder ihr findet eine Musik, die euch beiden gefällt.

TIPP | SO ENTSCHEIDEST DU IN ÜBEREINSTIMMUNG MIT DIR SELBST

▶ Hat das, was ich gerade tue oder vor-habe, mit mir selbst zu tun? Wie sehr ent-spricht es meinem Naturell?

▶ Worauf läuft das hinaus, was ich zu tun gedenke? Wenn ich es tue, kommt dabei etwas Gutes heraus? Nur für andere oder auch für mich? Wenn nur für andere: Wie kann ich das Vorhaben gestalten, dass da-raus auch für mich etwas Wertvolles ent-steht?

▶ In welchem Kontext steht das, was ich tue? Ist es die Familie, die Firma, der Freundeskreis? Oder geht es um ein von mir selbst geschaffenes Projekt? Auch das beeinflusst, wie sinnvoll mir mein Han-deln erscheint, denn schließlich wollen wir uns dazugehörig fühlen – oder auch

nicht! Hat dieses größere Ganze für mich einen Wert? Also: Hat es einen Wert, mich mit jemandem abzuplagen, nur weil er zum Freundeskreis gehört? Hat die Firma, für die ich arbeite, einen Wert für mich, auch wenn ich manchmal Schwierigkei-ten dort habe?

▶ Hast du eine Aufgabe, die dich erfüllt? Das kann, muss aber nicht berufsbezogen sein. Auch in der Rente kann man sinnvol-le Aufgaben finden.

▶ Hast du einen (oder mehrere) Lebens-träume? Wie gut bist du auf dem Weg, sie zu verwirklichen? Wenn du sie schon lan-ge vor dir herschiebst, dann finde heraus, woran es liegt. Ein Coach kann in so einem Fall eine wertvolle Hilfe sein.

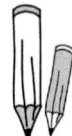

SELBSTEINSCHÄTZUNG

Es ist Zeit, wieder auf dich zu schauen und eine Selbsteinschätzung vorzunehmen.
Hast du einen Stift zur Hand? Dann kann es losgehen!

Auch wenn ich etwas wirklich gern tun würde – ich tue es höchstens dann, wenn andere etwas davon haben. Meinetwegen so viel Aufwand, das lohnt doch nicht.	1 - 2 - 3 - 4 - 5 - 6 - 7 - 8 - 9 - 10	Wenn ich etwas von Herzen gern tun würde, dann tue ich es auch. Wenn es schiefgeht, mache ich es beim nächsten Mal besser. Ich bin es mir wert, etwas für mich zu tun.
Ich grüble ständig, ob ich etwas falsch gemacht habe, wie einer etwas gemeint haben könnte, was wäre, wenn ... Es ist quälend und ich finde da kaum raus!	1 - 2 - 3 - 4 - 5 - 6 - 7 - 8 - 9 - 10	Ich grüble nicht, ich denke nach und am Ende habe ich ein paar konstruktive Gedanken, die ich weiterverfolge.
Ich habe oft an anderen Menschen etwas auszusetzen oder bin gereizt, wenn ich mit anderen zusammen bin.	1 - 2 - 3 - 4 - 5 - 6 - 7 - 8 - 9 - 10	Wenn sich andere aus meiner Sicht seltsam verhalten, denke ich mir: Umgekehrt finden die mich vielleicht auch seltsam. Leben und leben lassen!
Ich bin oft mürrisch oder habe schlechte Laune ohne konkreten Grund.	1 - 2 - 3 - 4 - 5 - 6 - 7 - 8 - 9 - 10	Ich habe selten schlechte Laune, und wenn, dann versuche ich, die Ursache dafür zu finden und zu beheben.
Ich neige dazu, schlechte Stimmung ungünstig zu kompensieren. Alkohol oder Frustessen helfen mir dabei.	1 - 2 - 3 - 4 - 5 - 6 - 7 - 8 - 9 - 10	Ich habe Möglichkeiten und Ressourcen, mich selbst zu stärken und wieder in gute Stimmung zu bringen – ganz ohne Trost-Schoki.

Gesamtsumme: _____

8

STELL DEINE GEDANKEN AUF DIE RICHTIGE FREQUENZ

Mit dem Schicksal hadern, das Altwerden schlecht finden, das Glück von anderen abhängig machen: Als Grundhaltung ist das wenig hilfreich, macht sogar krank. Wie du deine Gedanken auf eine lebensbejahende, tatkräftige und damit gesunde Frequenz einstellst, erfährst du in diesem Kapitel.

DANIELA

Ein Teilbereich der Psychologie ist für deine positive Entwicklung von ebenso großer Bedeutung wie das, was wir im letzten Kapitel besprochen haben: das Mindset. Dazu zählen alle Denkweisen, Überzeugungen, Einstellungen und die innere Haltung. Denk nur an all die schiefen Bilder oder Überzeugungen, Einstellungen, Grundsätze in unseren Köpfen, die uns als Hindernisse im Weg stehen. Das Alter beispielsweise: Welche Bilder leiten dich da? Das eines weisen, würdevollen Menschen? Oder das eines tattrigen, hilflosen Greises? Welche Einstellung hast du zum Thema lebenslanges Lernen, zum Umgang mit Konflikten? Welchem Grundsatz folgst du im Umgang mit dir selbst oder der Natur?

All das beeinflusst dein Handeln, vom nächsten konkreten Schritt in Richtung gesundem Lebensstil bis zur Entscheidung, ob du deinen Lebenstraum verwirklichst oder wie du überhaupt deine Zukunft gestaltest. Vielleicht sagt ja eine innere Stimme in dir, dass du gar nicht das Recht hast, dir so viel Freiheit zu nehmen! Schauen wir uns das näher an.

8.1 Das Alter ist kein Zustand, sondern ein Lebensabschnitt

Im Alter werde man für sein Umfeld anstrengend, glauben viele, weil umständlich und langsam. Man komme mit dem Fortschritt der Technik nicht mit und brauche dauernd Hilfe beim Handy. Außerdem sei man krank und werde immer kränker, sodass man das Leben sowieso nicht genießen könne. Man rede dann am liebsten nur noch darüber, wie schön es früher war. Weil man gebrechlich sei – und dass man das wird, sei eine unumstößliche Tatsache – sitze man hauptsächlich daheim am warmen Ofen und stricke Socken. Kurz gefasst: Draußen spielt sich das pralle Leben ab, während die Alten daran nicht teilnehmen können. Ausrangiert. Ein 58-jähriger Freund erzählte mir einmal aus voller Überzeugung: „Seien wir doch realistisch: Wir haben vielleicht noch zehn schöne Jahre, dann ist das Leben vorbei. Isso!" Partout wollte er sich davon nicht abbringen lassen.

Und er ist nicht der Einzige mit solch negativen Bildern über das Alter. Als ich einmal einer klugen und fröhlichen Frau von unserem Buchprojekt erzählte und darüber, dass wir darin beschreiben, wie man gesund 100 oder älter werden kann, wurden ihre Augen vor Schreck ganz weit. „Um Himmels willen, so alt will ich doch gar nicht werden!" Es stellte sich heraus, dass sie mit dem Alter Gebrechlichkeit und Demenz verband, und das wollte sie nun wirklich nicht erleben. Außerdem war sie überzeugt, dass sie mit 100 vermutlich die Welt gar nicht mehr verstehen würde. Sie habe ja jetzt schon, mit Mitte 60, ein Problem mit Social Media und künstlicher Intelligenz.

Ich gebe zu, auch ich bin vor solchen Vorstellungen nicht ganz gefeit, auch wenn ich Glück habe: Meine Eltern sind beide über 90, sie haben Einschränkungen, das schon, aber sie freuen sich des Lebens. Da habe ich gute Vorbilder, die mir das Gegenteil beweisen. Und auch die Wissenschaft beweist, dass diese rigiden Vorstellungen vom Alter nur manchmal realistisch sind. In keinem anderen Lebensabschnitt, sagen sie, ist die Schere zwischen gesunden und kranken, glücklichen und frustrierten Menschen weiter geöffnet als im Alter, respektive bei den Hochbetagten jenseits der 80.

Es gibt also nicht „die Alten", die alle ein trauriges Dasein fristen. Es gibt die Angepassten, die Aufmüpfigen, die Geduldigen, die Unruhigen, die Neugierigen, die Vernünftigen, die Grantler und die Fröhlichen, die Gesunden und die Kranken, die Leidenden und die Tatkräftigen. Unabhängig vom Alter. Auch unter jungen Menschen gibt es solche und solche. Warum sollte das im Alter plötzlich anders sein? Es gibt doch keinen Kippschalter, der mit 65 gedrückt wird, und dann wird von einem Tag zum anderen aus der lebenslustigen Abenteurerin eine, die lieber daheimbleibt in der guten Stube. Wenn du dein Leben lang freundlich und neugierig aufs Leben geschaut hast, wirst du das vermutlich weiterhin tun. Die Chancen stehen gut.

Das Alter ist eben kein vorgegebener Zustand. Sondern das Leben insgesamt ist ein permanenter Prozess, der mit dem Eintritt in die Pension oder ab einem bestimmten Geburtstag nicht einfach aufhört. Auch wenn gewisse gesellschaftliche Regeln uns ein bisschen so denken lassen. Die Gesellschaft schickt uns ab einem bestimmten Alter in den Ruhestand und verzichtet somit auf Wissen und Erfahrungen, die für Wirtschaft und Gesellschaft wertvoll wären. Irgendwann wird uns kein Kredit mehr gewährt und uns nahegelegt, den Führerschein besser abzugeben. Das ist ungefähr so, als würde man allen unter 20 grundsätzlich den Führerschein verwehren. Tut man schließlich auch nicht, auch wenn die Statistik sagt, dass nicht nur Menschen ab 75, sondern auch Menschen unter 20 am häufigsten Unfälle mit Personenschaden verursachen.[103]

Verbannen wir doch diese überkommenen Bilder über das Alter aus unseren Köpfen und zeichnen wir unsere eigenen Bilder:

▷ Nur weil Krankheiten im Alter statistisch gesehen häufiger auftreten, heißt das nicht, dass sie auch bei dir auftreten. Nein, es ist nicht selbstverständlich, im Alter herzkrank und dement zu sein. Es ist vor allem die ungesunde Lebensweise, die dazu führt. Du hast dich doch dafür entschieden, dieses Buch zu kaufen, weil du deinen Lebensstil gesünder gestalten willst. Na also.

▷ Nur weil manche Omas und Opas liebend gern ihre Enkel betreuen, muss das nicht automatisch bedeuten, dass du das auch gern tust. Finde deine eigene Haltung dazu! Vielleicht bist du jemand, der beim Anblick der Enkel vor Liebe zerfließt und es liebt, die kleinen Rabauken beim Erwachsenwerden zu begleiten. Vielleicht bist du aber auch jemand, der froh ist, endlich die Last der familiären Verantwortung hinter sich zu haben, um andere, spannendere Projekte anzugehen.

▷ Freust du dich schon darauf, endlich nicht mehr täglich zur Arbeit zu müssen? Super. Doch das muss nicht heißen, dass du dich darauf freust, deine Intelligenz, deine Erfahrungen, deine Neugier für bestimmtes Fachwissen an der Garderobe abzugeben und nicht mehr zu nutzen. Kann ja sein, dass du gar keine Lust dazu hast, Ruhe zu haben oder dich nicht mehr anstrengen zu müssen. Vielmehr kannst du die Chance nutzen, um dir die Bedingungen selbst zu gestalten, unter denen du dich weiterhin mit deinen Kompetenzen einbringen willst.

Anstatt dich vor dem Alter zu fürchten, ist es also viel besser, wenn du dich mit Zuversicht einfach darauf einlässt, was kommt. So wie du mit 20 vielleicht neugierig in die Zukunft geschaut hast, so kannst du das zu jedem anderen Zeitpunkt auch tun. Halte es dir vor Augen: Zwischen 30 und 60 ist es genauso lang wie zwischen 60 und 90! Welchen Sinn möchtest du also deinem Leben geben, das vor dir liegt? Diese Frage hat immer Aktualität, mit 20, wenn es um die Berufswahl geht, genauso wie mit 80. Zu jedem Zeitpunkt des Lebens gibt es Weichen, die man stellen kann. „Niemand ist je bloß alt", schreibt Elke

Heidenreich in ihrem übrigens sehr empfehlenswerten Buch über das Altern, „sondern vor allem eine unverwechselbare Persönlichkeit mit den vielfältigsten Erfahrungen und Erinnerungen."[104]

8.2 Optimismus

Das klingt alles nach sehr viel Optimismus, oder? So soll es auch sein. Menschen, die das Älterwerden – oder die Zukunft generell – positiv sehen, leben durchschnittlich sieben Jahre länger als die, die das Älterwerden als Problem betrachten, sagen Psychologen in einer Langzeitstudie aus dem Jahr 2002. Eine andere, aktuellere Studie kommt sogar auf 13 zusätzliche Lebensjahre. Wir leben speziell dann länger, wenn wir das Älterwerden mit einem persönlichen Entwicklungsprozess verbinden.[105] Eine weitere Forschergruppe in Boston, USA, stellte fest, dass Optimisten eine um 50 bis 70 Prozent höhere Wahrscheinlichkeit haben, 85 Jahre oder älter zu werden als Pessimisten.[106] Selbst wenn dir vor deiner Zeit ein Ziegelstein auf den Kopf fällt, ist Optimismus unschlagbar: Optimisten können sich besser von Schwierigkeiten und Stress erholen, sie können ihre Emotionen besser regulieren und damit auch ihr Verhalten und das Miteinander schöner gestalten. Menschen hingegen, die sich selbst beschränken, sorgen dafür, dass sie nicht gesund altern.

Zusätzliche 13 Jahre, Baby! Da soll noch einer sagen, dass die Psychologie nur eine nichtsnutzige Blümchenwissenschaft ist, was? Also lass uns positiv denken und dein Mindset auf die richtige Frequenz einstellen. Sorge dafür, dass dir die Ideen nie ausgehen, schmiede Pläne für die Zukunft, bleib neugierig und sei bereit, immer etwas Neues zu lernen.

TIPP | OPTIMISMUS KANNST DU LERNEN. SO GEHT'S!

▶ Der entscheidende Punkt dabei ist, dass du deine negativen Gedanken entlarvst. Ähnlich wie weiter oben bei den Vorurteilen gegenüber dem Alter ist auch hier der erste Schritt, dir selbst auf die Schliche zu kommen und dir deine Denkweisen bewusst zu machen. Halte inne, sobald du dich selbst ertappst, und überlege, wie du deine pessimistische Sicht in eine optimistische umwandeln kannst.

▶ Lege dir ein Optimismus-Tagebuch zu und trage zunächst einmal alle negativen Gedanken ein, die dir auffallen. Im nächsten Schritt schreibst du zu jedem negativen Gedanken eine positive Entsprechung. Beispiel: Pessimistisches Bild: „Aus mir wird sicher nie eine richtige Sportlerin." Optimistisches Bild: „Aus mir wird vielleicht kein weiblicher Schwarzenegger, aber bestimmt eine, die Spaß an der Bewegung hat."

▶ Schreibe in dieses Tagebuch außerdem deine täglichen Glücksmomente auf: Was hat geklappt? Was war gut heute? So kannst du dich auf die kleinen Dinge im Leben freuen und kannst erkennen, dass es durchaus realistisch ist, optimistisch zu denken.

▶ Vielleicht bist du gar nicht in allen Situationen pessimistisch. Gibt es Bereiche, in denen du durchaus positiv in die Zukunft blickst? Welche sind das? Was macht den Unterschied zwischen den Bereichen aus, die dich optimistisch oder pessimistisch sein lassen? Welche Schlüsse lassen sich daraus ziehen? Wie kann dein innerer Pessimist von deinem inneren Optimisten lernen?

▶ Pessimismus kann auch damit verbunden sein, dass man sich Erfolge nicht gern selbst zuschreibt (vielleicht hat man dir mal eingetrichtert, dass man immer schön bescheiden sein muss oder dass man sich nicht wichtigmachen darf). Daher: Frage dich beim nächsten Teamprojekt, bei der nächsten gemeinsam organisierten Party, bei welchem Erfolg auch immer, was du dazu beigetragen hast. Sei fair zu dir selbst! Was dir bestimmt auch guttut: Nimm dir – vielleicht jetzt gleich – ein bisschen Zeit und schreibe alles auf, wo du in der Vergangenheit erfolgreich warst, was du alles schon geschafft hast.

▶ Entlarve Worst-Case-Szenarien, denn in der Regel wird es nie so schlimm, wie unsere Fantasie uns glauben lässt. Beispiel: „Wenn ich mal in Rente bin, bin ich ausrangiert und es interessiert sich niemand mehr für mich." Frage dich: Ist das wirklich wahr?

▶ Bemühe dich um eine positive Sprache im Alltag. Statt „das wird bestimmt wieder nicht klappen" sagst du „vielleicht klappt es". Statt „eigentlich bin ich nicht ganz unglücklich darüber" sagst du „ich freue mich darüber". Du kannst dir auch ein positives Mantra überlegen, das du dir an sichtbarer Stelle aufhängst: „Das Leben wird cool sein, wenn ich in Rente bin!"

8.3 Selbstverantwortung

In meiner Heimatstadt Wien (vielleicht auch anderswo) gibt es eine höchst zweifelhafte Antwort auf die Frage: „Wie geht es dir?" – „Wie die anderen wollen", heißt es dann. Ach, würde ich dann am liebsten sarkastisch darauf sagen, du armes Opfer, bist immer ein Spielball der anderen. Bist ja völlig abhängig! Ironie-Modus off.

Wir haben sehr, sehr viele Möglichkeiten an der Hand, um ein gutes, langes Leben zu haben. Es ist nur eine Frage der Haltung, ob ich diese Möglichkeiten auch sehe und ob ich sie ergreife. Schau dir nur mal ein paar Wettbewerbe bei den Paralympics an, und du wirst Menschen im Rollstuhl, mit Hand- und Beinprothesen oder mit Blindenschleife sehen, die glücklich in die Kamera strahlen. Da strahlt nicht nur der Stolz auf die Leistung, sondern auch der Stolz darauf, dass sie trotz Handicap ihr Leben in die Hand genommen und eine Aufgabe gefunden haben, die für sie in höchstem Maß sinnvoll ist. Meine Hochachtung vor diesem Sinn für Selbstverantwortung. An sie muss ich immer denken, wenn ich selbst gerade mit mir hadere und mich nicht zum Sport aufraffen will. Oder wenn mich am Abend der Kühlschrank herbeiwinkt, ganz sinnlos eigentlich, weil ich doch gerade gegessen habe: Wie viele Entbehrungen und Schwierigkeiten bewältigen solche Menschen – und ich schaffe es nicht einmal, einem kleinen Gusto auf ein Stück Schokolade zu widerstehen?

Der Zwilling der Freiheit

Selbstverantwortung, sagt der Existenzanalytiker Alfried Längle, ist der Zwilling der Freiheit.[107] Ich finde diesen Satz extrem hilfreich: Lange Zeit dachte ich, als selbstständiger Mensch brauche mir niemand zu sagen, wann ich was tue oder unterlasse. Bis ich feststellte, dass ich für viele Dinge ewig brauchte und manches nie fertig wurde, weil ich zu sehr meinen Hedonismus pflegte. Ist das der Preis der Freiheit? Sind all die erfolgreichen Selbstständigen Unfreie ihrer eigenen Disziplin? Es frustrierte mich, nichts weiterzubekommen, meine Träume nicht zu verwirklichen. Und dann dieser Satz von Längle.

Ja, wir haben die Freiheit zu tun, was wir für gut und wichtig halten. Was für ein Glück, in einem Land zu leben, wo das möglich ist. Wir haben die verdammte Verantwortung dafür, dass wir daraus etwas Sinnvolles machen!

Wir haben vielleicht ein verklärtes Bild von der Freiheit und sehen sie eher als eine Art Schlaraffenland, frei von Verpflichtungen und die Brathühner fliegen uns von allein in den Mund. Doch da liegt ein Teil des Trugschlusses: Das Schlaraffenland ist das Land der Faulenzer. Und Faulenzer kommen in Wahrheit nicht dorthin, wo sie hinwollen.

Freiheit verlangt von uns Entscheidungen

Freiheit ermöglicht es uns, unser Leben nach eigenen Vorstellungen zu gestalten. Das geht nicht ohne eigene Entscheidungen. Wenn ich beispielsweise einen cholerischen Chef habe, den ich kaum ertrage, dann liegt es schon an mir, diese Situation so zu gestalten, dass es mir besser geht. Kündigen wäre eine Möglichkeit, ihn mit diesem Problem konfrontieren eine andere, und wenn beides nicht geht, kann ich zumindest versuchen, mich auf die Suche nach seinen Vorzügen zu begeben, die er bestimmt auch hat, sodass sein cholerischer Wesenszug eine andere Färbung für mich bekommt und ich damit besser leben kann.

Dasselbe gilt auch für jeden kleinen Zipfel deines Daseins. Wenn ich mit einer Freundin essen gehe, wäre ich vermutlich empört, wenn sie über meinen Kopf hinweg für mich das Menü und die Getränke bestellte. Da fühlen wir uns schnell eingeschränkt. Fremde Entscheidungen sind in der DNA der Freiheit nicht vorgesehen (es sei denn, ich entscheide explizit, dass jemand für mich entscheiden darf).

Opferverhalten

Gleichzeitig sind Fremdentscheidungen superpraktisch. Wenn der Eintopf, den die Freundin für mich bestellt hat (obwohl sie weiß, dass ich Eintopf hasse), grauenhaft schmeckt, kann ich sagen: Spinnst du, mir so etwas vorzusetzen? Du bist schuld, dass ich nichts Ordentliches zu essen habe. Es ist angenehmer, einen Sündenbock zu haben, als sich einen eigenen Fehler einzugestehen. Das nützen wir öfter aus, als man denkt:

▷ Wir haben Rückenschmerzen und gehen zum Arzt. Der gibt uns gegen den akuten Schmerz als Erste Hilfe eine Spritze und rät uns dringend zu mehr Bewegung und weniger Sitzen. Was wir natürlich nicht beherzigen, schließlich hat er uns eine Spritze gegeben, die muss doch helfen. Wenn die Wirkung nach zwei Tagen abgeklungen ist, beschweren wir uns. „Kein Arzt hilft mir", klagen wir. Selbstverantwortung für den Rückenschmerz? Ach wo. Für die Gesundheit sind die Ärzte doch schließlich zuständig, oder?

▷ Selbstverantwortung für die eigene Gesundheit zu übernehmen geht anders: Der Arzt, die Ärztin hat Fachwissen, das ich nicht habe, er/sie kann aber meinen Körper nicht fühlen. Das kann nur ich. Und nur ich habe die Hoheit über meinen Lebensstil. Der Arzt, die Ärztin kann nur Empfehlungen abgeben. Tun muss es schon ich selbst.

▷ Ähnlich ist es auch mit der Einnahme von Medikamenten. Es ist nicht das Medikament allein verantwortlich dafür, dass meine Krankheit mich nicht behindert. Eine tägliche Dosis Insulin beispielsweise hält meinen Diabetes in Schach und verhindert auf diese Weise weitere schlimme Krankheiten. Das heißt aber nicht, dass ich hemmungslos Törtchen und Kekse in mich hineinstopfen kann, weil „ich doch ohnehin meine Ration Insulin bekomme". Medikamente unterdrücken in der Regel nur Symptome. Es ist meine Verantwortung, aufgrund der Diagnose erst recht auf meine Ernährung zu achten.

▷ Schuldzuweisungen mangels Selbstverantwortung sind auch sehr beliebt in Liebesbeziehungen. Es läuft nicht gut, der Partner nervt. Also ist er schuld daran, dass ich nicht glücklich bin. In Sachen Selbstverantwortung und Liebe kann man ganze Bücher schreiben (und manche haben es auch getan[108]), an dieser Stelle daher nur so viel: Es gehören immer zwei dazu, fürs gemeinsame Glück genauso wie fürs gemeinsame Unglück. Beide tragen Verantwortung!

▷ Du findest, deine Eltern sind schuld, dass du beziehungsunfähig bist, unter Depressionen leidest, keinen guten Zugang zu Ernährung und Sport hast? Vielleicht haben sie sich zu wenig um dich gekümmert, vielleicht waren sie mehr mit sich selbst beschäftigt als mit deiner seelischen Entwicklung. Sie haben durch die Erziehung ihren Teil dazu beigetragen, dass du der bist, der du bist.

Doch das heißt nicht, dass das so bleiben muss. Als erwachsener Mensch bist du selbst verantwortlich dafür, dich mit alten Wunden auseinanderzusetzen und neues, sinnvolleres Verhalten zu lernen, damit du ein gesundes, zufriedenes Leben hast. Wenn man dir die Liebe zum Sport nicht nahegebracht hat, was hält dich denn davon ab, sie dir jetzt anzueignen? Wenn du ständig wo aneckst, was hält dich davon ab, dich jetzt um eine freundlichere Kommunikation zu kümmern? Die Zeit, in der deine Eltern Einfluss auf dich hatten, ist vorbei. Jetzt bist du selbst für deine Entwicklung verantwortlich.

▷ Dasselbe gilt umgekehrt: Dein Glück hängt nicht ausschließlich davon ab, dass deine erwachsenen Kinder für dich da sind. Ja, du bist Mutter oder Vater und würdest dich freuen, wenn sie sich öfter sehen lassen. Doch du hast auch noch viele andere Rollen in deinem Leben, die dir Erfüllung geben können. Es ist genau genommen eine Anmaßung, dein Glück deinen Kindern aufzuhalsen. Du selbst bist verantwortlich dafür und es liegt allein an dir, für erfüllende Inhalte in deinem Leben zu sorgen, die dich rundum zufrieden machen.

▷ Es sind nicht nur die Gene schuld, dass du zu dick, zu dünn, zu unsportlich, zu cholerisch, zu gutmütig, zu was auch immer bist. Wir haben es mittlerweile mehrmals erwähnt, dass sie uns nur zu einem geringen Prozentsatz prägen. Zu einem überwiegenden Teil hast du es selbst in der Hand, dich so weiterzuentwickeln, dass etwas Gutes dabei herauskommt – und das gilt für dein körperliches, geistiges und seelisches Befinden gleichermaßen. „Ich bin halt cholerisch, das liegt in meinen Genen. Das musst du aushalten, du hast mich ja so ausgesucht", ist nur eine bequeme Ausrede. Cholerisch zu sein ist eine Neigung, mit der du dir selbst keinen Gefallen tust, mit der du jedoch umgehen lernen kannst. Es sei denn, du findest es gut und sinnvoll, so lange andere Menschen vor den Kopf zu stoßen, bis sie dich verlassen.

▷ Selbst da, wo die Gene schuld sind, hast du Selbstverantwortung. Mag sein, dass sie dir schwache Gelenke oder eine schiefe Wirbelsäule mit auf den Weg gegeben haben. Mag sein, dass du dadurch das eine oder andere Handicap in Sachen Sport oder in anderen Bereichen hast. Doch sich deswegen aufs „Pech von Geburt an" auszureden und gar keinen Sport zu machen, wird dich nicht froh machen, im Gegenteil. Gerade bei diversen Handicaps (großen wie kleinen) ist es wichtig, Selbstverantwortung zu übernehmen und gut auf sich achtzugeben, um ein gutes, gesundes, schmerzfreies Leben zu haben!

Gestalten statt leiden

Wie du aus solcherlei Opferverhalten rauskommst? Nun, wenn du beim Lesen dieses Kapitels bereits mehrfach heftig mit dem Kopf genickt hast, hast du den halben Weg ja schon hinter dir. Selbsterkenntnis ist der erste Schritt zur Besserung! Hier noch ein paar Anregungen, damit die Umsetzung klappt.

Nehmen wir ein Beispiel. Du hast seit Längerem Kreuzschmerzen, weil du einen Schreibtischjob hast und dich oft stundenlang kaum bewegst. Jetzt kannst du natürlich sagen: Was soll ich machen, ich habe diesen Job nun mal. Und so ergibst du dich deinem Schicksal und schluckst Schmerztabletten und fürchtest dich ein bisschen vor der Zukunft, die, so wie es aussieht, immer schmerzhafter werden wird. Vielleicht neigst du in solchen Fällen auch dazu, Schuldige zu finden. Der Arzt ist schuld, weil er dein Kreuz nicht wieder gesund macht. Die Chefin ist schuld, weil sie dir viel zu viel Arbeit am Schreibtisch zuschiebt. Oder vielleicht auch dein Mann, weil er dich bei der Kindererziehung zu wenig unterstützt und du den ganzen Stress allein abkriegst. Man weiß doch, dass Stress sich auf den Rücken schlägt, oder?

Doch all diese Schuldzuschreibungen helfen dir nicht weiter. Ich kenne dieses Hadern sehr gut aus meiner eigenen Erfahrung mit chronischen Schmerzen. Nachdem ich mich eine Weile zwischen Ärzten und Physiotherapeuten hin- und herschicken habe lassen, habe ich die Verantwortung für meinen gesunden Rücken selbst übernommen.

Selbstverständlich braucht man für Gesundheitsfragen fachlichen Beistand. So wie man in vielen anderen Situationen allein nicht weiterkommt. Doch Selbstverantwortung heißt ja nicht, dass man alles allein schaffen muss. Vielmehr geht es darum, dass man seinen Anteil am Ergebnis erkennt und übernimmt. Im Fall deiner Kreuzschmerzen wirst du dir von einer Ärztin oder einem Therapeuten Hilfe holen – und du wirst darüber hinaus überlegen, wie du dein Umfeld und deine Gewohnheiten so verändern kannst, dass dein Rücken sich nicht länger beschweren muss.

8.4 Selbstwirksamkeit: Veränderung ist immer möglich

Veränderung fällt uns oft schwer. Und doch ist sie dem Leben immanent! In dem Moment, in dem sich etwas überhaupt nicht mehr verändert, ist es tot – rein biologisch betrachtet. Denn in jeder Minute deines Lebens verändern sich deine Körperzellen. Die einen gehen zugrunde, neue entstehen. Jede Blutzelle ist einmal da, in der nächsten Sekunde bereits an einer anderen Stelle in deinem Körper. Auch die Synapsen in deinem Gehirn sind ständig in Bewegung und verändern sich: Die einen entstehen gerade neu (weil du zum Beispiel gerade gelernt hast, auf einem Einrad zu fahren), andere verfestigen sich (weil die tägliche Yogaeinheit am Morgen bereits zur Routine geworden ist).

Genauso wie dein Körper sich ständig verändert, veränderst auch du dich. Mit jeder neuen Aufgabe, jeder Begegnung mit anderen Menschen, mit jedem Sachbuch, das du liest, mit jedem neuen Projekt lernst du etwas dazu. Daher ist das mit der Routine so eine Sache: Routinen sind super, wenn sie dir helfen, neue, gesunde Gewohnheiten dauerhaft in dein Leben zu integrieren. Doch wenn sie dazu führen, dass dein Tag immer und immer in derselben Routine abläuft, ist Vorsicht geboten. Dann droht der „Und täglich grüßt das Murmeltier"-Effekt. Langeweile macht dein Hirn träge und ist deiner Lebensfreude nicht zuträglich. Du hast im *Kapitel 5* ja ausführlich gelesen, dass dein Gehirn abbaut, wenn du es nicht regelmäßig herausforderst und mit etwas Neuem fütterst.

Dennoch gibt es Menschen, die überzeugt davon sind, dass ihre Fähigkeiten und Talente angeboren sind. Sie glauben, dass sie kaum mehr etwas lernen können, was sie nicht ohnehin schon beherrschen. Solche Menschen suchen die Harmonie, haben meist Scheu davor, etwas Neues auszuprobieren, aus Angst zu scheitern. Andere Menschen hingegen glauben, sich ständig weiterentwickeln zu können und nie auszulernen. Sie sind dementsprechend auch diejenigen, die gern Neues probieren und Projekte offen und neugierig angehen – ein allfälliges Scheitern betrachten sie als Möglichkeit zu lernen. 2012 hat die US-amerikanische Psychologin Carol Dweck dieses Modell entwickelt und es „Fixed and Growth Mindset" genannt.

8.5 Glaubenssätze, die dir im Weg stehen

„Ich kann das nicht", sagte vor mehr als 20 Jahren meine Kollegin Cora. „Verkaufen, meine ich. Ich bin überhaupt nicht der Typ dazu, überall anzuklopfen und jemandem meine Leistung aufs Auge zu drücken." Ich trottete neben ihr her und nickte. Es ging mir nämlich genauso. Deshalb waren wir beide auf dem Weg zu einem Seminar mit dem vielversprechenden Namen „Erfolgreich verkaufen für Freiberufler". Wir lernten dort allerhand praktische Tools, vom Verkaufsgesprächsleitfaden bis zum Monitoring. Doch nichts war für mich so hilfreich wie der Tipp, den die Trainerin uns am Ende noch mit auf den Weg gab: „Haltet euch vor Augen: Es gibt gar keine gescheiterten Verkaufsgespräche. Selbst wenn du nichts verkaufst, hast du doch einen neuen Menschen kennengelernt und Erfahrung gesammelt." Seitdem hatte ich kein einziges Verkaufsgespräch. Sondern nur noch Kennenlerngespräche. So viel dazu, wie man mit dem Drücken eines einzigen Kippschalters im Hirn sich selbst austricksen und die Zukunft positiv gestalten kann.

Doch eigentlich steckt viel mehr dahinter, als sich bloß auszutricksen. Es ist mehr ein Zurechtrücken seltsamer Denkweisen und Glaubenssätze, die uns im Weg stehen. Sämtliche Selbstzuschreibungen, die mit „Ich kann nicht …" beginnen, sind doch meist nur eine Behauptung, die höchstens deshalb bestätigt wird, weil wir bestimmte Dinge gar nicht erst versuchen. Oder so zögerlich an die Sache herangehen, dass sie scheitern muss. Ich bin sicher, du findest auch solche Sätze, denen du regelmäßig auf den Leim gehst.

Glaubenssätze gibt es viele, auch positive: „wird schon gutgehen" oder „ich schaffe das schon irgendwie" sind Beispiele, die dich in der Regel weiterbringen. Natürlich können sie dich auch ins Bockshorn jagen, wenn sie in die Selbstüberschätzung führen. Berüchtigt sind jedoch die, die dir das Leben schwer machen. Neben „ich kann das nicht" reihen sich „ich muss alles allein schaffen", „ich darf keine Fehler machen", „man darf niemandem trauen" oder „ich darf niemandem zur Last fallen" in der Beliebtheitsskala aneinander. Sie hocken in deinem Nacken und krächzen in bestimmten Situationen ihr Mantra in dein Ohr. So kann es passieren, dass du es zwar ungehörig findest, dass der Kollege mehr verdient als du. Aber weil man immer schön bescheiden bleiben muss, wirst du trotzdem nie deine Chefin um eine Gehaltserhöhung bitten.

Negative Glaubenssätze verhindern nicht nur, dass du tust, was sinnvoll für dich wäre. Sie halten auch dann nicht die Klappe, wenn du schon in die Gänge gekommen bist. Dann überzeugen sie dich über kurz oder lang, dass es besser ist, dein Vorhaben auf halber Strecke doch lieber in die nächste Schublade zu legen. Auf diese Weise verhindern sie, was auch ohne diese Glaubenssätze eine Herausforderung ist: sich gesünder zu ernähren, eine Sportroutine finden, deine privaten oder beruflichen Beziehungen wertschätzender zu gestalten, deine lang gehegten Träume zu verwirklichen, Stress nachhaltig zu reduzieren – oder was sonst bei dir so ansteht, um ein glückliches, langes Leben zu haben.

Nicht minder hinderlich können manche Einstellungen oder Haltungen sein. Sie sind in gewisser Weise die Schwestern der Glaubenssätze. Deine Einstellungen sagen dir, wie du mit etwas umgehst. Deine Einstellung zur Tierhaltung sagt dir beispielsweise klipp und klar, dass du kein Fleisch isst. Eine

Einstellung kann also aus reiflichen Überlegungen heraus entstehen. Was aber nicht heißt, dass sie nicht verändert werden kann. Wenn du nach einiger Zeit veganer Ernährung Mangelerscheinungen hast, könntest du die Einstellung anpassen und sagen: „Ich esse nur wenig Fleisch und nur aus biologischer Landwirtschaft."

Eine Haltung wiederum hast du langsam entwickelt und sie ist ethischer Natur. In meiner Coaching-Ausbildung habe ich den Begriff „Kellermeistersyndrom" aufgeschnappt, ein humoriger Begriff für Führungskräfte mit der Haltung: „Ich bin von lauter Flaschen umgeben." Keine sehr menschenfreundliche Haltung, nicht wahr? Das Gute an Haltungen ist, dass sie einem Halt geben, Sicherheit. Schließlich ist es viel einfacher, davon auszugehen, dass man es nur mit dummen Flaschen zu tun hat, als sich die Mühe zu machen, jeden einzeln zu bewerten und individuell mit jedem umzugehen. Schwierig wird es, wenn man Haltungen unreflektiert übernimmt – von radikalen Randgruppen beispielsweise, deren Parolen man lauthals skandiert, ohne sie zu hinterfragen.

Glaubenssätze, Einstellungen und Haltungen können wirklich störend in deinem Leben herumstehen und es dir schwer machen, das zu tun, was du schon seit Langem tun willst, es aber immer vor dir herschiebst. Sie bestimmen, wie du dich verhältst und was du wie entscheidest – mit einem Wort, wie du dein Leben lebst.

8.6 Bleib neugierig!

Ein wahrer Jungbrunnen ist die Neugier. Sie beeinflusst auf vielen Ebenen deine körperliche und psychische Gesundheit, macht dein Leben aufregender und aktiviert deine Lebensfreude.

Neugier ist gut für dein Gehirn. Du hast in *Kapitel 5* schon einiges über die Fitness deines Oberstübchens gelesen, daher hier nur in aller Kürze: Neugier fördert deine geistige Flexibilität und hält deine Synapsen und Nervenzellen auf Trab.

Sie sorgt für dein psychisches Wohlbefinden. Wenn du neugierig bist, freust du dich mehr über neue Erfahrungen. Du bleibst motiviert, Neues zu erkunden. Neugier baut Stress ab, und das ist wiederum gut für unsere körperliche Gesundheit.

Neugier hilft dir, Sozialkontakte zu knüpfen und deine Freundschaften aufrechtzuerhalten. Weil neugierige Menschen mehr unternehmen und an vielem interessiert sind, treffen sie auch mehr Menschen, mit denen sie gemeinsam etwas unternehmen können und so in Kontakt bleiben.

Auch dein Körper kann von der Neugier profitieren. Denn wenn du offen bist für neue Erfahrungen, probierst du vielleicht auch gern neue Sachen aus. Eine neue Sportart zum Beispiel oder eine asiatische Achtsamkeitsübung für die Erholung. Oder du kochst ein Gericht mit einem Gemüse, das du noch nie probiert hast.

Was deiner Neugier im Weg stehen kann? Nun, da wären einmal diverse Glaubenssätze. „Es gehört sich nicht, so viele Fragen zu stellen" oder „ich bin schon zu alt, um etwas Neues zu lernen" – oder wie wäre es mit den folgenden Neugier-Killern?

„Früher habe ich Pizza und Schnitzel gegessen und es vertragen, also esse ich das weiterhin so." Dass das Motto **„haben wir immer so gemacht, also machen wir es auch weiterhin so"** nicht wirklich klug ist, liegt auf der Hand, oder? Kann schon sein, dass du das früher vertragen hast, vielleicht verträgst du es auch mit 50 noch. Du hast dann zwar alle möglichen Unverträglichkeiten und dein Magen rebelliert immer öfter mit Sodbrennen, aber Schnitzel geht immer. Essverhalten umstellen? „Ich habe ja meine Magentropfen", sagst du und schaufelst weiter in dich rein.

Doch irgendwann kollabiert dein System, diese Wahrscheinlichkeit ist sehr hoch, und dann bist du krank, brauchst täglich Medikamente, die Nebenwirkungen haben, weshalb du weitere Medikamente brauchst ... Wir haben schon öfter über diesen Teufelskreis gesprochen. Was wir aber an dieser Stelle klarstellen wollen: Es mag bewährte Dinge geben, die weiterzuverwenden sehr sinnvoll sind. Doch oft verbaust du dir mit dieser „Haben wir immer schon gemacht"-Mentalität die Buntheit, Vielfalt, das Spannende im Leben. Du verhinderst, dass du Neues lernst, dass du neue Erfahrungen machst.

„Ach, das kenne ich doch schon." Ja, es ist tatsächlich so, dass man mit den Jahren immer seltener in Situationen kommt, die man noch nie erlebt hat. Ersterlebnisse hat man en masse als Baby und Kleinkind: das erste Mal einen Ball geworfen und festgestellt, wie lustig die Erwachsenen reagieren, wenn er die Glasvitrine zerdeppert; das erste Mal auf die heiße Herdplatte gegriffen – nie wieder!; der erste Schultag; der erste Kuss; der erste Job; der erste Urlaub ohne Eltern. Irgendwann findet man nicht mehr so viel Neues. Man stumpft ab, wirkt abgeklärt. Wer jedes Jahr auf Urlaub ans Meer fährt, kann kaum mehr die Begeisterung aufbringen, die dieses endlose Blau uns in jungen Jahren beschert hat.

Das ist auch verständlich. Doch: Hast du dich schon einmal auf die Suche nach Ersterlebnissen gemacht? Du brauchst nur ein bisschen mehr Aufmerksamkeit im Alltag, ansonsten ist die Übung ganz einfach! Vielleicht findest du dann sogar etwas Neues im vermeintlich Altbekannten.

„In meinem Alter zahlt sich das nicht mehr aus." Nicht nur meine bald 90 Jahre alte Mutter meint, diverse Anschaffungen würden sich für sie nicht mehr lohnen. Schon deutlich jüngere Menschen beschränken sich in ähnlicher Weise und verhindern so neue Erfahrungen und Erkenntnisse. Als ich mit 59 eine einjährige, recht kostspielige Ausbildung begann, musste ich mir von manchen vorrechnen lassen, dass ich diese Kosten doch niemals wieder hereinbekommen würde, weil ich doch so lang gar nicht mehr arbeiten würde. Nun ja. Wenn man die richtige Ausbildung wählt, dann hat die ja auch noch andere Werte als nur den monetären, nicht wahr? Außerdem: Wer sagt, dass man das neu erworbene Wissen ab dem Eintritt in die Rente nicht mehr nutzen darf?

„In meinem Alter kann man sich doch sowieso nichts mehr merken." Apropos Ausbildung. Wenn es nicht gerade monetäre Totschlagargumente sind, die einen vom Lernen und Entdecken abhalten, dann ist es diese Ausrede. Es stimmt schon, dass man beispielsweise beim Auswendiglernen schwächer wird. Obwohl ... ich bin sicher nicht die Einzige, die schon in der Schule Probleme damit hatte, Dinge ohne Zusammenhang zu memorieren (wie Vokabeln auswendig lernen beispielsweise). Was unser Gehirn aber auch jenseits der 50 dafür umso besser kann: Querverbindungen erkennen, Zusammenhänge verstehen, mit Erfahrungen und Erkenntnissen verknüpfen und sich so die Dinge merken. Und damit lassen sich viele Ausbildungen ganz hervorragend abschließen!

„Ach, das sollen die Jungen machen." Vor einigen Jahren saß ich mit Bekannten beim Abendessen und hörte deren Geschichten davon, wie gemütlich sie es sich nun machten, jetzt, wo die Kids ausgezogen seien. Sie erzählten von Busreisen, sodass sie sich nicht um die Organisation eines Urlaubs kümmern müssten, und die Anschaffung eines SUVs, damit sie bequemer einsteigen können. Sie waren gerade mal 50 vorbei, schlank und rüstig. Ich fragte, ob sie denn so überhaupt keine Lust auf Abenteuer hätten, auf eine Fahrt ins Blaue beispielsweise. Sie meinten ganz entrüstet: „Das ist doch nichts für Leute in unserem Alter. Die Welt entdecken, das sollen unsere Jungen übernehmen."

Ich höre immer wieder Menschen sagen, dass sie sich auf ihre Rente freuen, weil sie da „endlich tun können, was sie immer schon wollen". Und dann hocken sie hauptsächlich vor dem Fernseher, obwohl das ganz sicher nie auf ihrer Bucketlist stand. Studien beweisen den Zusammenhang zwischen hohem Fernsehkonsum und Demenz.[109] Also sorge dafür, dass du vielen unterschiedlichen Interessen nachgehst. Schalte die Flimmerkiste aus und triff dich besser mit Freunden, schreib dich an der Uni ein, lerne eine neue Stadt kennen oder lies ein paar Bücher. Lesen ist übrigens Entspannungsmedium Nummer eins!

8.7 Glaub an deine Zukunft

Dass der positive Blick in deine Zukunft lebensverlängernd und gesundmachend ist, hast du schon weiter oben über den Optimismus gelesen. Hier, im Kapitel über den Sinn, schließt sich gewissermaßen der Kreis positiver Gedanken. Optimismus heißt, dass wir erwarten, dass etwas Positives herauskommt. Damit ist der Optimismus ein Zwilling des Sinns, denn auch der Sinn ist so definiert: Sinnvoll erscheint uns dann etwas, wenn wir erwarten, dass etwas Gutes dabei herauskommt. So ist es für mich sinnvoll, meinen Schreibtisch aufzuräumen, in der Erwartung, dass ich dann endlich wieder den Überblick über meine Unterlagen habe. Oder es ist sinnvoll für mich, mit Birgit dieses Buch zu schreiben, weil ich daran glaube, dass es für dich und für hoffentlich auch viele andere hilfreich ist.

Viele verstehen unter dem hübschen Wörtchen „Sinn" zunächst einmal etwas Großes, Umfassendes. „Was ist der Sinn im Leben?", fragen sie und denken dabei an Weltretten und derlei Überwältigendes. Weil einen das natürlich überfordert, schiebt man die Frage gleich wieder weg. Geht ja auch ohne, denken sie. Manche finden auch eine Antwort in der Religion. Und manche zucken sowieso gleich mit den Schultern. Sinn? Das Leben auf der Erde ist doch aus reinem Zufall entstanden, weil ein paar Atome sich zu lebenden Zellen zusammengefunden haben. Viel zu philosophisch, diese Frage!

Äußerst praxistauglich ist jedoch, was der Begründer der Existenzanalyse Alfried Längle als den existenziellen Sinn bezeichnet: Die Frage nach dem Sinn drängt sich im Grunde bei jeder Entscheidung auf. Soll ich diesen knalligen Hut kaufen oder doch besser die unauffällige Haube? Geschmacksache, wirst du sagen, und das ist auch richtig. Doch im Geschmack steckt auch der Sinn. Wenn ich den dezenten Stil bevorzuge, dann ist es sinnvoll, die Haube zu kaufen. Dann käme mit dem knalligen Hut nie im Leben etwas Gutes für mich heraus, weil ich mich damit gar nicht wohlfühlen würde.

Das Thema Werte muss an dieser Stelle angesprochen werden. Werte sind etwas, was du als positiv und erstrebenswert ansiehst. Anders als hinderliche Glaubenssätze oder Einstellungen sind Werte wie Leuchttürme auf hoher See. Sie geben dir Orientierung. Aufgrund von Werten entscheidest du, ob etwas richtig oder falsch ist, ob es auf deiner Prioritätenliste weiter oben oder unten steht. Freiheit ist beispielsweise so ein Wert oder Familie, Schönheit, Gesundheit, Diskretion, Pünktlichkeit, Spontaneität, Loyalität ... Wenn du Google nach Beispielen für Werte befragst, wirst du seitenfüllende Antworten bekommen. Es lohnt sich, wenn du versuchst, dir die Werte bewusst zu machen, die dich in deinem Leben leiten. Sie sind Teil deiner Persönlichkeit.

Ob du etwas tun sollst oder nicht, entscheidest du also nach deinen Werten. Das wäre dann deinem Sinn entsprechend. Wenn du dich deinen Werten entsprechend für eine gesündere Ernährung entscheidest, es aber bei der Umsetzung nicht klappt, dann liegt es wohl daran, dass entweder die Gesundheit kein so hoher Wert für dich ist oder ein anderer Wert deinem Vorhaben in die Quere kommt. Gesunde Ernährung ist mir beispielsweise sehr wichtig, trotzdem habe ich Mühe damit, weil ich nicht gern koche. Ich tue es trotzdem, weil ich gesundes Essen genussvoll finde und weil ich gern weiß, welche Zutaten in meinem Essen sind. Genuss, Gesundheit und Kontrolle sind drei Werte, die mir helfen, auf meine Gesundheit zu achten. Ich habe hingegen gar kein Problem, fast täglich zum Sport zu gehen. Sport trifft bei mir auf Spaß und Genuss und Ehrgeiz, das sind gleich drei Werte, die mir zu Hilfe kommen. Und somit ist Schwimmen, Laufen und Krafttraining für mich eine höchst sinnvolle Beschäftigung, die mir dadurch leichtfällt.

TIPP | ERKENNE DEINE WERTE

Deine Werte bewusst zu kennen, ist in vielerlei Hinsicht sinnvoll. Nicht nur, dass du mit ihrer Hilfe dein Leben sinnvoller gestalten kannst, helfen sie dir auch bei schwierigen Entscheidungen und beim Umsetzen von Vorhaben. In *Kapitel 10*, wenn es um die konkrete Umsetzung eines gesunden Lebensstils geht, wirst du gern auf diese Übung hier zurückgreifen!

1. Zunächst schreibe auf, was du glaubst, welche Werte dich in deinem Leben leiten. Wenn du ratlos bist, hole dir Inspiration im Internet, da gibt es ganze Listen, alphabetisch geordnet oder nach Themenkreisen.

2. Finde nun zu jedem einzelnen Wert eine Situation oder Entscheidung, in der du dich an diesem Wert orientiert hast (unbewusst oder bewusst).

3. Nun mach es umgekehrt: Suche weitere Situationen oder Entscheidungen, die du in der Vergangenheit getroffen hast, und finde den passenden Wert dazu. Auf diese Weise kannst du deine Notizen zu Punkt 1 ergänzen.

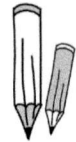

SELBSTEINSCHÄTZUNG

Es ist wieder Zeit, zum Stift zu greifen. Welche Einstellung hast du zum Leben?

Alt werden – ich mag gar nicht dran denken! Ich schiebe das immer weg.	1- 2 - 3 - 4 - 5 - 6 - 7 - 8 - 9 - 10	Ich stehe dem Älterwerden gelassen gegenüber und bin positiv gestimmt.
Ich bin lieber pessimistisch, dann kann ich nicht enttäuscht werden. Meiner Zukunft stehe ich daher mit gemischten Gefühlen gegenüber.	1- 2 - 3 - 4 - 5 - 6 - 7 - 8 - 9 - 10	Ich bin immer bereit, daran zu glauben, dass am Ende etwas Gutes herauskommen wird. Ich glaube an meine Zukunft.
Wenn es mir schlecht geht, sind letztlich ja doch andere daran schuld.	1- 2 - 3 - 4 - 5 - 6 - 7 - 8 - 9 - 10	Ich habe gern selbst die Verantwortung für mein Leben und übernehme sie auch gern. Selbst bei einem Schicksalsschlag habe ich es letztlich selbst in der Hand, wie ich damit umgehe.
Ich glaube nicht, dass ich es in der Hand habe, viel zu verändern.	1- 2 - 3 - 4 - 5 - 6 - 7 - 8 - 9 - 10	Ich kann manchmal vielleicht nicht viel bewirken, aber ich glaube daran, dass ich meinen Teil immer beitragen kann.
Etwas Neues lernen? Dafür bin ich schon zu alt, außerdem zahlt es sich nicht mehr aus.	1- 2 - 3 - 4 - 5 - 6 - 7 - 8 - 9 - 10	Ich bin zu jeder Zeit im richtigen Alter, um das zu lernen, was mir gerade wichtig ist.

Gesamtsumme: _____

9

UND SIE LEBTEN GLÜCKLICH BIS AN IHR LEBENSENDE

Der Mensch ist grundsätzlich ein Herdentier.
Wie du dich mit oder auch ohne Großfamilie bis ins
hohe Alter eingebunden und nützlich fühlst,
steht in diesem Kapitel.

BIRGIT

Oh, oh. Jetzt sind wir beim Thema glücklich Leben. Ich gebe zu, ich drücke mich schon eine Weile um dieses Thema herum, denn wo anfangen und wo aufhören? Aber wir haben ja hier im Buch den Fokus auf das gesunde Älterwerden und darauf, das Alter fit zu genießen. Daher geht es um drei, vier wichtige Punkte, die mit „glücklich bis ans Lebensende" zu tun haben und die wir hier besprechen.

Denk bitte noch einmal an die Omi mit den Ziegen oder an den Tai-Chi-Opa auf Okinawa. Menschen in den Blue Zones leben auffällig länger und haben eine höhere Lebensqualität im Alter. Betrachtet man eben diese Omis und Opis in den Blue Zones, dann sieht man, dass Gemeinschaft ein zentraler Bestandteil des täglichen Lebens ist. Es gibt starke soziale Bindungen zur Familie, zu den Nachbarn und innerhalb der Gemeinschaft. Es sind Menschen, die immer noch etwas arbeiten und möglicherweise die Begriffe Ruhestand oder Pension gar nicht kennen. Die ihre Kinder und Enkel unterstützen oder die Gemeinde und damit aktiv am Leben teilnehmen. Das gibt ein Gefühl der Eingebundenheit, der Zugehörigkeit, und das tut gut.

Wir sind Herdentiere und keine Einzelgänger. Das Leben in der Gruppe förderte das Überleben aller. Keine Gruppe zu haben oder ausgestoßen zu sein, bedeutete unter Umständen den schnellen Tod durch den Säbelzahntiger oder den langsameren durch verhungern. Gemeinsames leben und arbeiten und sich gegenseitig zu unterstützen, brachte einen Überlebensvorteil. Dabei ging und geht es nicht nur um die Großmutterhypothese aus *Kapitel 1*. Nun gut, diese sehr lang vergangenen Zeiten sind vorbei, aber es ist immer noch tief in uns hineinprogrammiert, dass wir dazugehören wollen. In der Regel wollen wir eben nicht allein sein, Außenseiter sein, sondern wünschen uns, dass wir irgendwo dazugehören. Das ist also unser „Default Setting", unser Basisprogramm. Solange wir aktiv im Arbeitsleben und Familienleben stehen, funktioniert das mit der Eingebundenheit, aber wenn die Kinder aus dem Haus sind, das Pensionsalter naht und die Freunde rar werden, dann wird es schon schwieriger. Nein, sagen wir nicht schwieriger, sondern lieber, es braucht präventiv bewusstes Handeln, um Alleinsein und Einsamkeit zu vermeiden. Fangen wir mit dem Pensionsschock an.

9.1 Die Sache mit dem Pensionsschock

Grundsätzlich muss man festhalten, dass das Wort „Pensionsschock" sich darauf bezieht, dass eine plötzliche Änderung des Lebens und Lebensstils stattfindet, vielfach auch der finanziellen Situation. Wir beziehen uns für unser Buch mehr auf die Dimensionen Gesundheit, Sozialleben und Emotionen. Denn abgesehen von finanziellen Veränderungen ändern sich auch Routinen, die Richtung im Leben und das kann einen emotional mitnehmen.

Doch der Tenor ist häufig eher positiv. Die Freunde klopfen einem neidvoll auf die Schulter: „Hey super, du musst nicht mehr arbeiten, das ist ja klasse, jetzt kannst du …". Die Kolleginnen freuen sich mit dir, weil du jetzt nicht mehr springen musst, wenn der Chef ruft. Kein normaler Mensch würde sich über die Pensionierung beschweren, nicht wahr? Man hat sich selbstverständlich darüber zu freuen und die viele Freizeit in vollen Zügen zu genießen. Doch innen drinnen tut sich bei dem einen oder anderen eine gähnende Leere auf, über die man dann nicht zu sprechen wagt.

Manche können auch von Fällen aus dem Bekanntenkreis berichten, wo sich jemand schon so lange so sehr auf die Pensionierung freut, damit endlich Zeit ist für all das Schöne, und kurz nach der Ruhestandsfeier einem Herzinfarkt oder einem Schlaganfall erlegen ist. Hoppla.

Die Lehre daraus wäre: Warte nicht, sondern schau, dass du jederzeit ein erfüllendes Leben führen kannst. Das finden wir auch. Der beste Zeitpunkt ist immer jetzt.

Sind das typische Fälle? Ist der Ruhestand ungesund oder gar tödlich? Sollten wir vielleicht das veraltete Konzept Pension oder Ruhestand gleich abschaffen?

Gibt es Untersuchungen dazu? Ja! In einer Metaanalyse aus dem Jahr 2020[110] wurde untersucht, ob die Pensionierung einen Einfluss auf kardiovaskuläre Risikofaktoren und Fälle hat. Das Ergebnis ist leider nicht befriedigend. Manche der eingeschlossenen Studien zeigten keinen signifikanten Effekt der Pensionierung auf das Auftreten eines Herzinfarkts oder Schlaganfalls. Andere wiederum ja. Also was jetzt? Was ist da los?

Sollte man vielleicht früher in Pension gehen, würde das etwas ändern? Auch hier wurde eine Metaanalyse[111] durchgeführt. Leider wieder mit einem nicht eindeutigen Ergebnis.

Sollte man länger arbeiten? Über das eigentliche Pensionierungsdatum hinaus? Ein Teil der analysierten Studien zeigte ein höheres Sterberisiko, wenn man zum geplanten Pensionsdatum in den Ruhestand ging, gegenüber einem späteren Ruhestand.

Bezüglich der (zugegeben kurzen) Sichtung der Studienlage gibt es also keine deutlichen Hinweise darauf, was man am besten tun sollte. Gar nicht so einfach! Vielleicht hilft es, uns wieder auf unser Kernthema zu konzentrieren – gesund und fit (und glücklich) alt werden und den Aspekt des Eingebundenseins, des Gebrauchtwerdens, des Sinns. In meinem Kopf spielen sich da verschiedene Szenarien ab. Das ist vielleicht komisch, ich bin ja selbst noch mitten im Arbeitsleben und eine von den seltsamen Personen, die gar nicht an so etwas wie Pension oder Ruhestand denken. Aber ich bekomme gewisse Dinge mit in meinem Beratungsalltag. Oft die Negativszenarien. Vielleicht kannst du mit dem einen oder anderen Szenario sogar etwas anfangen, weil du es im Umfeld erlebt hast, und es dann besser machen.

Die nicht so guten Szenarien

Szenario 1: Person A freut sich sehr auf die Pension: „Endlich muss ich nicht mehr arbeiten und die Leute dort gehen mir ohnehin nur noch auf die Nerven." Endlich Zeit für die Hobbys, Reisen und sonstige Abenteuer. Person A stellt dann aber fest, dass sich Hobbys, Reisen und Abenteuer nicht von selbst einstellen und sie damit nicht automatisch beglückt und bespaßt wird, sondern man da was tun müsste. Das funktioniert vom Sofa aus nicht sehr gut.

Szenario 2: Person B lebte für die Firma und die Arbeit, wenn auch nicht immer glücklich. Viel geschah aus Pflichtgefühl und Arbeitsethos. Bezüglich Pension ist er unschlüssig, es wird schon fein sein, so mit der Gattin gemütlich zu Hause. Die Gattin ist weniger begeistert. Denn Person B klebt ihr an den Hacken und erwartet traute Zweisamkeit und Bespaßung rund um die Uhr. Die

Gattin ist aber recht gut beschäftigt in diversen Vereinen, im Sportkurs und mit Haushalt und Enkeln. Es fängt an zu kriseln.

Szenario 3: Person C vom Typ Workaholic muss mit der Pensionierung die Firma verlassen und bewegt sich zu Hause aus lauter Perspektivlosigkeit nicht mehr aus dem Lehnsessel. Die Freunde sind schon lange andere Wege gegangen, denn für die hatte er jahrelang keine Zeit. Der ohnehin schon deutliche Kugelbauch wird noch kugeliger, der Wirt ums Eck und der Lieferservice sind seine besten Freunde – Sinnkrise de luxe. Der Gesundheit tut das nicht gerade gut.

Szenario 4: Person D kränkelt schon seit Jahren vor sich hin, hat es aber bisher mit der Aussicht auf die Pension ignoriert. Das Kreuz, die Knie, die Füße, der Blutdruck, das Cholesterin. Sie ist aber überzeugt, dass sie dann in der Pension endlich, wirklich loslegen kann, mit den Reparaturarbeiten. Denn dann ist endlich Zeit und dann ist sie auch sicherlich viel motivierter. Und danach wird sie die sprichwörtliche Sau rauslassen und wieder unter Leute gehen und wieder wandern und überhaupt. Doch es stellt sich heraus, die Sau pfeift aus dem letzten Loch und die Motivation kommt auch nicht von allein.

So wollen wir das eindeutig nicht! Betrachten wir die Sache anders:

Der Übergang vom Berufsleben in einen anderen Lebensabschnitt kann eine Chance sein. Die Chance, neue oder auch alte Interessen zu verfolgen, ohne Zeit- und Termindruck. Die Gelegenheit, eine zweite Karriere zu starten oder einen Rosengarten anzulegen. Die Möglichkeit, das Sozialleben auf Vordermann zu bringen und neue Verbindungen und neue Herden zu finden.

Ganz besonders wichtig ist es, bereits während des aktiven Erwerbslebens auf seine Gesundheit und Fitness zu achten, und nicht erst in der Pension. Denn wer weiß, ob es dann nicht zu spät ist.

Alles ist möglich. Es kommt sehr darauf an, wie man diese Phase sieht, auf die eigene Haltung dazu. Da wären wir wieder bei der Einstellung zum Leben, Lernen und beim berühmten Mindset. Daniela hat beispielsweise keine Freude mit dem Begriff Pension, oder war es Ruhestand? Ich finde ebenfalls beide Begriffe nicht sehr attraktiv, da bin ich dann doch eher bei Lebensabschnitt.

Der Begriff Lebensabschnitt löst ein anderes Gefühl aus, eröffnet einen Perspektivenwechsel – hin zu einem neuen Abschnitt, anstatt weg von einem Zustand. Es hat mehr von Anfang als von Ende. Auch hier wie bei allen Themen bisher ist es wichtig, sich klarzumachen, dass es in unserer Hand liegt, wie wir diesen nächsten Lebensabschnitt gestalten.

Die positiven Szenarien

Szenario 1: Person E hat einen konkreten Plan für das Nach-Arbeitsleben und gleitet, um diesen Plan vorzubereiten und umzusetzen, schon langsam in die Teilzeit hinüber. Nebenbei wird der Wohnwagenanhänger renoviert und Tourfit gemacht. Person E startet die Pension mit Frau und Hund und Wohnwagenanhänger und einer Tour durch Frankreich.

Szenario 2: Person F liebt ihren Job, hat sich laufend weitergebildet und ist am Ball geblieben, was neue Entwicklungen betrifft, und ist immer noch und gerade deswegen gefragte Expertin. Als externe Beraterin bleibt sie weiter mit der Firma verbunden und steht auch Jungunternehmern beratend zur Seite. Die freie Zeiteinteilung und die neue Selbstständigkeit genießt sie sehr. Plötzlich ist auch der Umgang mit Stress ein völlig anderer.

Szenario 3: Person G denkt schon seit Längerem darüber nach, wie sie ihre zweite Lebenshälfte verbringen möchte. Sie hat viele Erfahrungen gesammelt, Ausbildungen abseits ihres Stammberufes gemacht und möchte einen neuen Beruf ergreifen. Denn wo steht geschrieben, dass man mit 65 zum alten Eisen gehört und nur mehr zum Taubenfüttern im Park und zum Enkelhüten gut ist? Die Wörter Ruhestand und Pension hatten noch nie Bedeutung für sie und der Gedanke, dass dann nichts mehr ist, dass der Staat dann für sie verantwortlich ist, ist völlig absurd für sie.

Wie stehst du zu diesem Thema? Kommt dir das eine oder andere Szenario bekannt vor?

9.2 Eingebundenheit und die Sache mit dem guten sozialen Netzwerk

Eingebunden sein macht gesund alt. Die am längsten dauernde Studie der Welt bestätigt es. Die glücklichsten und damit auch die gesündesten Menschen sind diejenigen mit guten Beziehungen.

Vor über 80 Jahren startete die „Harvard Study of Adult Development"[112]. Das war 1938. Damals wurden zwei Gruppen junger Männer dahingehend beobachtet, was es braucht, um Wohlbefinden und Glück zu empfinden, und was zu einer guten Entwicklung des Lebens beiträgt. Eine Gruppe waren junge Harvard-Studenten aus privilegierten Verhältnissen, die andere eine Gruppe junger Burschen aus eher unglücklichen Verhältnissen. Damals lag die Teilnehmerzahl bei 268. Inzwischen umfasst die Studie bereits die zweite Generation, selbstverständlich auch Frauen, in Summe um die 2.000 Personen. Und erst vor 30 Jahren ergaben sich die faszinierenden Erkenntnisse und Fragen zum Thema Glück und Gesundheit.

Menschen die – wie es Robert J. Waldinger, M. D., Direktor der 2nd Generation-Studie nennt – „warme und gute soziale Beziehungen" haben, sind physisch stärker, geistig fitter, leiden weniger oft an Depressionen, Diabetes und Herzkrankheiten und erholen sich schneller von Krankheiten.

Wie kommt das? Eine sehr nachvollziehbare Theorie ist, dass Stress eine große Rolle spielt, und zwar chronischer Stress. Chronischer Stress führt zu chronischer, niederschwelliger Entzündung und das schadet unserem Körper bis zur kleinsten Zelle. Normalerweise sollte nach einer Stresssituation auch eine Erholungsphase folgen. Also erst dem Säbelzahntiger entkommen, dann in die Höhle zum Kuscheln und am Lagerfeuer der Gruppe vom Nahtoderlebnis berichten. Dabei tröstend angegrunzt werden, essen und dann schlafen.

Bei uns sind die Stressoren definitiv andere als der Säbelzahntiger, es sei denn, du hast seltsame Hobbys. Dafür sind wir chronisch diversen Stressoren ausgesetzt und manche von uns können einfach nicht mehr gut runterkommen. Das betrifft auch Menschen, die bereits aus dem Berufsleben ausgetreten sind. Übrigens, sehr heiter, anscheinend werden Männer in Oligastra (die

Blue Zone auf Sardinien) besonders häufig 100 Jahre alt. Die Hypothese ist, dass die Männer weniger Stress haben. Denn sie kümmern sich angeblich nur um die Männersachen und die Frauen auch noch um Kinder, Enkel, Haushalt, Administration etc. Also Mehrfachbelastung! Böse Zungen behaupten ja, dass es heutzutage immer noch so ist. Räusper ...

Aber zurück zum Thema. Fakt ist, wenn man jemanden hat, dem man sich mitteilen kann, bei dem man sich wohlfühlt, dann folgen die Beruhigung und die Erholung. Allein die Tatsache, dass da jemand ist, den man mag und den man kontaktieren könnte, ist unglaublich hilfreich. Übrigens haben auch Tiere einen beruhigenden und stressregulierenden Einfluss. Nicht der Säbelzahntiger natürlich. Menschen mit Hund oder Katze haben einen Vorteil. In einer Studie mit College-Studenten[113] zeigte sich, dass das Streicheln der Hunde während der miteinander verbrachten Zeit nicht nur superbeliebt und erfreulich war, sondern auch eine subjektiv beschriebene Verbesserung brachte, was das Stressempfinden betraf. Katzen senken ebenfalls bei ihren Besitzern den Stresspegel und sind gut fürs Herz. Also, wenn man schon kein soziales Umfeld hat, dann zumindest eine Katze.

Zurück zu den menschlichen Beziehungen. Einsame Menschen haben diese Möglichkeit der Stressregulation nicht und schmoren im Saft von Cortisol und chronischer Entzündung. Salopp gesprochen. Einsamkeit macht also krank. Abgesehen von chronischen Entzündungen gibt es weitere Assoziationen zu verschlechtertem Schlaf, Depressionen, Suizidrisiko und Herz-Kreislauf-Erkrankungen.

In einem systematischen Review[114] versuchten die Autoren, einen theoretischen Rahmen zu entwickeln, um die zugrunde liegenden Mechanismen und Zusammenhänge zwischen Einsamkeit, sozialer Isolation und kardiovaskulären Erkrankungen oder Mortalität darzustellen. Sie unterschieden dabei zunächst zwischen Einsamkeit (jemand der einsam ist, fühlt sich einsam, ist unzufrieden mit der Häufigkeit der sozialen Kontakte) und sozialer Isolation (das bezieht sich eher auf das Vorhandensein und die Größe des sozialen Netzwerkes).

Die Menschen in der Studie hatten ein erhöhtes Risiko für kardiovaskuläre Erkrankungen, die Sterblichkeit war insgesamt erhöht, sie wurden häufiger mit der Diagnose Demenz oder Depression belegt und litten oft an mehreren Krankheiten gleichzeitig. Die Autoren gruppierten weiters psychologische, physiologische und soziologische Faktoren und Faktoren des persönlichen Verhaltens. Alles spielt zusammen und viele Faktoren liegen – wieder einmal – in unserem persönlichen Einflussbereich.

Ich finde, das stellt sehr gut das Henne-Ei-Problem dar. Bin ich einsam und sozial isoliert, weil ich krank und müde und grantig bin, oder bin ich krank und müde und grantig, weil ich einsam und sozial isoliert bin? Ich will dieses Problem nicht leichtfertig abtun oder simplifizieren, es ist eine komplexe Sache und ein gesellschaftliches Problem. Doch ich spreche hier, wie ich hoffe, mit einem mündigen, wachen und interessierten Leser oder einer Leserin, die in der Lage ist zu begreifen, dass es an uns selbst liegt, gar nicht erst zu tief in diese Henne-Ei-Sache hineinzugeraten. Was meinst du?

In einem Interview mit TED* stellte Robert J. Waldinger[115] eine wichtige Frage: „Wen kannst du mitten in der Nacht anrufen, wenn es dir schlecht geht, du krank bist oder Angst hast?" Da sollte zumindest eine Person sein. Das reicht schon. Es geht also nicht darum, möglichst viele Menschen um sich zu haben. Schon wenige oder eine Person können einen Unterschied machen.

Welche Beziehungen sollten es denn am besten sein, ist eine weitere Frage. Soziale Beziehungen unterscheiden sich schließlich. Das könnte die Trafikantin sein, bei der du jede Woche dein Magazin kaufst und dabei ein paar Worte über den letzten Urlaub wechselst, oder der Arbeitskollege, mit dem du zweimal die Woche Mittagessen gehst und dich über ein gemeinsames Interesse austauscht. Oder deine Partnerin, Kinder, Verwandte, Nachbarn. Welche Art von Beziehungen machen uns glücklicher und damit gesünder und gesund alt? Die schöne Antwort: Jede! Ist das nicht herrlich? Die gute Mischung machts. Ja, auch die paar Worte mit der Trafikantin verbinden dich mit ihr und geben dir das Gefühl, gesehen zu werden. Jemandem ein Kompliment zu machen,

* Ein TED-Talk ist ein Vortrag, der im Rahmen der TED-Konferenzen gehalten wird. TED steht für „Technology, Entertainment, Design" und ist eine Non-Profit-Organisation, die es sich zur Aufgabe gemacht hat, „Ideen, die es wert sind, verbreitet zu werden", zu teilen. Die Vorträge sind meist kurz, in der Regel etwa 18 Minuten oder weniger, und behandeln eine Vielzahl von Themen, darunter Wissenschaft, Kunst, Kultur, Bildung, Technologie und mehr.

eine Kleinigkeit zu helfen, beispielsweise den Platz in der U-Bahn anzubieten, verbindet dich auf positive Weise mit diesen anderen Menschen. Nur mit dem Arbeitskollegen kannst du so herrlich über ChatGPT und die Entwicklung von KI diskutieren. Mit deiner besten Freundin sprichst du über Dinge, die du mit deinem Partner nicht besprechen willst, und mit dem Pensionistenverein machst du Party.

Jede Verbindung, jede Beziehung bringt etwas. Egal, ob es viele oder wenige sind. So, wie es für dich passt. Manche Menschen brauchen viele Menschen um sich, manche bevorzugen kleine Runden oder sogar Gespräche nur zu zweit. Ob du nun eine extrovertierte Partymaus bist, ein Gesellschaftslöwe oder eher ein introvertierter Mensch: Das Wichtige ist einfach, dass es Verbindungen gibt und – wie Robert J. Waldinger betont –, dass wir in dieser Verbindung wir selbst sein können. Authentisch sein können. Auch wenn unterschiedliche Menschen unterschiedliche Seiten von uns sehen und wir selbstverständlich in unterschiedlichen Kontexten unterschiedliche Rollen spielen, aber wir müssen keine Maske tragen.

Ist es nicht erstaunlich? Wer hätte das gedacht, dass so simple Dinge wie das regelmäßige Plaudern und Tratschen mit der Trafikantin etwas zu unserem Glück und Wohlbefinden beitragen? Wahrscheinlich würdest du sie nicht mitten in der Nacht anrufen, aber immerhin kann sie deinen Tag netter machen. Und möglicherweise gibst du mit einem netten, kurzen Plausch, einem freundlichen Hallo, Danke, Auf Wiedersehen, Schönes Wochenende, Wie geht's Ihnen heute, einem freundlichen Blick dem Kassier oder der Postausträgerin auch ein gutes Gefühl. Also, machen wir das doch bewusst und möglichst täglich!

Wir wissen, dass Einsamkeit krank macht und das soziale Beziehungen aller Art gut für uns und unsere gesunde Langlebigkeit sind. Wir werden das Problem der Einsamkeit hier in dem Buch leider auch nicht lösen können. Aber wir möchten dir Anregungen geben, es nicht zuzulassen, dass du irgendwann allein dastehst.

Wir möchten dir eine ganz einfache Übung geben, eine Idee die ich von Dr. Waldinger übernommen habe, die du sofort umsetzen kannst! Bereit?

Denk nach, wen du schon lange nicht mehr getroffen hast, den du magst. Vielleicht jemand, den du früher häufiger getroffen hast, eine ehemalige Kollegin, oder den Cousin, egal! Hast du jemanden? Okay, nimm jetzt gleich dein Telefon und schreib ihm oder ihr eine kleine Nachricht. Frage, wie es ihm oder ihr geht, schreibe eine kleine Zeile dazu, was du gerade machst. Rege ein Treffen an. Mach es jetzt gleich!

Noch eine Idee? Bitteschön! Wenn du heute oder auch morgen hinausgehst in die Welt, geh bewusst mit offenem Herzen und wachen Augen. Finde eine Person, der du ein Kompliment machen kannst. Sei es, weil sie ein hübsches Kleid trägt oder er einen großartigen Rucksack hat oder immer so freundlich an der Kasse sitzt. Zack – Verbindung.

Noch eine? Nichts leichter als das. Entwickle eine neue Tradition. Veranstalte beispielsweise ein Mal im Jahr ein „Open House" für alle Freunde, Bekannten und Verwandten, jeder bringt etwas zu essen und zu trinken mit und der bunte Haufen wird zu einer wunderbaren Herde. Jedes Jahr. Etwas, das in Erinnerung bleibt!

Ja, Freundschaften und Beziehungen müssen gepflegt werden. Ich kenne selbst einige Frauen, die im Laufe des allzu einnehmenden Berufslebens einen großen Teil des Freundeskreises verloren haben oder es nicht geschafft haben, Beziehungen in den Ruhestand aka neuen Lebensabschnitt mitzunehmen. Aus welchen Gründen auch immer. Und dann ist plötzlich die Hemmung groß, diese alten Freundschaften und Beziehungen wieder aufzunehmen. Manchmal ist es auch schwierig, wieder anzuknüpfen. Klar, Freundschaften und Beziehungen vergehen auch auf natürliche Weise, man lebt sich auseinander. Doch es dürfen auch immer wieder neue Menschen und damit Freundschaften und Bekanntschaften dazukommen – lockere und tiefere.

Ein großartiges Beispiel: In meiner Nachbarschaft gibt es einen Seniorenverein, an dem ich häufig vorbeigehe. An mindestens einem Nachmittag in der Woche ist dort Action angesagt. Vom Adventkranzbasteln bis Tarockieren, vom Gesundheitsvortrag bis zum Tanzabend mit Leihtänzern ist alles dabei. Es macht richtig Spaß, beim Vorbeigehen kurz zuzusehen und die Freude zu sehen, die die Leute haben. Nix mit „da sind ja nur alte, tattrige Knacker". Alt vielleicht, aber gut drauf und gar nicht tattrig. Für die Fitteren gibt es den Wanderverein oder eine Bowlingrunde oder den Guerillagärtnerverein. Im Sommer machen sie im Park nebenan Line Dance und üben mit einem knackigen, jungen Tänzer lateinamerikanische Rhythmen. Jedem, der vorbeigeht, zaubert es ein Lächeln auf die Lippen, und manche lassen sich sogar mitreißen, kurz mitzumachen. Es gibt so viele Möglichkeiten, man darf sich da gern mal umsehen nach neuen Aktivitäten und damit Menschen und Verbindungen.

Das funktioniert nicht, wenn du nur griesgrämig, verbittert und wehmütig zu Hause sitzt, alles und jeder rundherum blöd ist und früher alles besser war. Wenn alle außer dir doof sind, dann solltest du dir mal Gedanken machen, ob nicht du ... du weißt schon! Solltest du dich bei so einem Gedanken erwischen, ist es definitiv Zeit, dich raus aus deiner Höhle zu begeben und etwas zu tun, bei dem du andere Menschen triffst, die deinen Horizont wieder erweitern.

Auch hier noch einmal der Hinweis: Wenn du dich nicht um deinen Körper und deine Gesundheit kümmerst, schränkst du dich auch bezüglich dieser Möglichkeiten ein. Wenn du nicht fit genug bist, um mit den Enkeln wandern zu gehen oder mit deinen Freunden einen Ausflug zu unternehmen, dann bleibst du zu Hause und bist wahrscheinlich nicht sehr froh darüber. Wenn du immer Nein sagst zu Einladungen, weil du dich nicht wohlfühlst, dann werden die Einladungen irgendwann ausbleiben. Lass es nicht so weit kommen!

9.3 Gebraucht werden, Vorbild sein und etwas Sinnvolles hinterlassen

Wir alle wollen nicht nur eingebunden und verbunden sein mit unseren Mitmenschen und unserem Umfeld, wir wollen auch gebraucht werden. Wie oft hört man von der älteren Generation: „Mich braucht ja keiner mehr. Was soll ich noch beisteuern?" Ich sage dir ehrlich, ich verabscheue diese und ähnliche Sätze, denn sie werden gern zu manipulativen Zwecken eingesetzt, als das ungutere „Fishing for Compliments", aber das ist ein anderes Thema. Sollte dir also jemals so ein Satz über die Lippen kommen oder sich in deinen Gedanken festsetzen, dann pass auf und schau genau. Woran liegt es, was hat dich dazu gebracht, das zu sagen? Was fehlt dir? Gibt es nicht doch Menschen und Orte, die dich brauchen? Vielleicht kennst du sie noch gar nicht? Komm raus aus der Höhle und sei offen und neugierig, wie wir es schon in *Kapitel 5* besprochen haben.

Wir können uns ein Beispiel nehmen an älteren, fitten Menschen, die mit 80 noch an der Universität unterrichten oder einen Fitnesskurs geben oder die in einer Dorfgemeinschaft aktiv bleiben. Blue Zones hin oder her. Wobei die inzwischen umstrittenen Blue Zones etwas gemeinsam haben: Genau diese Eingebundenheit, das Aktivbleiben und das Beitragen. Die Menschen beteiligen sich weiterhin aktiv am Arbeits- und Sozialleben, es bestehen starke familiäre Beziehungen und sie sind respektierte Mitglieder der Gemeinschaft.

Das Gefühl, gebraucht zu werden, gibt dem Leben einen Sinn. Vom Weiterarbeiten, weil es Spaß macht, einen neuen Beruf ergreifen und eine neue Karriere starten bis zum Patenkind in Indien oder dem Patenkoala in Australien inklusive Chat mit der Community gibt es jede Menge Möglichkeiten. Ehrenamtliche Tätigkeiten zum Beispiel: gemeinschaftlich Müll klauben am Wanderweg für diejenigen, die mehr Action brauchen, Singen im Chor, Leihoma werden, die mit dem Volksschulkind lesen übt, im nächsten Tierheim Katzenstreichler und Hundespazierer werden. Wusstest du, dass es Freiwilligenmessen gibt? Vielleicht gibt es etwas Ähnliches auch bei dir?

Es bringt zudem viel, wenn das kleinere oder größere soziale Netzwerk Menschen unterschiedlichen Alters hat. Ein paar, die etwas älter sind als du, ein paar jüngere und vielleicht auch ein paar ganz kleine Menschen, die noch ganz in ihrer wunderbaren kindlichen Offenheit und Energie sind und dich immer wieder überraschen. Das hält geistig fit und offen und den Horizont weit. Denn du bist mit den unterschiedlichsten Tempi konfrontiert, Menschen in unterschiedlichen Lebensabschnitten mit unterschiedlichen Themen.

Sieh es mal so: Du hast eine Menge Lebenserfahrung. Du weißt, wie man Säbelzahntigern ausweicht und unguten Chefs begegnet. Du kannst noch das Bruch- und Prozentrechnen erklären und mit deiner Lebensgeschichte jemandem helfen, sich mit seinem Problem nicht allein auf der Welt zu fühlen. Du kannst einem kleinen Menschen helfen, lesen zu lernen, und aus Kastanien Fantasietiere bauen. Ein größeres Kind kannst du unterstützen, den Schmerz über den Streit mit der besten Freundin zu überwinden, einer Berufseinsteigerin helfen, die erste Gehaltsverhandlung zu meistern, und einem älteren Menschen kannst du zuhören, wie er über seine Volksschulzeit erzählt und ihm damit helfen, sich an glückliche Zeiten zu erinnern.

Du könntest auch komplett aus der Norm ausbrechen und dein Hobby zum neuen Beruf machen, eine Ausbildung machen und wieder in ein neues, spannendes Berufsleben einsteigen. Wer sagt, dass wir den Ruhestand akzeptieren müssen? Wer sagt, dass wir ab Datum XY für die nächsten 40 Jahre gelangweilt in der metaphorischen Hängematte liegen sollen oder im Park Tauben füttern und über die Jungen schimpfen, alles bewerten und mit hochgezogenen Augenbrauen kommentieren, statt mitten im Leben dabei zu sein? Klar, wenn du das super findest, ist es auch okay. Oder wird das doch irgendwann langweilig?

Du kannst gebraucht werden, du kannst dich einbringen, du kannst verbunden sein und du kannst etwas hinterlassen. Es muss nicht so etwas Großes sein, dass die Gemeinde nach deinem Ableben eine Statue von dir aufstellt. Schau dich jetzt gleich aktiv um!

TIPP | SO KANNST DU DICH AUF DEINEN NEUEN LEBENSABSCHNITT VORBEREITEN

▶ Plane deinen neuen Lebensabschnitt. Wie sollen die nächsten zehn Jahre aussehen?

▶ Achte jetzt schon darauf, dein soziales Netzwerk zu pflegen, und bleibe offen für Möglichkeiten, neue Menschen kennenzulernen.

▶ Verbanne den Satz „das mache ich dann in der Pension" aus deinem Leben.

▶ Achte auf deinen Körper und deinen Geist. Nimm die Anregungen aus diesem Buch und mach was daraus, denn, wenn du körperlich und geistig einigermaßen gesund und fit bist, dann hast du einen Strauß an Möglichkeiten, sozial eingebunden zu bleiben oder dein soziales Netzwerk auszuweiten.

▶ Suche dir Vorbilder aus der älteren Generation. Fitte 100-Jährige, 65-jährige Karrierestarter, 90-jährige Models, weise Beraterinnen, Coaches und schau, wie die es gemacht haben. Lass dich inspirieren!

▶ Verzichte auf „Schuster bleib bei deinen Leisten" und ähnlichen Unsinn. Geh aus deiner Komfortzone heraus, indem du dich weiterbildest, Kurse und Ausbildungen machst, zum Beispiel etwas, dass dich als Kind brennend interessiert hat, aber irgendwie in Vergessenheit geraten ist.

▶ Achte auf deine Sprache, sowohl auf das, was und wie du es sagst, als auch auf die Gedanken in deinem Kopf. Hat es sich da ein Nörgler schon sehr gemütlich gemacht? Du kannst das ändern.

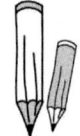

SELBSTEINSCHÄTZUNG

Ein letztes Mal laden wir dich ein zu reflektieren und dein soziales Leben einzuschätzen.
Hast du einen Stift bei der Hand? Dann leg los:

An die Pension will ich gar nicht denken. Es gruselt mich davor, denn was fange ich dann mit meiner Zeit an?	Ich habe konkrete Ideen. Der neue Lebensabschnitt kann kommen, denn ich weiß, ich werde eine gute Zeit haben!

1- 2 - 3 - 4 - 5 - 6 - 7 - 8 - 9 - 10

Ich bin so jemand, der sich die Gesundheit für den Ruhestand aufhebt – oder für irgendwann, wenn ich Zeit habe.	Ich achte jetzt schon auf meine Gesundheit und meinen Lebensstil, weil ich meine Zukunft voll und ganz genießen will.

1- 2 - 3 - 4 - 5 - 6 - 7 - 8 - 9 - 10

Mein soziales Netzwerk? Gute Frage, wo sind nur alle?	Ich habe viele Kontakte, die ich auch regelmäßig und mit Freude pflege.

1- 2 - 3 - 4 - 5 - 6 - 7 - 8 - 9 - 10

Mein Herzensprojekt ist doch nur ein Traum, der sich eh nie verwirklichen lassen wird.	Sobald ich auch nur ein bisschen Zeit habe (vielleicht warte ich ja gar nicht bis zum Ruhestand), gehe ich meine Herzensprojekte der Reihe nach an. Aber sicher doch!

1- 2 - 3 - 4 - 5 - 6 - 7 - 8 - 9 - 10

Ich beobachte andere, wie sie ständig etwas gemeinsam unternehmen. Ich mache das eigentlich gar nicht. Das macht mich manchmal traurig und ich habe das Gefühl, am Leben vorbeizuleben.	Ich finde immer jemanden, mit dem ich etwas unternehmen kann, wenn ich das möchte. Umgekehrt werde ich auch gefragt, ob ich mitmachen will. Ich fühle mich sehr gut aufgehoben.

1- 2 - 3 - 4 - 5 - 6 - 7 - 8 - 9 - 10

Gesamtsumme: _____

10

DER WEG ZU DEINEM GESUNDEN LIFESTYLE

Hier kommt die Anleitung zum Umsetzen und
das letzte Plädoyer zum Loslegen! Denn was nützt es,
das Buch zu lesen, wenn du dann nichts umsetzt?
Hier findest du ein 10-Schritte-Programm sowie
Motivation ganz ohne step by step, die dich ans
Ziel bringen. Je nach deinem Gusto.

DANIELA UND BIRGIT

Wenn wir mit unseren meist 40plus-Kundinnen und -Kunden arbeiten, kommt uns bei so manchem das Lied der EAV in den Sinn: „Weil morgen, ja morgen fang' ich ein neues Leben an ...“ Man könnte sagen, das ist unsere inoffizielle Anti-Erfolgs-Hymne, die im Hintergrund zu laufen beginnt, wenn wir von den hundertsten Montagsdiäten hören und den vielen, vielen Dingen, die sie daran hindern, endlich – ganz sicher, wirklich, aber jetzt echt – mit dem Sport zu beginnen. Daher verraten wir dir an dieser Stelle gleich unser größtes Geheimnis und gleichzeitig unsere wichtigste Botschaft: Der beste Zeitpunkt ist immer: Jetzt!

Darum haben wir für dich nicht nur EINEN Leitfaden für die Umsetzung vorbereitet, sondern gleich ZWEI. Nicht, dass du auf die Idee kommst auszubüxen, indem du sagst: „Nein, diese Methode liegt mir nicht, sorry, ich tät' ja gern umsetzen, aber so kann ich das nicht.“ Nein, das lassen wir gar nicht zu. Du bekommst jetzt zwei Möglichkeiten. Birgit zeigt dir jene für die systematischen Macher, Daniela im Anschluss jene für die kreativen Chaoten.

Am liebsten wäre uns aber, wenn du beide machst. Zuerst lässt du dich von Birgit mit ihrem 10-Schritte-Plan begleiten, sodass du am Ende mit allen Wassern gewaschen bist und mit einem klaren Ziel vor Augen in die Startlöcher steigen kannst. Und dann drehst du mit Daniela noch eine Extrarunde, um eventuelle Schlupflöcher rechtzeitig zu kitten. Vielleicht strickst du dir auch eine eigene Mischung aus beidem.

Alles klar so weit? Na dann: On your marks ... get set ... go!

10.1 Step by step: Umsetzung für Planungsfreudige

BIRGIT

Was du dafür brauchst:

▷ Du hast hoffentlich die Selbsteinschätzungen in den *Kapiteln 2 bis 9* vorgenommen. Wenn nicht, dann erledige das bitte JETZT!

▷ Halte Stift und Papier bereit.

▷ Nimm dir Zeit für die folgenden zehn Schritte. Vielleicht möchtest du dir nur einen Schritt pro Tag oder auch pro Woche vornehmen, damit du gut darüber nachdenken kannst und alles berücksichtigst, was in deinem Leben abseits der Lifestyle-Umstellung passiert. Das ist dir überlassen.

Schritt 1: Deine Vision: Wie willst du im Alter sein?

Wir haben in *Kapitel 8* bereits über deine innere Haltung zum Alter geschrieben und dir ein paar Denkanregungen angeboten. Eine davon war die Frage: Wie möchtest du mit 70, 80 oder 100 sein? Nun wollen wir uns dieses Thema näher anschauen. Denn Visionen sind sehr hilfreich, sie haben Zugkraft, weil sie dich mit allen Sinnen spüren lassen, wie es im besten Fall sein wird.

Zücke also Stift und einige Blatt Papier und nimm dir Zeit für die folgenden Fragen:

▷ Was willst und wirst du im hochbetagten Alter noch tun können? Denk an die alten Menschen in deinem Umfeld und wie es ihnen geht. Vielleicht sind positive Vorbilder dabei, vielleicht aber auch Gebrechliche, die auf fremde Hilfe angewiesen sind. Wie zeigt sich dein künftiges autonomes Leben? Allein aus dem Bett kommen und den Toilettengang selbstständig schaffen? Oder doch ein bisschen ehrgeiziger? Ausgiebig wandern gehen können beispielsweise oder Reisen machen?

▷ Wie wirst du sein? Willst du zur Fraktion „coole alte Socke" oder „alter Griesgram" gehören?

▷ Wo und mit wem wirst du deine Zeit verbringen?

▷ Womit wirst du dich beschäftigen? Du darfst hier ruhig ein bisschen träumen und deine superrealistische Seite ruhen lassen. Siehst du dich umgeben von einer Schar von Kindern, denen du vorliest und mit denen du sogar noch am Boden herumkugeln und spielen kannst? Siehst du dich mit deinem Lieblingsmenschen im Wohnmobil durch Australien gondeln? Studierst du noch einmal das, was du eigentlich als junger Mensch tun wolltest, aber sich nicht ergeben hat?

▷ Wie wird es sich anfühlen, so zu sein? Was wirst du sehen, wenn du in den Spiegel schaust? Was wirst du hören von anderen? Was werden sie über dich sagen? Welche Emotionen kommen da hoch, wenn du das hörst und siehst?

Beantworte für dich jede dieser Fragen. Mal dir so genau wie möglich aus, wie es im positiven Sinne sein könnte, wenn du ein hohes Alter erreicht hast. Am besten begibst du dich dazu an einen ruhigen Ort, an dem du es dir gemütlich machen kannst. Da ist vielleicht auch ein Fenster, aus dem du in die Ferne blicken kannst, oder du sitzt auf dem Balkon oder auf einer Parkbank. Bitte formuliere alles im Präsens („Ich kann mit dem Rad zum Einkauf fahren ...") und positiv („Ich bin die coole Alte, mit der sich auch die junge Generation noch gern unterhält und Spaß hat" statt „Ich bin kein Grantscherben, den keiner leiden kann.").

Erledigt? Super gemacht!

Schritt 2: Wie ist zurzeit der Stand der Dinge?

Zeit für eine Bestandsaufnahme. Um einen Weg zu zeichnen, braucht man einen Ausgangspunkt und einen Endpunkt. Im Falle der Verbesserung des Lebensstils auch einige Zwischenstopps. Wenn du nicht weißt, wo du jetzt stehst, kannst du dir keine klaren Ziele setzen und Maßnahmen überlegen. Also, wo kracht und quietscht es? Wie steht es um deine körperliche Fitness (Kraft, Ausdauer, Beweglichkeit), deinen Stoffwechsel, deinen Schlaf, deine Ernährung etc.?

Die Aufgabe für dich: Nimm ein weiteres Blatt Papier und schreibe die wichtigen Bereiche der gesunden Langlebigkeit untereinander auf. Wenn du magst, kannst du auch gleich hier im Buch arbeiten. An dieser Stelle kommen die Selbsteinschätzungen zum Einsatz, die du im Laufe des Buches gemacht hast.

AUSWERTUNG

Schreibe jeweils deine Punktzahl dazu und/oder den speziellen Bereich, der deine Aufmerksamkeit erfordert.

Kapitel 2 | Gesund und gar nicht rund: Ernährung

Punktzahl/Notizen: ....

Der Top-Tipp hier ist, dass du dir für diese Bestandsaufnahme etwas länger Zeit nimmst. Insbesondere, wenn es um deine täglichen Gewohnheiten geht. Üblicherweise schauen wir nicht so genau hin auf das, was wir täglich treiben. Oder wir schieben sie schnell aus den Gedanken weg, die kleinen Laster und das, was wir eigentlich (wir wissen es ja meistens ganz genau) tun und lassen sollten. Zusätzlich zu diesem kleinen Status-Check als Ergebnis deiner Mitarbeit im Buch und dem aktuellen Befinden gibt es noch etwas, was du tun kannst.

    Wenn du magst, führe zwei Wochen am Stück konsequent Tagebuch. Du schreibst auf, wann du aufstehst, wie deine Morgenroutine aussieht (ja, wirklich, schreib das genau auf, das hilft dir später), was du genau wann isst und trinkst (alles, was in deinem Mund landet an Nahrung und Getränken, jeder noch so kleine Snack, mit Uhrzeit), wie deine Abendroutine aussieht, wann du dich wie bewegst inklusive Gartenarbeit & Co. und wie du geschlafen hast oder wir gestresst du dich fühlst. Damit lernst du dich und deine Gewohnheiten noch besser kennen und wirst dir mancher Dinge bewusster. Damit kannst du zudem deine Einschätzung der jeweiligen Kapitel verfeinern.

Schritt 3: Deine Arbeitsfelder

Mit diesem Status-Check und mit dem Tagebuch hat sich bei dir der eine oder andere Bereich herauskristallisiert, bei dem du dich verbessern möchtest. Das sind deine persönlichen Arbeitsfelder.

Möglicherweise denkst du dir gerade: „Du meine Güte, wie soll ich nur …". Keine Panik. Erstens: Viele Bereiche überschneiden sich, das bedeutet, wenn du bei dem einen Bereich etwas verbesserst, dann tut sich auch in einem anderen Bereich etwas. Alles hängt zusammen, denn wir sind ein System. Zweitens: Dieser Schritt dient der Priorisierung. Du wählst aus, was du als Erstes angehen willst. So kannst du dich auf eine Sache konzentrieren. Es verhindert Überwältigung und in Folge Frust. Es geht darum, langfristig stabile Gewohnheiten aufzubauen und Gewohnheiten zu verändern, die du schon lange hast und die eher ungünstig sind. Der Fokus hilft dir dabei.

Also, bei welchen Kapiteln hast du die wenigsten Punkte oder welche Arbeitsfelder sind für dich besonders wichtig? Vergib drei Plätze. Den ersten Platz, den zweiten und den dritten. Wie bei Olympia. An erster Stelle steht das Arbeitsfeld, dass dir am wichtigsten oder dringlichsten erscheint. Du kannst die Reihenfolge auch überprüfen. Stell dir dazu vor, die Bewegung steht bei dir an erster Stelle. Dann wählst du diesen Bereich aus und arbeitest für die kommenden acht Wochen daran. Nur daran. Passt das für dich oder erscheint dir doch zu diesem Zeitpunkt das Thema Ernährung wichtiger? Weil du vielleicht die Intuition hast, dass das gerade besser umsetzbar ist? Wie auch immer, entscheide dich für deinen Platz 1. Diesen Bereich schreibst du nun dick und fett auf ein Blatt Papier oder ringelst ihn im Buch ein. Bereit für den nächsten Schritt?

Schritt 4: Das Wofür

Wofür machst du das eigentlich? Das ist eine banale und doch entscheidende Frage. Nimm dir daher Zeit, deine Beweggründe zu hinterfragen. Das hilft dir, den wahren Antrieb zu ermitteln, der dich dranbleiben lässt. Das, was hinter deinem Wunsch, deinem Ziel, deinem Ansinnen steckt.

Ich verrate dir auch, warum das wichtig ist. Weil bei der konsequenten Umsetzung viele scheitern. Weil es jetzt eben nach und nach daran geht, konkrete Schritte zu planen, vorzubereiten und wirklich ins Tun zu kommen. Wenn dir dann dein Wofür nicht klar ist, dann wird alles ein bisschen verwässert und verliert an Kraft. Es geht im Grunde um deine wahre Motivation. Viele Menschen kommen zu mir und sagen: „Ich brauche Motivation, motivier mich! Wenn ich aus einem Meeting mit dir komme, bin ich immer so motiviert, aber dann …"

Ja, die Motivation ist leider eine recht flatterhafte Gesellin. Eine Diva. Mal voll da, mal halb, mal so gar nicht und zeigt dir womöglich sogar den Stinkefinger. Insbesondere am Abend auf dem Sofa nach einem stressigen Tag. Aber dein Wofür – das ist immer da. Das ist der eigentliche Drive, dein Motor, der dich antreibt und dich die Dinge anpacken lässt. Wenn du etwas wirklich, wirklich willst, wenn es für dich bedeutsam ist, dann kämpfst du auch dafür, bist bereit, Arbeit hineinzustecken und auf das eine oder andere Laster zu verzichten. Dabei hilft dir übrigens auch Daniela weiter unten in diesem Kapitel.

Mache dir also dein Wofür klar, in dem du dich immer wieder fragst, warum du dich jetzt um dieses Thema kümmern willst. Was dir daran so wichtig ist. Warum willst du das jetzt angehen? Was steckt wirklich dahinter? Was stört dich an der aktuellen Situation? Wie wird es sein, wenn das, was stört, weg ist? Wofür machst du das? Bleib so lange dran, bis du es hast. Auch, wenn es unangenehm und lästig ist, genau hinzuschauen. Als Hilfestellung für dich selbst schau noch einmal auf Schritt 1, deine Vision. Nimm dir mindestens 15 Minuten Zeit und lass deine Gedanken dazu aufs Papier fließen. Ich gebe dir ein Beispiel:

„Ich will fitter sein."

Wofür ist es gut, fitter zu sein?
„Damit ich besser die Stiegen rauf kann. Weil ich dann weniger keuche beim Stiegensteigen."

Wofür ist es gut, weniger zu keuchen?
„Es ist für mich gut. Denn es ist anstrengend, unangenehm und auch ziemlich peinlich, so zu keuchen."

Warum ist dir das peinlich?
„Weil ich dann älter wirke, als ich bin, und weil ich dabei auch schwitze."

Vielen anderen geht es auch so, du stichst da nicht besonders hervor. Was stört dich also daran?
„Na ja, ich bin 55, nicht 80. Und meine Nachbarn denken sich dann sicher ..."

Warum stört dich das? Ist doch egal, was die Nachbarn denken.
„Ja, wahrscheinlich, aber MICH stört es. Ich habe mich so lange gehen lassen und das ärgert mich. Ich will das nicht mehr. Ich will für meine Familie fit sein."

Warum ist dir das wichtig?
„Meine Eltern waren immer zu fertig oder hatten Schmerzen und sind nie mit mir in die Natur hinausgegangen oder haben mit mir herumgetollt. Ich weiß, das war früher grundsätzlich anders, aber ich will mit meinen Kindern/meinen Enkeln spielen können."

Was noch?
„Ich musste meine Eltern lange pflegen. Ich will keinesfalls selbst ein Pflegefall werden."

Was noch?
„Ich will mich selbst wieder im Spiegel betrachten können und zufrieden sein."

Und so weiter. Du hinterfragst so lange bei jeder deiner Antworten mit wofür, warum und was noch, bis du auf mindestens eine, vielleicht auch zwei oder drei Antworten gekommen bist, die dich antreiben.

Das war anstrengend. Aber du hast dich durchgekämpft. Weiter geht es mit der Konkretisierung deines Ziels.

Schritt 5: SMART-Ziele

Jetzt kannst du konkreter werden und dein Ziel formulieren. Bisher hast du eine mehr oder weniger genaue Vorstellung davon entwickelt, wo die Reise hingehen soll, nun müssen die Koordinaten festgelegt werden.

SMART ist ein Konzept aus dem Projektmanagement, mit dem du ein Ziel sehr konkret machen kannst. Du hast vielleicht etwas im Sinn wie „ich will fitter sein". Schön! Doch das ist ein sehr unspezifisches und globales Ziel. Darum besteht die Gefahr, dass es nicht umgesetzt wird. Was ist genau das Ziel für dich? Denn „ich will fitter sein" beinhaltet wahrscheinlich viel mehr, als nur mehr Schritte zu gehen.

SO GEHT'S | DEFINIERE DEIN SMART-ZIEL

Es geht darum, dass dein Ziel

S wie spezifisch ist, du es also so genau und konkret als möglich formulierst. Statt: „Ich will fitter sein", sagst du: „Ich will in den 6. Stock hinaufjoggen können und oben meine wunderbare Gattin glücklich anlächeln, weil ich weder keuche noch schwitze." Das wäre ein Zeichen von Fitness.

M wie messbar ist. Statt im 1. Stock schon aus dem letzten Loch zu pfeifen, ist es in zwei Wochen erst der 2. Stock, weil ich schon fitter geworden bin, und in vier Wochen der 3. Stock und so weiter.

A wie attraktiv und anziehend ist und dich aktiviert. Das heißt, du findest es super und die Gattin ist auch beeindruckt.

R wie realistisch ist. Das Ziel darf dich herausfordern, aber nicht überfordern. Mach also den Reality-Check! Wirst du bis nächstes Jahr Queen of Moldawien oder besteigst den Mount Everest? Wie realistisch ist es, dass du ab sofort bis an dein Lebensende nie wieder auch nur ein Stückchen Schokolade anrührst, geschweige denn verspeist?

T wie terminiert ist. Klar, gesund alt werden ist ein Lebensprojekt, aber man kann sehr wohl sagen, in drei Monaten, bis zum 25. Jänner, habe ich jede Woche an fünf von sieben Tagen 8.000 Schritte geschafft und mich somit um 30 Prozent gesteigert.

Beispiel:

Das grobe Ziel ist mehr Bewegung. Das SMART-Ziel lautet:
Ab sofort bis zum 25. März 20XY gehe ich jede Woche an mindestens fünf von sieben Tagen 8.000 Schritte und beim Nach-Hause-Kommen zu Fuß in den 4. Stock.

Das ist messbar (mittels Schrittzähler), das ist attraktiv (weniger schnaufen, knackigerer Po, okay, irgendwann mal), das ist realistisch (definitiv machbar), das ist terminiert (bis zum 25. März ist das Routine und ich muss nicht mehr drüber nachdenken).

Du bist dran! Papier, Stift, los geht's!

Schritt 6: Investition, Verzicht und Opfer

Ein Ziel zu erreichen, kostet etwas: Zeit, Mühe, Hirnschmalz, vielleicht auch Geld für einen Fitnesstracker oder eine Coaching-Session. Ich nenne es daher viel lieber Investition. Denn Investition bedeutet, dass ich etwas zurückbekomme.

Zudem sind möglicherweise verschiedene Opfer nötig. Ja, ich weiß, Opfer, Verzicht, das klingt böse. Gemeint ist aber schlicht, dass du nicht jeden Tag Schokorizobier haben kannst, wenn du gesünder und fitter sein willst. Schokorizobier – jedes Mal, wenn ich eine Einkaufsliste schreibe, sagt der Gatte scherzhaft, dass ich Schokolade, Chorizo und Bier draufschreiben soll. Mach ich aber nicht. „Gmiatlich oid und blad werden" ist noch nicht angesagt! Für unsere nicht österreichischen Leser, die den berühmten und wunderbaren Ostbahn-Kurti nicht kennen: Das bedeutet gemütlich alt und rund werden. Es ist ein kleines, verschmerzbares Opfer im Vergleich zum großen Ziel, wenn Schokorizobier nur auf jede sechste Einkaufsliste kommt. Frag dich vielleicht auch, was du dir eigentlich antust, wenn du so ungesunde Gewohnheiten überhandnehmen lässt. Ist es wirklich so ein großes Opfer, auf das dritte Bier zu verzichten oder jede zweite Tafel Schokolade?

Manche Leute machen den Eindruck, dass Verzicht oder Einschränkung mindestens so schlimm sind wie dem Sonnengott auf dem Altar ein wichtiges Körperteil opfern. Als ob sie jegliche Lebensfreude opfern würden, weil es nicht mehr jeden Tag ein Dessert gibt. Genau darum geht es. Bist du bereit, gewisse Dinge sein zu lassen, von denen du ohnehin weißt, dass sie dir langfristig nicht guttun? Dazu passt dieser Spruch hervorragend: „Bevor du jemanden heilst, frag ihn, ob er bereit ist, die Dinge aufzugeben, die ihn krank gemacht haben." (Hippokrates) Also, frag dich!

Wir sind damit beim nächsten Blatt Papier angelangt. Falte es in der Mitte, klappe es dann wieder auf und leg es quer vor dich. Auf eine Seite schreibst du deine Investition, auf die andere Seite das, was wegfallen sollte. Es geht darum, dass du dir bewusst machst, dass es in deiner Verantwortung liegt, zu handeln oder nicht. Es ist in gewisser Weise ein Reality-Check. Wenn du nichts investieren willst und auf nichts verzichten möchtest, dann wirst du dein Ziel nicht erreichen.

Bei dem, was wegfallen soll, darfst, ja sollst du sogar ein bisschen großzügig mit dir sein. Nehmen wir wieder das Beispiel mit der Schokolade, weil es so simpel ist. Es ist unrealistisch zu sagen, Schokolade muss für immer und ewig ganz und gar weg. Aber du kannst sehr wohl sagen, dass du in Zukunft auf klebrig-süße Schokolade mit über 50 Prozent Zuckeranteil und billigen Füllstoffen verzichtest und stattdessen aromatische, duftende, dunkle Schokolade mit hohem Kakaoanteil nimmst, die auch noch gesunde Inhaltsstoffe hat. Oder, dass du nicht jeden Tag, sondern nur jeden zweiten Tag ein Dessert in der Kantine nimmst. Oder, dass du nicht jeden Tag ein Glas voll Knabberstangen brauchst, sondern nur am Wochenende.

Beim Thema Investition scheint auch die Zeit ein großer Problemfaktor zu sein. Es ist sehr wichtig, für dein Ziel Zeit einzuplanen, sie dir wirklich zu nehmen. Bei einer kleinen, informellen Umfrage mit etwa 50 Personen, die ich Anfang 2023 gemacht habe, waren die Gründe oder die größten Hindernisse dafür, den Lebensstil zu verändern, Zeit und Stress. Diese beiden Begriffe sowie weitere Begriffe wie Zeitmanagement, Überlastung und auch Dranbleiben wurden sehr oft als Begründung dafür genannt, dass Veränderung so schwerfällt.

„Ich habe keine Zeit."

„Ich habe zu viel Stress."

„Ich schaffe es nicht dranzubleiben, Schuld ist der Stress, die Zeit, die Kinder, die Familie, die Arbeit."

Keine Zeit ist die Ausrede Nummer eins. Sie ist praktisch, wenn wir etwas nicht tun wollen, zum Beispiel die achte Familienfeier besuchen, um stattdessen lieber gemütlich den Abend allein zu verbringen. Eigentlich ist die Frage also, ob wir wirklich keine Zeit haben oder eher keine Lust. Andererseits glauben wir oft wirklich, dass wir keine Zeit für die ganzen gesunden Maßnahmen haben, und ernten auch noch Verständnis dafür. Zeit ist schließlich bei allen Mangelware, und alle sind im Stress. Wie kann es dann sein, dass andere Menschen offenbar einen Tag mit 28 Stunden haben? Wie machen die das bloß?

Da pirscht sich schon die nächste Ausrede an: „Ja, DIE, die ist ja viel organisierter, und der braucht einfach nicht so viel Schlaf, anders ist das nicht zu erklären! Und mein Alltag ist ja ganz anders, das kannst du nicht vergleichen. Ich habe gar nicht die Möglichkeiten!"

Es liegt womöglich an den Prioritäten, die du setzt, an den Zeitfressern, die du zulässt, und sogar an deinen Ansprüchen an dich selbst.

Du hast keine Zeit, sechs Stunden die Woche im Fitnessstudio zu verbringen? Verstehe ich. Das bedeutet aber nicht, dass du gar nichts machen kannst. Jeder hat 15 Minuten pro Tag, um etwas für die Fitness zu tun. Jeder.

Du hast Angst, es nicht zu schaffen? Na, dann ist es überhaupt die allerbeste Idee, es gar nicht erst zu versuchen. Und die beste Ausrede dafür ist: „Ich habe keine Zeit, ich bin so im Stress."

Tipp: Immer, wenn sich so eine Ausrede anpirscht, dann frag dich: „Wirklich? Stimmt das wirklich? Wäre da nicht doch die Möglichkeit, zehn Minuten früher aufzustehen, um eine knackige Trainingseinheit zu machen? Wollte ich nicht schon längst diese verflixte Spiele-App löschen?"

Zeit zu investieren ist eine Entscheidung. Das ist die harte Wahrheit. Wenn du jeden Tag 60 Minuten und mehr Zeit hast, um Serien zu schauen, dann hast du Zeit. Wenn dein Handy dir eine Screentime von 30 Minuten aufwärts anzeigt und es nichts mit deinem Job zu tun hat, dann hast du Zeit. Wenn du endlich aufhörst, unangenehme Dinge vor dir herzuschieben, dann hast du Zeit.

Schritt 7: Maßnahmen planen

Du hast ein Ziel formuliert. Dir ist klar, was du investieren musst, um es zu erreichen. Jetzt geht es daran, die nötigen Maßnahmen ganz konkret zu planen. Was bedeutet, konkret planen? Es reicht nicht nur aufzuschreiben, dass du an fünf von sieben Tagen 8.000 Schritte machst oder dass 17 von 21 Mahlzeiten bestimmte Kriterien erfüllen sollen. Du brauchst noch klar vor Augen, am besten schriftlich und fix im Kalender, wann du das machst. Plus Vorbereitung.

Wie sieht das aus? Nimm dir 15 Minuten Zeit und deinen Kalender zur Hand. Wie sieht die kommende Woche aus, welche Termine stehen an? Wo hast du Zeitfenster zur Verfügung, um deine gewählten Maßnahmen durchzuführen? WANN, WO, WIE setzt du das konkret um? WAS musst du dafür tun?

WAS brauchst du dazu? WIE und WANN besorgst du dir das? Trage dir deine Maßnahme gleich in den Kalender ein und mach es fix! Schreib es nicht auf die

20. To-do-Liste, die ist wahrscheinlich ohnehin zu voll. Plane es gleich mit der richtigen Zeitdauer zu der Zeit in den Kalender, zu der du es machst. Das ist Zeit für dich und dein Ziel. Das wird nicht verschoben.

Mein Tipp für dich ist, dass du das jede Woche irgendwann zwischen Freitagabend und Sonntagabend machst. Ganz in Ruhe. Ich habe die Erfahrung gemacht, dass diese Vorbereitung auf die kommende Woche mir viel Stress und Überraschungen erspart.

Schritt 8: Innere und äußere Hindernisse

Wir sind noch immer nicht ganz beim Tun. Erst müssen noch ein paar Ausreden oder Glaubenssätze entfernt werden. Die kommen jedem von uns im Leben unter und in die Quere. Manchmal sind es nicht einmal unsere eigenen! Sie sind mit ein Grund, warum wir manchmal etwas einfach nicht auf die Reihe bekommen, unsere Motivation verlieren oder sogar aufgeben.

Sie schleichen sich immer wieder an, um uns dann über die Schulter in die Suppe zu spucken. Ich finde, man darf und soll diesbezüglich eine freudige Neugier entwickeln, um ihnen auf die Schliche zu kommen. Detektivarbeit leisten, damit man sie loswird!

„Ich kann das nicht."

„Ich bin es nicht wert."

„Das ist unrealistisch."

„Das hat bis jetzt noch nie funktioniert."

„Die anderen haben ganz andere Voraussetzungen."

„Ich bin nicht gut genug dafür."

„Ich muss vorher noch diese Ausbildung machen."

„Das wird eh wieder nix."

„Dafür bin ich nicht intelligent genug."

„Das kostet zu viel Geld."

Wie viele dieser Sätze kommen dir bekannt vor? Ermunternd sind sie jedenfalls nicht. Aber diese Schurken poppen immer wieder auf. Wie so ein kleiner Miesmacher in deinem Kopf, der dir das einflüstert. Der Miesmacher hat sich im Laufe deines Lebens aus Aussagen und Erlebtem geformt. Aus unbedachten Aussagen deiner Eltern oder wichtigen Bezugspersonen. So etwas wie:

„Lauf besser nicht, du fällst sowie nur wieder auf die Nase." (Du bist tollpatschig und unsportlich.)

„Iss nicht so viel, sonst wird dein Bauch noch runder." (Du musst dich bremsen, du bist zu dick.)

„Was du nicht im Kopf hast, hast du in den Beinen!" (Du bist zu dumm, darum musst du mehr laufen als denken.)

„Du musst immer schön fleißig und brav sein und teilen und lieb sein und lächeln und Ja sagen und du darfst nicht egoistisch sein." (Du darfst dir keine Zeit nur für dich nehmen.)

„Wir sind immer schon alle dick gewesen." (Es ist unmöglich, das zu ändern, es liegt an den Genen.)

Bullshit. Entschuldige den heftigen Ausdruck. Diese Sätze, die der fiese Miesmacher dir einflüstert, darfst du jetzt entdecken und nach und nach auflösen. Welche davon hast du von irgendjemandem irgendwann einmal gehört und verinnerlicht? Beobachte dich genau, gewisse Sätze kommen dir wahrscheinlich immer wieder in den Kopf. Auch Gedanken und Gefühle. Aber kommen die wirklich von dir? Und vor allem darfst du dich fragen: Stimmt das? Stimmt das noch? Stimmt das immer? Dein erwachsenes, rationales Ich wird bestätigen, dass das so nicht richtig ist. Und dann kannst du umformulieren, mit dem, was du tatsächlich in deinem Leben selbst erfahren hast.

Du hast schon so viel geschafft und gemeistert, du hast unendlich viele Beweise dafür, dass diese Glaubenssätze oder inneren Verhinderer völlig veraltet sind. Der kleine Miesmacher in deinem Kopf wird langsam immer grauer und faltiger und gebeugter und löst sich schließlich mit einem ärgerlichen Puff in eine Nebelwolke auf. Okay, es wird wahrscheinlich immer wieder ein neuer Miesmacher daherkommen, Material gibt es genug, aber mit dem machst du das einfach genauso. Und wenn du es allein nicht schaffst, dann gibt es dafür Coaches.

Neben den genannten Ausreden oder Glaubenssätzen können bei allem, was wir tun wollen, weitere Hindernisse auftauchen. Ein guter Plan und konkrete Maßnahmen sind das Wichtigste, um dem zu begegnen. Ja, du hast richtig gelesen, du brauchst auch einen Plan, um deinen Hindernissen zu begegnen. Sei es nun deinem Schweinehund oder einem ungeplanten Termin oder etwas anderem.

Das ist ein Grund, warum viele Menschen bei ihren noch so lobenswerten Vorhaben scheitern: Sie überlegen sich nur alles in schön, in gerader Linie von A nach B und mit positiven Affirmationen. So funktioniert das Leben aber nicht.

Prof. Dr. Gabriele Oettingen hat zu diesem Thema ein Buch geschrieben: *„Die Psychologie des Gelingens"*.[116] Es ist laut ihren Studien so, dass Menschen, die sich mit den Hindernissen auseinandersetzen, eine wesentlich höhere Erfolgswahrscheinlichkeit haben. Sie setzen besser um und sind erfolgreicher dabei. Das ist kein Voodoo, sondern Psychologie und Wissenschaft.

Du kennst dich mit deinen Hindernissen gut aus. Daher geht es nun daran, diese genauer zu betrachten und einen Plan zu entwickeln. Einen Weg durch oder drumherum! Du spielst deinen eigenen Advocatus Diaboli und beschäftigst dich mit möglichen Gründen des Scheiterns.

„Positive Zukunftsvorstellungen helfen zwar, in eine gute Stimmung zu kommen, nicht aber, unsere Wünsche zu erfüllen, denn sie verleiten uns, die erwünschte Zukunft bereits im Hier und Jetzt zu genießen. Damit verhindern sie die Mobilisierung der zur Wunscherfüllung notwendigen Energie. Kontrastieren wir jedoch die positiven Zukunftsvorstellungen mit den Hindernissen der Realität, werden wir unsere Wünsche priorisieren und die machbaren Wünsche erfüllen; die nicht-machbaren Wünsche werden wir erfolgreich loslassen."[117]

Damit das möglichst gut funktioniert, hat Gabriele Oettingen ein Tool entwickelt, das dich dabei wunderbar unterstützen kann.

SO GEHT'S | FORMULIERE DEINEN ERSTEN WOOP

WOOP steht für

W – Wish (Wunsch)
O – Outcome (Ergebnis)
O – Obstacle (Hindernis)
P – Plan (Plan)

Ein Beispiel:

Du willst am Abend nach der Arbeit noch ins Fitnessstudio gehen (Wunsch), weil du einen festeren Körper, einen aufrechteren Gang, weniger Schmerzen und mehr Selbstbewusstsein willst (Ergebnis), aber die letzten Wochen und Monate hast du nur für die Mitgliedschaft bezahlt und die Location hat dich noch kein einziges Mal von innen gesehen. Du bist meistens einfach schon zu geschafft und der Schweinehund säuselt dir ins Ohr, dass du doch viel besser auf dem Sofa aufgehoben bist, um dich zu erholen. Zum Essen gibt's auch etwas (Hindernis).

Mit WOOP sieht das so aus:

Mein Wunsch für heute:

Am Abend nach der Arbeit noch ins Fitnessstudio gehen.

Bestes Ergebnis:

Ich bin stolz auf mich und fühle mich
im Anschluss entspannt und stark.

Hindernis:

Ich bin zu müde und hungrig am Abend und lasse mich leicht ablenken.

Plan:

Ich richte meine Sporttasche her, sodass ich direkt von der Arbeit ins Studio kann. In meine Tasche packe ich auch die Overnight Oats in meinem hübschen, kleinen Thermobecher, die ich am liebsten esse. Die kann ich noch bei der Arbeit verputzen. Wenn ich mich dann um 17 Uhr aus der Firma auf den Weg mache, habe ich schon meine Sporttasche parat, meine Oats gegessen und mache mich direkt auf den Weg ins Studio.

Das ist das Schema. Probiere es gleich mit deiner gewählten Maßnahme aus. Übrigens funktioniert das nicht nur für Sport und Ernährung. Dazu gibt es sogar eine App und eine nützliche Homepage[118].

Schritt 9: Dein Umfeld

Du bist auf dem richtigen Weg, aber plötzlich hörst du auf, ihn zu gehen. Ich erlebe es in der Beratung häufig, dass nach einer Weile die Luft raus ist, weil es so anstrengend ist, sich nicht verführen zu lassen.

„Mein Mann sitzt neben mir und verputzt ein Sackerl Chips und ich leide."

„Meine Freundin will nicht spazieren gehen, sondern lieber mit mir im Kaffeehaus sitzen und Torte essen."

„Jedes Mal, wenn ich in einer Runde bin, muss ich mich rechtfertigen, wenn ich keinen Alkohol trinken will oder auf die Nachspeise verzichte."

Das. Ist. Mühsam. Das ist wie Sabotage, nicht wahr? Du kennst das bestimmt. Es ist nur zu verständlich, dass du bei der erneuten Frage schließlich einknickst und dir ein Gläschen einschenken lässt. Weil es alle machen. Weil sich das so gehört in Gesellschaft. Der Gruppendruck bedingt, dass wir oft Dinge wider alle Vernunft und Vorsatz tun. Blöd ist das.

Doch du könntest dir einen Sport daraus machen, gegen diese Konventionen zu verstoßen. Oder eine heimliche Wette mit dir selbst abschließen, wer dich als Erstes fragen wird, ob du vielleicht gar anonyme Alkoholikerin bist. Vielleicht legst du dir eine schlagfertige Antwort zurecht. Wie es dir gefällt!

Im Grunde ist das nichts anderes als ein Hindernis. Du kannst das also WOOPen. Und du kannst aktiv an deinem Umfeld arbeiten. Das Umfeld ist wichtiger, als du denkst. Das Umfeld kann ein Erfolgsinstrument sein oder eine Falle, in die du immer wieder tappst. Das Umfeld kann unterstützend sein oder dich vom Weg abbringen. Gestalte dein Umfeld so, dass du Erfolg hast. Das betrifft einerseits das menschliche Umfeld, aber auch dein räumliches.

Kennst du den Spruch „du bist der Durchschnitt der fünf Personen, mit denen du die meiste Zeit verbringst"? Da ist etwas dran und du kannst das bewusst nutzen.

Wenn du ein sportlicher Mensch sein willst, umgib dich mit Menschen, die sportlich sind, die Sport mögen. Wenn du erfolgreich sein willst im Business, umgib dich mit Menschen, die erfolgreicher sind als du.

Schon klar! Familie ist Familie und du sollst sie nicht vor die Tür setzen, nur weil sie andere Ziele und Bedürfnisse haben als du. Aber du kannst dir auch außerhalb der Familie ein motivierendes und inspirierendes Netzwerk schaffen. Du kannst einen Freund oder Verwandten aktivieren, um gemeinsam zu trainieren.

Auch für das räumliche Umfeld, das gespickt ist mit Fallen (Stichwort Naschlade) kannst du etwas tun. Diese Art der Umfeldgestaltung nennt sich „Nudging". Nudging ist ein Begriff aus der Verhaltensökonomie und bedeutet, dass mit subtilen, positiven Anreizen versucht wird, das Verhalten von Menschen zu lenken. Es sollen gesündere oder sozial wünschenswerte Handlungen gefördert werden, aber ohne dabei Verbote oder strikte Vorschriften zu nutzen. Nudging zielt darauf ab, die Entscheidungsprozesse wie mit sanftem Stupsen zu beeinflussen, um bessere Entscheidungen zu treffen, ohne die Freiheit zu beschränken. Beispielsweise die Platzierung gesunder Lebensmittel wie Obst und Wasserspendern zusätzlich zu den weniger gesunden Optionen, um den Konsum der gesünderen Optionen zu fördern. Bei dieser Form des Nudgings bleibt die Wahlmöglichkeit und allzu menschliche Trotzreaktionen werden verhindert. Man könnte sich auch für Schoko und Cola entscheiden.

Diese Trotzreaktion nennt man in der Psychologie Reaktanz. Die Theorie der Reaktanz beschreibt, wie Menschen reagieren, wenn sie das Gefühl haben, dass ihre Freiheit oder Handlungsmöglichkeiten bedroht oder eingeschränkt werden. Stell dir vor, du hast das Bedürfnis nach Selbstbestimmung. Du bist schließlich erwachsen und möchtest deine eigenen Entscheidungen treffen. Wenn du jedoch das Gefühl hast, dass dir jemand sagt, was du tun oder nicht tun sollst, könntest du besagte Reaktanz empfinden. Das kann zu einer Gegenreaktion führen, bei der du dich bewusst gegen die Vorgabe oder Einschränkung auflehnst, um deine Freiheit zurückzugewinnen. Beispielsweise wenn es plötzlich nur noch gesunde Optionen gibt und man dir sagt, du musst jetzt die Gemüsesticks mit Hummus essen statt dem Wurstsemmerl.

Psychologische Reaktanz kann sich in verschiedenen Situationen zeigen, sei es bei Vorschriften von Autoritätspersonen, gesellschaftlichen Normen oder auch in der Werbung. Oder eben, weil in einem Satz das kleine, unbeliebte Wörtchen „muss" vorkommt. Und sogar – das kann ein bisschen tricky sein –, wenn du dich selbst einschränkst. Darum ist die Geschichte mit „nie wieder Schokolade und Chips" eine Falle. Ein kleines bisschen Platz dafür darfst du dir schon lassen.

Zurück zum Nudging: Untersuchungen zeigen, dass es wirkt und die Zahl der besseren Entscheidungen eindeutig steigt, wenn man solche Nudges implementiert. Im Self-Nudging gestaltest du selbst die unmittelbare, persönliche Umgebung gezielt so, dass du Ziele leichter erreichst und angestrebte Entscheidungen leichter fällen kannst.

Jetzt bist du dran! Analysiere dein Umfeld. Nimm dazu wieder Stift und Papier zur Hand. Du kannst dazu durch deinen Lebensraum gehen und die Fallen finden, in die du immer wieder tappst. Die Parole lautet: „Kenne deine Schwächen und plane!"

Schritt 10: Umsetzung und Evaluierung

Endlich! Endlich bist du bei der Umsetzung! Aber irgendwie flutscht es nicht so, wie es sollte. Es hakt immer noch.

Zunächst: Bitte erwarte nicht, dass nach einer oder zwei Wochen oder gar schon nach drei Tagen alles super läuft. Du bist unter Umständen seit 20 Jahren auf der gleichen Landstraße unterwegs und sollst jetzt einen geheimnisvollen Waldpfad betreten. Klar hakt das noch. Sämtliche Gehirnwindungen müssen sich an die Neuigkeiten anpassen. Es kann aber auch sein, dass es mit Grund hakt. Darum kommt mit der Umsetzung automatisch auch die Evaluierung. Die Evaluierung ist ein entscheidender Teil dieses Prozesses, da sie dir dabei hilft sicherzustellen, dass deine Bemühungen die gewünschten Ergebnisse erzielen. Wenn du nun also im Laufe der ersten zwei bis drei Wochen gemerkt hast, dass du nicht gut zurechtkommst, dann kannst du Anpassungen vornehmen. Vielleicht waren die Maßnahmen zu ehrgeizig oder sie liegen dir nicht und du brauchst überhaupt andere Maßnahmen. Vielleicht brauchst du noch ein paar kleine Zwischenziele oder es fehlt dir noch Wissen zu dem, was du umsetzen willst.

Mach daher bei Bedarf noch einen oder mehrere Schritte rückwärts. Vielleicht nur zu Schritt 7, vielleicht auch nochmals zu Schritt 5. Das ist okay so und bringt dich in Wahrheit vorwärts.

Ganz wichtig: Ein Ziel und ein Plan sind nicht in Stein gemeißelt. Sie dürfen sich ändern und angepasst werden und flexibel sein. Bitte rechne auch damit, dass einmal etwas nicht klappt, auch wenn es vorher schon geklappt hat. Ist das dann ein Grund aufzugeben? Nein! Es ist ein Grund sich zu freuen, denn du kannst hinschauen, was da los war, und es besser machen. Übrigens: Weißt du, was der Unterschied zwischen einem Ausrutscher und einem ausgewachsenen Rückfall ist?

Der Ausrutscher: Du hattest Stress, bist unvorbereitet und hast am Abend nichts Vernünftiges zu Essen parat. Aber du hast einen Bärenhunger und Frust vom Arbeitsstress. Du holst auf dem Heimweg Pizza vom Pizzastand, obwohl der Italiener ums Eck bessere Pizza hätte und sie in Gesellschaft dreimal so gut schmeckt. Der Schweinehund säuselt: „Gönn dir, du hast es verdient!" Dir ist völlig klar, was du machen kannst, damit dir das nicht noch mal passiert. Noch am Abend schreibst du eine Einkaufsliste und stockst gleich am nächsten Tag deine Vorräte auf, damit du am Abend etwas hast, dass dich deinem Ziel näherbringt.

Rückfall: Gefrustet von deinem Fertigpizza-Desaster rennst du in die Jetzt-ist-alles-egal-Falle und denkst: „Die letzten zwei Wochen waren völlig umsonst." Du ziehst dir gleich noch ein Sackerl Kekse rein. Auch am nächsten Tag ist dein Ärger auf dich selbst so groß, dass du wieder etwas bestellst, das nicht gerade optimal ist. Und weil du so übersättigt bist und dich nicht wohlfühlst, lässt du auch das Training sein. In den nächsten Tagen kommst du weiter aus dem Tritt und gibst komplett auf.

Was denkst du, ist die bessere Option, die bessere Einstellung?

Starte, bleib dran, hab Geduld mit dir! Denn Fakt ist: Wenn sich etwas ändern soll, was deinen Lebensstil betrifft, dann hast du es in der Hand. Selbstverantwortung. Du musst etwas verändern. Es ist ein Lernprozess. Lernprozesse brauchen Fehler.

Jetzt bleibt mir nur noch zu sagen: „Wenn sich etwas ändern soll, dann musst du etwas ändern!" Damit übergebe ich an Daniela

10.2 Umsetzung für kreative Chaoten

DANIELA

Alles schön und gut, sagst du jetzt vielleicht. Die Schritt-für-Schritt-Anleitung von Birgit ist toll. Aber ich kriege das nicht hin. Natürlich habe ich ein Ziel vor Augen, aber dann hüpfen mir so viele andere Ziele über den Weg, und schon ist es vorbei mit den ursprünglichen Vorsätzen. Und spätestens bei den SMART-Zielen steige ich sowieso aus. Viel zu streng. Ende Gelände. Es ist sinnlos bei mir!

Willkommen im Klub der kreativen Chaoten**, der Strukturverweigerer, die viel zu viele Flausen im Kopf haben, als dass es ihnen so ohne Weiteres gelingt, an einem fixen Plan dranzubleiben. Wenn es dich lähmt, Ziele aufzuschreiben und auf To-dos runterzubrechen, wenn du ein bisschen der Chaos-Typ bist, dem so ein geradliniger, strukturierter Weg die Luft zum Atmen nimmt: Hadere nicht damit. Nur weil andere viel Struktur brauchen, um voranzukommen, muss das noch lange nicht heißen, dass das für alle gilt. Du jedenfalls brauchst einen anderen Weg.

Mir geht es beispielsweise so. Dabei kann ich gar nicht sagen, dass ich To-do-Listen nicht mag. Im Gegenteil, ich schreibe sie unheimlich gern, idealerweise auf hübschem Papier mit Blümchen am Rand. Und dann – dann interessieren sie mich nicht mehr. Ich würdige meinen To-do-Listen nicht einmal eines Blickes. Und wenn, dann nur mit viel schlechtem Gewissen, weshalb sich dennoch nichts ändert. Da nützt das beste, vernünftigste Ziel nichts. Genauso ist es auch mit Plänen. Ich lege mich eben nicht so gern fest. Mir reicht eine ungefähre Stoßrichtung. Das Leben ist so voller wunderbarer Möglichkeiten und außerdem doch sowieso nicht planbar. Wie geht das Zitat von John Lennon? „Life is what happens to you while you're busy making other plans." Ja eben.

** Herzlichen Dank an dieser Stelle an Cordula Nussbaum, die diesen wunderbaren Begriff geprägt hat. Ich kann ihre Bücher nur empfehlen, weil aus ihnen so viel Verständnis für uns kreative Chaoten spricht. www.kreative-chaoten.com

Ziele: Luftig, statt smart

Doch es gibt Abhilfe. Hier kommt sie. Zuerst rücken wir eine wichtige Überzeugung in deinem Kopf zurecht: Ziele müssen nicht in Stein gemeißelt sein. Nimm Ziele als eine Momentaufnahme, nicht als eine Verpflichtung für die Ewigkeit. Ein Ziel, das du aufschreibst, ist nichts anderes als eine Skizze, die dir eine ungefähre Richtung gibt. Du darfst jederzeit dran herumradieren und ergänzen. Nimm dir die Freiheit, dieses ungefähre Ziel anzuvisieren und trotzdem mal da, mal dort an einem Blümchen zu schnuppern, das abseits des Weges so hübsch im Wind tanzt. Wer weiß, ob sich dieses Blümchen nicht als ein wertvolles Helferlein für dein Vorhaben entpuppt.

Ein SMART-Ziel wäre es beispielsweise, bis Jahresende 63 Kilo auf der Waage zu haben. Für uns reicht es hingegen zu sagen: Alles unter 65 ist super. Oder unter 80 oder was immer dir sinnvoll erscheint. Es reicht, wie gesagt, die ungefähre Richtung. Strukturliebenden Menschen wäre das viel zu vage und sie hätten Sorge, dass sie ihr Ziel dann nicht erreichen. Uns Kreativlingen jedoch hilft die ungefähre Orientierung, um den richtigen Weg zu finden. Und wenn wir ihn einmal haben, bleiben wir dran und erreichen das Ziel genauso. Weil wir auf den ersten Metern schon draufgekommen sind, dass uns dieser Weg ausnehmend gut gefällt.

Keine SMART-Ziele zu haben heißt also nicht, dass du gar keine Ziele hast und willenlos durchs Leben taumeln musst. Stattdessen skizzierst du, wo du hinwillst. Vielleicht malst du es auch in bunten Farben aus, gestaltest ein Moodboard dazu, das du dir wie einen Leitstern an die Wand hängst.

SO GEHT'S | FORMULIERE DEIN LUFTIGES ZIEL

Du hast hoffentlich am Ende eines jeden unserer Kapitel die Selbsteinschätzung vorgenommen. Nun ist es an der Zeit, dir ein Ziel auszusuchen. Vielleicht magst du mit dem beginnen, bei dem du den meisten Verbesserungsbedarf ortest, vielleicht auch dort, wo du den schnellsten Erfolg witterst – wegen des motivierenden Effekts. Vielleicht angelst du dir aber auch jenes Ziel, dass dir gerade am besten gefällt.

....

....

Vielleicht hast du auch Lust, dein Ziel mit einem Moodboard visuell darzustellen, um ein besseres Gefühl und positive Emotionen mit deinem Ziel zu koppeln. Ein Moodboard ist eine Collage aus Bildern, Farben, Fotos, Wörtern, Sprüchen, Postkarten, Zeitungsausschnitten und Ähnlichem, die mit deinem Ziel verbunden sind. Alle diese Elemente sammelst du und fügst sie schließlich kreativ zu einem Gesamtwerk zusammen, etwa auf einem großen Bogen Packpapier oder auch digital.

Vom Wunsch zum Willen: Nütze deine dir typische Kraft

Vielleicht hilft es dir auch, den Unterschied zwischen Wunsch und echtem Willen zu verstehen. Wenn es um eine Veränderung geht, geht es oft erst einmal um einen Wunsch oder einen Traum: „Ach", sagst du, „ich wäre so gern sportlicher. So ein fitter Body, das wäre ein Traum!" Doch Wünsche haben einen Haken: Sie stehen zwar im Raum und leuchten und schillern verführerisch. Doch sie stehen da nur herum und erheben gar keinen Anspruch auf Realisierung. Ein Wunsch allein aktiviert dich nicht.

Damit du eine Veränderung auch wirklich angehst, brauchst du einen festen Willen. Doch der Wille ist nichts, was du erzwingen kannst, ähnlich wie die Liebe. Nicht einmal dich selbst kannst du zwingen, weder zur Selbstliebe noch zum festen Willen, etwas zu tun. Du merkst das beispielsweise, wenn du versuchst, dich zu etwas zu zwingen oder dich zu überlisten. Eine Weile funktioniert das, aber wenn sich beim Tun nicht ein gewisser Wille entwickelt (was durchaus sein kann), dann wird das auf Dauer nichts. „Du musst nur wollen", dieser Spruch ist also weder richtig noch hilfreich.

Wie also kannst du deine Willenskraft in Schwung bringen? Was du dafür brauchst, ist ein Bewusstsein für deine Werte. Ja, genau: Werte machen dich willensstark! Und erst recht helfen sie dir, wenn sie nicht nur unbewusst das Zepter schwingen, sondern wenn du sie benennen kannst, sodass du selbst ganz bewusst das Zepter in der Hand hältst. Das erst gibt dir die Freiheit, die Dinge so zu gestalten, dass du dein Ziel gern und motiviert umsetzt.

Im Grunde handeln wir alle werteorientiert. Der Gartenbesitzer, der jedem Löwenzahn mit der Chemiekeule auf den Leib rückt, agiert ebenso nach seinen Werten wie einer, dessen Garten einem naturbelassenen Urwald ähnelt. Der eine folgt vielleicht seiner Ordnungsliebe, der andere seiner Naturverbundenheit. Oder der eine, weil ihm Kontrolle wichtig ist, der andere, weil für ihn Muße und Nichtstun einen hohen Wert haben.

Manchmal konkurrieren Werte auch. Hat der Ordnungsliebende nicht nur einen starken Sinn für Ordnung, sondern auch für Umweltschutz, dann hat er ein Problem. Ohne Chemie wird aus einer Wiese niemals ein unkrautfreier Rasen. Dann ist seine Kreativität gefragt: Wie kann er seinen Garten so gestalten, dass er trotzdem gepflegt aussieht? Ich hoffe, er macht keinen Beton-und-Schotter-Garten daraus. Aber vielleicht sorgt er für eine gute Struktur mit Hecken und Beeten, sodass die Wiese gar nicht mehr ins Auge fällt. Oder er beschäftigt sich näher mit Löwenzahn und Gänseblümchen und lernt, diese schön und nützlich zu finden, sodass sie ihn nicht länger stören. Auch das ist eine sinnvolle Lösung.

SO GEHT'S | MACH DEINE WERTE ZU DEINEN MOTIVATOREN | TEIL 1

Gehe zurück zu *Kapitel 8*, da hast du viele deiner Werte, die dich im Leben leiten, bereits zusammengetragen. Welche werden von deinem Ziel berührt, welche unterstützen und stärken dein Vorhaben? Oder anders gefragt: Wofür ist es gut, dass du dein Vorhaben umsetzt?

....

....

Ein Vorhaben hat auf jeden Fall gute Chancen, wenn es mit starken Werten hinterlegt ist. Sind die Werte nur schwach ausgeprägt, wird es schwierig. Wenn du dann auch noch andere Werte hast, die dein Vorhaben torpedieren, dann brauchst du Kreativität wie der Gärtner oben.

Ein Beispiel: Angenommen, du brauchst dringend mehr Erholung in deinem Alltag. Als luftiges Ziel hast du festgehalten, dass du möglichst täglich irgendetwas in Richtung Entspannung tun willst und du dich von den Anregungen aus *Kapitel 4* inspirieren lassen wirst. Und wenn es nur eine Minute ist, die du dafür erübrigst. Du hast einen unregelmäßigen Tagesablauf und das kommt deinem kreativen Naturell sehr entgegen. Daher hast du keine Lust, wegen der Erholung fixe Zeiten einzurichten, wie das im Sinne einer Routine gut wäre. Du überlegst: Der Wert, der hinter deinem Ziel steht, heißt Gesundheit. Allerdings ist dir auch klar, dass das nicht einfach werden wird, denn Leistung und Power stehen in deinem Wertereigen ebenfalls ganz vorn. Das ist gut zu wissen. Daher ist es sinnvoll, zunächst die aktiven Möglichkeiten der Regeneration auszuprobieren und die passiven für die Tage aufzusparen, an denen du wirklich erschöpft bist.

SO GEHT'S | MACH DEINE WERTE ZU DEINEN MOTIVATOREN | TEIL 2

Nun bist du dran. Welche Werte können dir in die Quere kommen?

....

....

Wie könntest du dein Ziel anpassen, damit diese Werte dir nicht mehr im Weg stehen?

....

....

Finde deine innere Zustimmung

Wenn du „Wofür ist es gut?" mithilfe deiner Werte beantworten kannst, hast du schon einen wichtigen Schritt für deine Motivation gemacht. Ob du voll und ganz dahinterstehst und dein Vorhaben durchziehst, hängt aber auch noch von weiteren Faktoren ab.

Da wären einmal deine Fähigkeiten und dein Umfeld. Die Frage ist also: Kann ich das Vorhaben überhaupt so umsetzen, wie ich mir das vorstelle? Wo sind meinen Fähigkeiten Grenzen gesetzt, die das unmöglich machen würden? Was auch immer du dir vornimmst, solltest du es unbedingt mit deinen Fähigkeiten und Möglichkeiten abstimmen. Tanzen könnte vielleicht frustrierend werden, wenn du zwei linke Füße hast. Schwimmen geht nur, wenn du einen See oder ein Schwimmbad in Reichweite hast. Um ein Musikinstrument zu lernen, brauchst du das Instrument.

Umgekehrt frage dich auch: Was brauche ich von meinem Umfeld, damit es mit meinem Vorhaben klappt? Was muss ich noch lernen, damit ich es gut schaffen kann?

SO GEHT'S | DEINE INNERE ZUSTIMMUNG FINDEN, TEIL 1

Kann ich, was ich vorhabe? Habe ich alle Ressourcen und Kompetenzen? Welche Einschränkungen gibt es?

....

....

Welche Bedingungen brauche ich dafür?

....

....

Welche Kompetenzen muss ich mir dafür aneignen?

....

....

Magst du dein Vorhaben wirklich? „Na, ich habe doch den Wunsch", sagst du jetzt vielleicht, „da ist es doch logisch, dass ich es mag." Doch so logisch ist das nicht immer. Wenn dein Arzt dich vor das Ultimatum stellt: „Ändern Sie entweder sofort Ihre Ernährung oder Sie haben nächstes Jahr mit Sicherheit eine Operation an der Backe", dann ist es höchst sinnvoll, dich um gesunde Nahrung zu kümmern. Das muss dir aber deshalb noch lange keine Freude be-

reiten. Doch weil du ein kreativer Mensch bist, wird dir eine Lösung einfallen –
Anregungen folgen gleich im nächsten Abschnitt.

SO GEHT'S | DEINE INNERE ZUSTIMMUNG FINDEN | TEIL 2

Inwiefern mag ich, was ich vorhabe? Was halte ich davon?

....

....

Was bräuchte ich, damit ich es wirklich mag?

....

....

Noch eine dritte Frage habe ich: Darfst du dein Vorhaben überhaupt umsetzen? „Blöde Frage", denkst du vielleicht, „wer sollte es mir denn verbieten?" Doch so dumm ist die Frage nicht. Denn es geht hier natürlich nicht darum, dass irgendwelche Gesetze gegen einen gesunden Lebensstil existieren. Oder dass dir irgendwer verbietet, Gemüse zu essen oder zehn Kilo abzunehmen oder dein Mindset ein Stück geradezubiegen.

Es sei denn du selbst. Für manche Menschen ist der innere Verhinderer stärker als jedes Bollwerk. Die Strategien dieses inneren Verhinderers sind vielfältig. Er greift beispielsweise in die Glaubenssatz-Kiste und wirft dir ein „Das schaffst du nie" zwischen die Waden, auf dass du strauchlen mögest. Oder ein „Ich würde ja, aber man (wer auch immer das ist) lässt mich nicht." Wirf einen Blick in die *Kapitel 7 und 8* und du wirst viele andere Beispiele finden. Alles, was deine Selbstwahrnehmung und deinen Selbstwert trübt, kann sich hier einmischen und verhindern, dass du dein Vorhaben erfolgreich umsetzt.

Ein Bekannter von mir sagte einmal über einen gemeinsamen Freund zu mir: „Ich weiß nicht, warum er ständig abnehmen will. Er war doch schon immer so dick. Ich kann ihn mir schlank gar nicht vorstellen!" Ich kannte diesen gemeinsamen Freund schon länger und wusste: Doch, ihn gab es vor vielen Jahren auch einmal in einer schlanken Version. Ich konnte da also mit gutem

Grund widersprechen. Doch oft haben wir solche Meinungen ganz unbewusst auch über uns selbst und leider gibt es dann keine Fürsprecher, die einem helfen, das Bild geradezurücken. „Ich bin unsportlich", ist auch so eine Überzeugung, die ich sofort hinterfragen würde. Hey, du kannst gehen, also wirst du bestimmt auch laufen können. Überzeugungen sind nie in Stein gemeißelt!

SO GEHT'S | DEINE INNERE ZUSTIMMUNG FINDEN | TEIL 3

Kann ich für mich selbst einstehen? Mein Ziel oder Vorhaben verteidigen gegenüber inneren (oder auch äußeren) Verhinderern? Wie gut gelingt es mir?

....

....

Wie gut werden ich und mein Vorhaben geachtet und respektiert – von mir selbst und von anderen?

....

....

Was kann ich tun, um diverse Verhinderer zumindest abzuschwächen?

....

....

Der Weg muss dir gefallen

Stell dir vor, du möchtest gern Florenz besuchen. Da wolltest du immer schon hin. Mehrere Wege stehen dir zur Verfügung: mit dem Flugzeug, mit der Bahn, mit dem Auto oder gar mit dem Rad? Hier spielen auf jeden Fall schon einmal deine Werte eine Rolle bei deiner Entscheidung. Wenn du ein großes ökologisches Bewusstsein hast, wirst du dich für die Bahn entscheiden, wenn Flexibilität einen hohen Stellenwert in deinem Leben hat, nimmst du das Auto. Wenn Abenteuerlust ganz oben auf deiner Werteliste steht, wirst du vielleicht mit dem Rad liebäugeln. Für deine Entscheidung wird aber auch noch etwas anderes Einfluss haben: die Attraktivität. Welche Möglichkeit wird dir am meisten Freude bereiten? Würde es dir besser gefallen, die 1.000 Kilometer gemütlich mit dem Auto zu tingeln? Oder doch lieber den Weg so schnell wie möglich hinter dich bringen und ins Flugzeug steigen?

Attraktivität ist nicht nur für Kreativlinge ein ganz zentraler Aspekt, sondern für uns alle, egal, ob wir Strukturverweigerer sind oder zu den Planungsfreunden zählen. Das Problem, weshalb viele Vorhaben nicht realisiert werden, ist oft, dass uns zwar das Ziel höchst attraktiv scheint, der Weg dahin aber wie ein gruseliger Albtraum daherkommt. Schlank werden ja, aber auf Essen verzichten? Nicht attraktiv. So ein fitter, knackiger Körper ist attraktiv, aber die Anstrengung beim Sport ist es nicht. Guten Kontakt zu deinen Freunden haben ist super. Öfter mal zum Telefon zu greifen, um zu erfahren, wie es ihnen geht, das ist zu mühsam.

Die Kunst ist es also, dass du dir den Weg auch attraktiv machst. Das Prinzip „Augen zu und durch" klappt nämlich nur für eine gewisse Zeit. Besser, du machst es dir schön oder gemütlich oder lustig oder abenteuerlich – je nach deinen bevorzugten Werten eben. Das kann sich so anhören: „Wenn schon Sport, dann wenigstens mit anderen, mit denen ich Spaß haben kann", sagt die Gesellige. „Okay, keine Schokolade für die nächsten Wochen. Dafür gönne ich mir jede Woche eine Entspannungsmassage", sagt der Gemütliche. „Täglich eine eiskalte Dusche? Na gut, aber dann tanze ich unterm Brausestrahl den klingonischen Kriegstanz", sagt die, die das Leben lieber nicht allzu ernst nimmt.

SO GEHT'S | DEINE LUSTVOLLE, ATTRAKTIVE WEGGESTALTUNG

Wirf noch einmal einen Blick in deinen Wertekatalog, um Ideen zu bekommen. Welche deiner Werte könnten auf das Konto deines Wohlfühlens, deiner Lebensfreude einzahlen?

....

....

Was könntest du tun, damit der Weg zu deinem Ziel so attraktiv wie möglich ist?

....

....

Wir sind nun am Ende unseres gemeinsamen Abenteuers angelangt. Nach all dem vielen Wissen, den Tipps und Anregungen können wir nur sagen: Chapeau, dass du durchgehalten hast. Sehr tapfer! Und: Du hast dir hiermit selbst bewiesen, wie willensstark du sein kannst. Das ist es letztlich, was dir hilft dranzubleiben, auch wenn das Leben manchmal dazwischengrätscht.

Du bist nun auf dem Weg zu gesunden und fitten 100 Jahren – mit einem neuen Blick auf deinen Lebensstil. Mit neuer Motivation, das eine oder andere Schräubchen so zu drehen, dass deine Gesundheit noch lange hält.

Genau an dieser Stelle sind wir neugierig, wir geben es zu. Neugierig, wie es dir mit der Veränderung deines Lebensstils geht. Was gelingt dir gut? Wo stolperst du? Womit kannst du dich partout nicht anfreunden? Erzähl doch mal und schreib uns:

Daniela: *schreiben@daniela-pucher.at*

Birgit: *welcome@birgitbarilits.at*

Wenn du weiter auf dem Laufenden bleiben willst, was das gesunde, fitte, fröhliche Leben anlangt, so findest du in unseren Blogs auch in Zukunft viele Denkanstöße und Tipps. Wir freuen uns, wenn wir auf diesem Weg weiterhin in Kontakt bleiben:

www.sinnundstift.at – das Magazin für bunte, fitte, sinnvolle Lebensgestaltung

www.birgitbarilits.at

DANKE!

Es heißt oft, Schreiben sei ein einsamer Job. Nun, als Autorinnen-Duo hatten wir es da schon weit besser, weil wir uns gegenseitig inspiriert und motiviert haben. Aber natürlich waren da noch viel mehr Menschen beteiligt, ohne die das Buch nie das Licht der Welt erblickt hätte.

Da wären zunächst die beiden Menschen, die hautnah mitgelebt, mitgefiebert, unseren Frust ausgehalten haben („Das wird nie fertig!", „Wie um alles in der Welt soll man das auf nur zwei Seiten erklären?!"). Die aber auch mit uns lachen und sich mit uns freuen, dass es dann doch gelungen ist: Christian und Peter.

Wir danken Frau Dr. Jasmin Liskutin für fachlichen Input und Herrn Dr. Martin Pinsger für fachliche Inspiration.

Ein großer Dank geht auch an unsere Grafikerin Sibylle und unsere Lektorin Henrike. Ihr habt Nerven aus Drahtseil, oder?

Herzlichen Dank auch an unsere Kundinnen und Kunden, die den Anstoß dazu gegeben haben, dieses Buch zu schreiben.
Macht das Beste draus!

UNSERE QUELLEN UND ERGÄNZUNGEN

Zum Nachschlagen, Weiterlesen und Aufschlauen für
Wissbegierige und Neugierige

Jungbleiben ist ansteckend

1   https://www.destatis.de/DE/Presse/Pressemitteilungen/Zahl-der-Woche/2022/PD22_28_p002.html (8.11.24)
2   https://www.triathlete.com/culture/people/hiromu-inada-will-attempt-to-be-the-first-90-year-old-to-finish-kona/# (8.11.24)
3   https://www.bmfsfj.de/bmfsfj/aktuelles/alle-meldungen/ueber-80-jaehrige-sind-mehrheitlich-mit-ihrer-gesundheit-zufrieden-192318 (8.11.24)
4   https://www.oecd-ilibrary.org/docserver/851d74d6-en.pdf?expires=1678477825&id=id&accname=guest&checksum=A8AA78B6008AA2131BC66C3A4E0B7D99 (8.11.24)
5   https://health.ec.europa.eu/state-health-eu/country-health-profiles_de (8.11.24)
6   https://viborc.com/how-many-healthy-life-years-at-birth-europeans-live/(8.11.24)
7   https://www.diepresse.com/6237796/rechnungshof-draengt-politik-gesunde-lebensjahre-vermehren (8.11.24)

Kapitel 1: Gesund und fit wollen wir sein

8   https://www.who.int/about/governance/constitution (10.5.2023)
9   Slaven Stekovic: Jung bleiben, alt werden, Ueberreuter 2024, S. 41 ff.
10 Slaven Stekovic: Jung bleiben, alt werden, Ueberreuter 2024, S. 71.
11 https://www.nature.com/articles/s41591-019-0673-2 (8.8.2024)
12 Slaven Stekovic: Jung bleiben, alt werden, Ueberreuter 2024, S. 88 ff.
13 http://www.oepia.at/hochaltrigkeit/wp-content/uploads/2022/07/OEIHS_Welle3-Endbericht_FINAL.pdf (10.5.2023)
14 David Sinclair: Das Ende des Alterns. Die revolutionäre Medizin von morgen. DuMont 2019.
15 2009 der Medizin-Nobelpreis für die Molekularbiologin Elizabeth Blackburn (Telomere), 2016 der Zellforscher Yoshinori Ohsumi (Autophagie)
16 https://doi.org/10.1016/j.cell.2022.11.001
17 Attia, Peter: Outlive. The science & art of longevity, Random House UK Ltd., 2023
18 Attia, Peter: Outlive. The science & art of longevity, Random House UK Ltd., 2023
19 https://www.kup.at/kup/pdf/8176.pdf (19.6.2023)
20 https://jasmin.goeg.at/327/1/diabetesbericht2017.pdf https://www.stiftung-gesundheitswissen.de/wissen/mit-diabetes-typ-2-umgehen-lernen/hintergrund (beide 10.5.2023)
21 https://juliatulipan.com/alles-was-du-ueber-cholesterin-wissen-musst/ (8.11.24)
22 https://www.alzheimer-forschung.de/forschung/aktuell/ban2401/ (5.10.24)
23 https://de.wikipedia.org/wiki/Gro%C3%9Fmutter-Hypothese (5.10.24)
24 https://de.wikipedia.org/wiki/Nonnenstudie (5.10.24)
25 https://www.thelancet.com/journals/lancet/article/PIIS0140-6736(20)30367-6/fulltext?inf_contact_key=779905f3c1735bf89533cbb79fb3e8eaf651f238aa2edbb9c8b7cff03e0b16a0 (5.10.24)

26 https://www.derstandard.at/story/2000023141411/krankheit-in-der-kunst-oh-du-elende-schoenheit (15.10.24)
27 https://www.krebsinformationsdienst.de/forschung/krebszahlen (16.10.24) und https://www.krebshilfe.net/ (22.10.24)
28 https://www.who.int/europe/publications/i/item/9789289057738 und https://genetisches-maximum.de/vitamin-d/vitamin-d-der-naechste-hammer/ (beide 22.6.2023)
29 https://broschuerenservice.sozialministerium.at/Home/Download?publicationId=528 (9.5.2023) [Anmerkung: Leider gibt es nur diesen Bericht aus dem Jahr 2017. Wir dürfen aber davon ausgehen, dass sich die Situation nicht verbessert hat.] und https://www.rki.de/DE/Content/Gesundheitsmonitoring/Gesundheitsberichterstattung/GBEDownloadsJ/FactSheets/JHealthMonit_2022_03_Uebergewicht_GEDA_2019_2020.pdf?__blob=publicationFile (28.05.2023)

Kapitel 2: Gesund und gar nicht rund: Die Ernährung

30 https://de.wikipedia.org/w/index.php?title=Blaue_Zone_(Demographie)&oldid=232104012 (8.10.23)
31 https://www.derstandard.at/story/3000000239433/keine-100-jaehrigen-in-den-blue-zones-was-am-langen-leben-wirklich-dran-ist (8.10.23)
32 https://www.ucl.ac.uk/ioe/news/2024/sep/ucl-demographers-work-debunking-blue-zone-regions-exceptional-lifespans-wins-ig-nobel-prize (8.10.23)
33 https://www.biorxiv.org/content/10.1101/704080v3 (8.10.23)
34 https://www.ncbi.nlm.nih.gov/pmc/articles/PMC7352961/ (8.10.23)
35 Malte Rubach: Warum es uns interessieren sollte, wenn in China ein Sack Reis umfällt. Die Ernährung der Zukunft, Hirzel 2024
36 https://pubmed.ncbi.nlm.nih.gov/33297486/ (8.10.23)
37 https://repositorium.meduniwien.ac.at/obvumwhs/content/titleinfo/7188590 (5.12.23)
38 https://doi.org/10.1007/978-3-662-61417-4 (5.12.23)
39 https://online.medunigraz.at/mug_online/wbabs.getDocument?pThesisNr=31706&pAutorNr=65198&pOrgNR=1 (5.12.23)
40 https://www.rki.de/DE/Content/Gesundheitsmonitoring/Gesundheitsberichterstattung/GBEDownloadsJ/FactSheets/JoHM_2016_02_ernaehrung4.pdf?__blob=publicationFile (5.12.23)
41 https://pubmed.ncbi.nlm.nih.gov/36145097/ (5.12.23)
42 https://www.ernaehrungs-umschau.de/print-news/08-04-2020-4-stufen-system-fuer-lebensmittel-nach-dem-verarbeitungsgrad/ (5.12.23)
43 https://www.bmj.com/content/365/bmj.l1451 (5.12.23)
44 https://www.biorxiv.org/content/10.1101/704080v3https://journals.plos.org/plosmedicine/article?id=10.1371/journal.pmed.1003256 (5.12.23)
45 https://alz-journals.onlinelibrary.wiley.com/doi/abs/10.1002/alz.13351 (5.12.23)
46 https://jamanetwork.com/journals/jamanetworkopen/fullarticle/2809727 (28.3..23)
47 Slaven Stekovic: Der Jungzellen-Effekt. Wie wir die Regenerationskraft unseres Organismus aktivieren, Droemer-Knaur 2018
48 https://ernaehrungssachen.at/fasten/ (28.3.24)
49 Becker, Mangiameli: Five Days Only, YES Verlag 2021.

Kapitel 3: Grashüpfer vor! Sport und Bewegung

50 https://www.oevg.at/fileadmin/user_upload/Editor/Dokumente/Veranstaltungen/2017/oe_unterwegs/02-tomschy_roider.pdf (12.7.23)

51 https://bmdv.bund.de/SharedDocs/DE/Anlage/G/mid-ergebnisbericht.pdf?__blob=publicationFile, S. 45 (12.7.23)

52 https://acrobat.adobe.com/link/review?uri=urn%3Aaaid%3Ascds%3AUS%3Aede61774-20fe-4f59-9079-1940e89a7623 (3.8.23)

53 Andreas Hohmann, Martin Lames, Manfred Letzelter: Einführung in die Trainingswissenschaft, Limpert Verlag 2014, S. 49

54 Yael Adler: Genial vital! Wer seinen Körper kennt, bleibt länger jung, Droemer 2023, S. 145

55 https://www.osteoporosis.foundation/sites/iofbonehealth/files/2019-06/2014_OsteoporosisInMen_ThematicReport_German.pdf (7.8.23)

56 Yael Adler: Genial vital! Wer seinen Körper kennt, bleibt länger jung, Droemer 2023, S. 138-139

57 https://www.zeitschrift-sportmedizin.de/verjuengung-der-herzmuskelzellen-durch-sport-auch-noch-im-hohen-alter/ (14.7.23)

58 Andreas Hohmann, Martin Lames, Manfred Letzelter: Einführung in die Trainingswissenschaft, Limpert Verlag 2014, S. 49

59 Katy Bowman: Bewegung liegt in deiner DNA: Wie man lernt, sich wieder natürlich zu bewegen, und dadurch gesünder wird, Riva 2016

60 https://www.nutritiousmovement.com (8.11.24)

61 https://www.focus.de/gesundheit/news/neue-daten-aus-grossbritannien-10-000-schritte-so-viel-muessen-sie-wirklich-gehen-um-gesund-zu-bleiben_id_154676588.html (14.7.23)

62 https://www.spiegel.de/gesundheit/ernaehrung/schrittzaehler-studie-wo-viel-gegangen-wird-gibt-s-weniger-dicke-a-1157066.html (19.7.23)

63 https://www.spiegel.de/gesundheit/ernaehrung/schrittzaehler-studie-wo-viel-gegangen-wird-gibt-s-weniger-dicke-a-1157066.html (19.7.23)

64 https://www.who.int/news-room/fact-sheets/detail/physical-activity (14.7.23)

Kapitel 4: Regeneration: Der unterschätzte Gesunderhalter

65 Claudia Hammond: Die Kunst des Ausruhens. Wie man echte Erholung findet. Dumont 2021, S. 13.

66 Hartmut Rosa: Beschleunigung – Symptom unserer Zeit? Vortrag in der Akademie der Wissenschaften in Hamburg am 22.1.2015. https://www.youtube.com/watch?v=q2VlMWBfdUY (11.8.23)

67 Peter Solc: Die Time-out-Taktik. Effektive Regeneration bei Leistungsdruck, Stress und Erschöpfung. Humboldt 2014, S. 91.

68 Anna Rosa Ott: Jeden Tag ein bisschen Erholung. Springer 2024.

69 https://laengle.info/userfile/doc/Fundamenta-Psych1-EA---Zustimm-99.pdf (11.8.23)

70 https://pubmed.ncbi.nlm.nih.gov/34755128/ (4.9.23)

71 Die erschöpfte Gesellschaft, Doku auf 3Sat, https://www.youtube.com/watch?v=QMo2UAO-2Ly4 (25.8.23)

72 https://www.derstandard.at/story/3000000183409/chronobiologe-wer-abnehmen-will-soll-frueher-schlafen-gehen (4.9.23)

73 https://meinschlaf.de/gesunder-schlaf/fehlenden-schlaf-nachholen-2857/ (28.8.23)

74 https://meinschlaf.de/schlaf-news/das-passiert-mit-deinem-koerper-wenn-du-nicht-schla-efst-5068/ (28.8.23)

75 https://meinschlaf.de/gesunder-schlaf/fehlenden-schlaf-nachholen-2857/ (28.8.23)

76 Nach: Peter Solc: Die Time-out-Taktik. Effektive Regeneration bei Leistungsdruck, Stress und Erschöpfung. Humboldt 2014, S. 129 ff.

77 Claudia Hammond: Die Kunst des Ausruhens. Wie man echte Erholung findest. Dumont 2021.

Kapitel 5: Fit im Oberstübchen

78 https://alz-journals.onlinelibrary.wiley.com/doi/10.1002/alz.13351

79 https://karger.com/ndd/article/19/2/60/205531/Poor-Diet-Stress-and-Inactivity-Converge-to-Form-a

80 Zum Weiterlesen: Peter Heilmeyer, Ulrike Gonder: Essen! Nicht! Vergessen!: Demenzrisiko einfach wegessen - oder: Wie die Ernährung vor Alzheimer & Co. schützen kann. Riva 2017

81 https://pubmed.ncbi.nlm.nih.gov/1476187/

82 https://pubmed.ncbi.nlm.nih.gov/31513875/

83 https://pubmed.ncbi.nlm.nih.gov/34231438/

84 Michael Nehls: Das erschöpfte Gehirn. Der Ursprung unserer mentalen Energie – und warum sie schwindet. Heyne 2022

85 https://www.thieme-connect.com/products/ejournals/pdf/10.1055/a-1084-8564.pdf

86 https://www.statistik.at/fileadmin/announcement/2023/09/20230904DemographischeIndi-katoren2021.pdf (18.7.24)

87 https://blog.neuronation.com/de/mat-mentales-aktivierungs-training-mit-mentaltraining/

88 https://jamesclear.com/quotes/the-teacher-learns-more-than-the-student

Kapitel 6: Wind- und wetterfest: Das Immunsystem

89 https://www.planet-wissen.de/natur/anatomie_des_menschen/darm/index.html (4.12.24)

90 https://flexikon.doccheck.com/de/Wasserr%C3%BCckresorption (4.12.24)

91 https://pubmed.ncbi.nlm.nih.gov/17347387/ und https://pubmed.ncbi.nlm.nih.gov/35631195/ und https://sportaerztezeitung.com/rubriken/kardiologie/4721/myokine/ (alle 4.12.24)

92 https://pubmed.ncbi.nlm.nih.gov/34548863/ (4.12.24)

93 https://pmc.ncbi.nlm.nih.gov/articles/PMC10871066/ (4.12.24)

94 https://www.statistik.at/services/tools/services/publikationen/detail/968 (4.12.24)

Kapitel 7: Mens sana: Dein Seelenleben

95 Christian Schubert: Was uns krank macht – was uns heilt: Aufbruch in eine neue Medizin. Fischer & Gann 2016.

96 https://www.ncbi.nlm.nih.gov/pmc/articles/PMC5282719/#Sec18title (14.2.24)

97 https://www.mdpi.com/1660-4601/17/5/1493 (14.2.2024)

98 https://www.pnas.org/doi/10.1073/pnas.2221097120 (14.2.2024)

99 https://www.zeit.de/zeit-wissen/2013/03/koerper-psyche-gefuehle-gesundheit/komplett-ansicht (5.2.24)

100 https://www.researchgate.net/profile/Frank-Jacobi/publication/259518391_Psychische_Ge-sundheit_Definition_und_Relevanz/links/5c07a550a6fdcc315f9e085e/Psychische-Gesund-heit-Definition-und-Relevanz.pdf (10.1.24)

101 Sabine und Roland Bösel: Warum haben Eltern keinen Beipackzettel? Orac Kremayr & Scheriau 2013.
102 Alfried Längle: Existenzielles Coaching. Theoretische Orientierung, Grundlagen und Praxis für Coaching, Organisationsberatung und Supervision. Facultas 2014.

Kapitel 8: Stell deine Gedanken auf die richtige Frequenz

103 https://www.statistik.at/fileadmin/announcement/2023/07/20230704Unfaelle2022.pdf (24.8.24)
104 Elke Heidenreich: Altern, Hanser Verlag 2024, S. 60.
105 https://pubmed.ncbi.nlm.nih.gov/12150226/ und https://www.forschung-und-wissen.de/nachrichten/medizin/13-jahre-laenger-leben-ohne-anti-aging-und-wunderpillen-13376111 (16.10.23)
106 https://www.3sat.de/wissen/nano/optimisten-leben-laenger-100.html (19.10.23)
107 Alfried Längle: Sinnvoll leben. Eine praktische Anleitung der Logotherapie, Residenz Verlag 2018, S. 29 ff.
108 Ich empfehle dir, einen Blick in die drei Bücher der Paartherapeuten Sabine und Roland Bösel zu werfen, sie werden deine Einstellung in Sachen Zweisamkeit verändern! www.boesels.at
109 https://hirnstiftung.org/2020/08/tv-konsum-demenz/ (23.10.23)

Kapitel 9: Und sie lebten glücklich bis an ihr Lebensende

110 https://www.ncbi.nlm.nih.gov/pmc/articles/PMC7362617/ (4.12.24)
111 https://www.ncbi.nlm.nih.gov/pmc/articles/PMC7307664/ (4.12.24)
112 https://www.adultdevelopmentstudy.org/ (4.12.24)
113 https://www.ncbi.nlm.nih.gov/pmc/articles/PMC6765999/ (4.12.24)
114 https://www.ncbi.nlm.nih.gov/pmc/articles/PMC7366328/ (4.12.24)
115 https://youtu.be/IStsehNAOL8 (4.12.24)

Kapitel 10: Der Weg zu deinem gesunden Lifestyle

116 Gabriele Oettingen: Die Psychologie des Gelingens, Droemer 2017
117 Nora Rebekka Krott, Ruth Marheinecke und Gabriele Oettingen, zitiert in: Rietmann, Deing: Psychologie der Selbststeuerung: Psychologische Grundlagen gelingender Lebensführung, Springer 2019
118 https://woopmylife.org/de/home (4.12.24)